Basiskennis schei- en natuurkunde

Basiskennis schei- en natuurkunde

M. Zwamborn

Bohn Stafleu van Loghum
Houten 2008

© 2008 Bohn Stafleu van Loghum, onderdeel van Springer Uitgeverij
Alle rechten voorbehouden. Niets uit deze uitgave mag worden verveelvoudigd, opgeslagen in een geautomatiseerd gegevensbestand, of openbaar gemaakt, in enige vorm of op enige wijze, hetzij elektronisch, mechanisch, door fotokopieën of opnamen, hetzij op enige andere manier, zonder voorafgaande schriftelijke toestemming van de uitgever.

Voor zover het maken van kopieën uit deze uitgave is toegestaan op grond van artikel 16b Auteurswet 1912 j° het Besluit van 20 juni 1974, Stb. 351, zoals gewijzigd bij het Besluit van 23 augustus 1985, Stb. 471 en artikel 17 Auteurswet 1912, dient men de daarvoor wettelijk verschuldigde vergoedingen te voldoen aan de Stichting Reprorecht (Postbus 3051, 2130 KB Hoofddorp). Voor het overnemen van (een) gedeelte(n) uit deze uitgave in bloemlezingen, readers en andere compilatiewerken (artikel 16 Auteurswet 1912) dient men zich tot de uitgever te wenden.

Samensteller(s) en uitgever zijn zich volledig bewust van hun taak een betrouwbare uitgave te verzorgen. Niettemin kunnen zij geen aansprakelijkheid aanvaarden voor drukfouten en andere onjuistheden die eventueel in deze uitgave voorkomen.

ISBN 978 90 313 5193 0
NUR 891

Ontwerp omslag: Mariël Lam, Empel
Ontwerp binnenwerk: Studio Bassa, Culemborg
Automatische opmaak: Pre Press, Zeist
Cartoons: Na zessen, Bert van Gorcum, Arnhem

Dit boek kwam eerder uit onder de titel *Scheikunde bij geneesmiddelenbereiding* en *Instapkatern scheikunde* in de reeks Kompas voor AG. Deze nieuwe druk is geheel herzien.

Basiswerk voor AG staat onder redactie van:
H. Elling (AA)
J. van Amerongen (DA)
A. Reiffers (DA)

Bohn Stafleu van Loghum
Het Spoor 2
Postbus 246
3990 GA Houten

www.bsl.nl

Inhoud

	Voorwoord	7
1	**Stoffen**	9
1.1	Inleiding	9
1.2	Aggregatietoestand en faseovergangen	10
1.3	Bouwstenen van de natuur	16
1.4	Elementen en verbindingen	19
1.5	Legeringen	26
1.6	Moleculen	29
1.7	Ionen	37
1.8	Namen van stoffen	44
2	**Soorten stoffen**	51
2.1	Inleiding	51
2.2	Zouten	53
2.3	Oxiden	56
2.4	Zuren en basen	57
2.5	Koolstofverbindingen	64
3	**Natuurkundig gedrag van stoffen**	73
3.1	Inleiding	73
3.2	Mengsels	75
3.3	Scheidingstechnieken	84
3.4	Hygroscopie	88
3.5	Dichtheid en concentratie	91
3.6	Diffusie en osmose	96
3.7	Druk	103
3.8	Straling	108
4	**Scheikundig gedrag van stoffen**	117
4.1	Inleiding	117
4.2	Reactievergelijkingen	118
4.3	Oplosreacties en neerslagreacties	121
4.4	Zuur-basereacties	128
4.5	Oxidatiereacties en reductiereacties	135
4.6	Ontledingsreacties	138
4.7	Verbindingsreacties	140
4.8	Polymerisatiereacties	145
	Antwoorden	152
	Periodiek Systeem der Elementen	212
	Oplosbaarheidstabel	213
	Register	214

Voorwoord

Het competentiegericht onderwijs is gericht op het aanleren van beroepsvaardigheden. Vakken als scheikunde en natuurkunde komen daardoor steeds minder in het curriculum voor. Maar om de processen te begrijpen die de basis vormen voor de verschillende beroepsvaardigheden is achtergrondkennis nodig. Niet alle leerlingen aan de AG-opleidingen hebben in hun vooropleiding voldoende scheikunde en natuurkunde gehad om die achtergrondkennis te hebben. Om die reden zijn op verschillende AG-opleidingen nog altijd het *Instapkatern Scheikunde* en het katern *Scheikunde bij geneesmiddelbereiding* uit 2000 in het boekenpakket opgenomen. *Basiskennis schei- en natuurkunde* dient als een actuele vervanging daarvan.

In dit basiswerk hebben we de basisbegrippen uit de schei- en natuurkunde samengevat. De leerling kan zo bestaande kennis opfrissen en toepassen bij beroepsvaardigheden, zoals geneesmiddelen bereiden voor apothekersassistenten, bloeddrukmeting en laboratoriumbepalingen door doktersassistenten en het maken van röntgenfoto's of gipsafdrukken in de tandartsenpraktijk.
De voorbeelden zijn zoveel mogelijk ontleend aan de dagelijkse praktijk van zowel apothekers-, dokters- als tandartsassistenten.
De inhoud van dit basiswerk legt een basis voor begrip. Leerlingen die in het voortgezet onderwijs examen hebben afgelegd in deze vakken, kunnen dit basiswerk zelfstandig doorwerken aan de hand van de vragen en opdrachten, waarvan achter in het boek de antwoorden zijn opgenomen.
Voor leerlingen die geen schei- of natuurkunde in hun vooropleiding hebben gehad, is extra aandacht nodig van de docent. Voor doorstroomprofielen moeten extra opdrachten worden geformuleerd.

We zijn voornemens om per afstudeerrichting binnen de AG een aantal aanvullende hoofdstukken te maken, die separaat opgevraagd kunnen worden bij de uitgever. Bij voldoende animo wordt ook gekeken naar een aanvulling voor doorstroomprofielen richting hbo.

We staan open voor al uw suggesties en aanvullingen, waardoor dit basiswerk een zinvolle aanvulling kan zijn op de basiswerken die specifiek gericht zijn op de beroepsvaardigheden.

Eindhoven, februari 2008

Marc Zwamborn

U kunt nog veel meer aanvullende informatie vinden op AG context, het digitale leerplatform voor het onderwijs dat deze serie ondersteunt. Op www.agcontext.nl kunt u zien waaruit deze databank bestaat en hoe u een abonnement kunt afsluiten.

1 Stoffen

1.1 Inleiding

Water is vloeibaar en hout is hard. Van katoen kun je kleren maken, maar met papier lukt dat niet zo goed. Zuurstof heb je nodig om te leven en paracetamol zorgt ervoor dat hoofdpijn verdwijnt.

Water, hout, katoen, papier, zuurstof en paracetamol zijn bekende stoffen. Het lijstje is zonder moeite verder uit te breiden, want er zijn miljoenen verschillende stoffen. Elke stof heeft bepaalde kenmerkende eigenschappen (stofeigenschappen). Die stofeigenschappen bepalen hoe je de stof kunt gebruiken. Er zijn bijvoorbeeld stoffen die goed mengen met water (o.a. keukenzout en suiker), maar er zijn ook stoffen die slecht mengen met water (bijv. paracetamol en olie). Sommige stoffen zijn heel geschikt om dingen van te bouwen, zoals hout, steen, ijzer en plastic. Andere stoffen hebben geneeskrachtige eigenschappen, zoals paracetamol, penicilline en hydrocortison. Er zijn ook materialen waarmee je defecten of gebreken in het menselijk lichaam op kunt lossen, bijvoorbeeld composietvulling in een kies, een stalen pen in een gebroken bot of een kunststof klep in het hart.

In je toekomstige beroep krijg je met veel stoffen te maken. Meestal gebeurt dit vanzelf, zonder dat je precies hoeft te weten wat de eigenschappen van al die stoffen zijn. Maar soms is het belangrijk dat je precies weet hoe de stoffen of de materialen waarmee je werkt zich gedragen. Wat gebeurt er bijvoorbeeld als een patiënt verschillende geneesmiddelen tegelijkertijd gebruikt? Waarom moet je snel werken als je een gipsafdruk van een gebit maakt? En waarom moet je bij een zwangerschapstest juist even geduld hebben en de handelingen in de juiste volgorde uitvoeren?

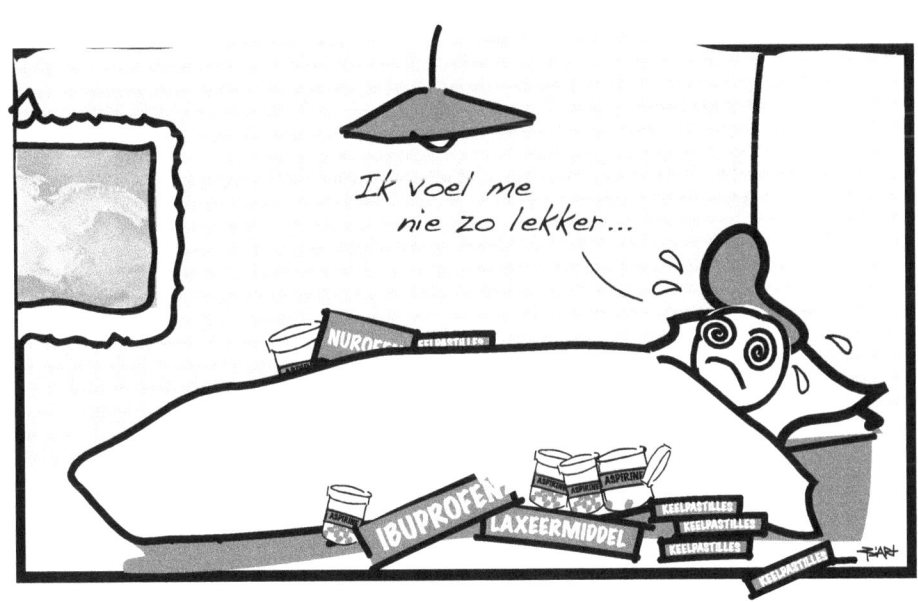

In dit hoofdstuk gaan we bekijken hoe stoffen opgebouwd zijn en hoe ze zich gedragen. Van veel stoffen weet je dit waarschijnlijk al uit ervaring, gewoon omdat je ze dagelijks tegenkomt of gebruikt. Maar we gaan ook kijken naar stoffen en materialen die in je toekomstige beroep veel gebruikt worden. Ook met die stoffen moet je vertrouwd raken en je moet er een aantal eigenschappen van kennen.

VRAGEN EN OPDRACHTEN

1 Noem twee voorbeelden (namen) van stoffen die bij kamertemperatuur:
a vast zijn;
b vloeibaar zijn;
c gasvormig zijn.

2 Waarom zijn hout, ijzer en steen geschikte stoffen om dingen mee te bouwen?

3 Bedenk een voorwaarde waaraan materialen moeten voldoen als ze in het lichaam worden toegepast.

4
a Leg uit wat het begrip stofeigenschap betekent.
b Bedenk twee stofeigenschappen van water.

5 De temperatuur heeft veel invloed op de verschijningsvorm van een stof.
a Wat gebeurt er met een vloeistof (bijv. water) als de temperatuur steeds hoger wordt?
b Hoe noem je de temperatuur waarbij de verandering in vraag **a** optreedt?
c Wat gebeurt er met een vloeistof als de temperatuur steeds lager wordt?
d Hoe noem je de temperatuur waarbij de verandering in vraag **c** optreedt?

6 Noem twee voorbeelden (namen) van stoffen die:
a goed mengen met water;
b slecht mengen met water.

7 Noem twee voorbeelden van gangbare (veelgebruikte) geneesmiddelen. Schrijf erbij waarvoor het middel dient en op welke manier je het moet innemen of gebruiken. Deze informatie vind je vaak op de bijsluiter bij een geneesmiddel.

1.2
Aggregatietoestand en faseovergangen

Vrijwel alle stoffen kunnen in drie verschillende aggregatietoestanden of fasen voorkomen, namelijk:
- gasvormig (gas), afkorting g;
- vloeibaar (liquid), afkorting l;
- vast (solid), afkorting s.

Heel veel stoffen ken je maar in één van deze drie fasen.
- Zout is een korrelige, witte, vaste stof;
- Alcohol is een heldere, brandbare vloeistof;
- Zuurstof is een gasvormige stof die je niet kunt zien maar die gelukkig in voldoende mate in de lucht aanwezig is. Pas als er te weinig zuurstof is, merk je dat aan je ademhaling.

De stof water ken je in alle drie de verschijningsvormen (zie figuur 1.1):
- ijs (vast water);
- water (vloeibaar water);
- stoom (gasvormig water ook wel waterdamp genoemd).

Figuur 1.1
Verschijningsvormen van water.

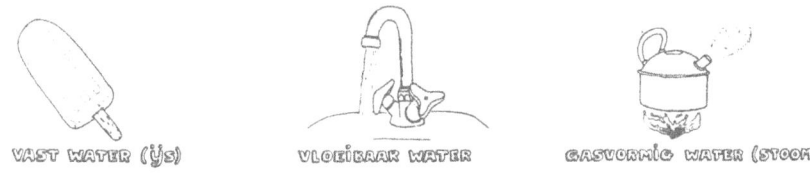

VAST WATER (IJS)   VLOEIBAAR WATER   GASVORMIG WATER (STOOM)

Ook alcohol, zuurstof en zout kunnen in alle drie de aggregatietoestanden voorkomen.
- Alcohol kan net als water bevriezen en koken.
- Zuurstof kan in grote stalen cilinders zitten. In zo'n cilinder is de zuurstof vloeibaar gemaakt met behulp van hoge druk. Als je de cilinder opendraait, komt de zuurstof met kracht naar buiten als gas. Er ontstaat daarbij op de uitstroomopening een hele koude, vaste stof. Deze stof noem je zuurstofsneeuw.
- Zout kan bij heel hoge temperaturen vloeibaar worden en bij nog hogere temperatuur zelfs verdampen.

In al deze voorbeelden speelt de temperatuur een belangrijke rol. De omgevingstemperatuur is namelijk bepalend voor de aggregatietoestand die een stof aanneemt. Iedere stof heeft een bepaalde temperatuur waarbij hij verandert van vast naar vloeibaar (het smeltpunt) en een bepaalde temperatuur waarbij hij verandert van vloeibaar naar gasvormig (het kookpunt).
Voor water zijn deze temperaturen algemeen bekend:
- het smeltpunt is 0 °C (273 K);
- het kookpunt is 100 °C (373 K).

Als de omgevingstemperatuur bijvoorbeeld –5 °C (onder het smeltpunt van water) is, dan is water vast, bevroren, ijs. Stijgt de omgevingstemperatuur tot boven het smeltpunt van water, bijvoorbeeld tot 2 °C, dan smelt het ijs en wordt het water vloeibaar. Bij verdere stijging van de omgevingstemperatuur blijft het water gewoon vloeibaar, totdat de temperatuur stijgt tot boven de 100 °C (het kookpunt van water). Dan verandert het vloeibare water in stoom, een gas.

Van andere stoffen zijn het smeltpunt en het kookpunt minder bekend.
- Alcohol bevriest bij een temperatuur van –114 °C. Het kookpunt is 78 °C.
- Keukenzout smelt bij een temperatuur van 808 °C. Het kookt bij een temperatuur van 1465 °C.

Conclusie

- Als de omgevingstemperatuur onder het smeltpunt van de stof ligt, is de stof vast.
- Als de omgevingstemperatuur tussen het smeltpunt en het koopunt in ligt, is de stof vloeibaar.
- Als de omgevingstemperatuur boven het kookpunt van de stof ligt, is de stof gasvormig.

Graden Celsius en Kelvin

°C staat voor graden Celsius, K staat voor Kelvin. Beide zijn eenheden voor temperatuur. Als je bij de temperatuur in de eenheid °C 273 optelt, krijg je de overeenkomstige temperatuur in de eenheid Kelvin:
temperatuur in K = temperatuur in °C + 273.

VRAGEN EN OPDRACHTEN

8 Geef de Nederlandse en Engelse namen voor de drie aggregatietoestanden.

9 Wat betekent het begrip fase?

10
a Bestaat er gasvormige alcohol? Zo ja, hoe kun je dat maken?
b Bestaat er vaste zuurstof? Zo ja, hoe kun je dat maken?

11
a Is de aggregatietoestand van een stof een stofeigenschap? Waarom wel/niet?
b Is het smeltpunt van een stof een stofeigenschap? Waarom wel/niet?

12
a Wat zijn het kookpunt en het smeltpunt van keukenzout uitgedrukt in Kelvin?
b Wat zijn het kookpunt en het smeltpunt van alcohol uitgedrukt in Kelvin?

13
a Zoek de kookpunten en smeltpunten van water, alcohol en keukenzout op in de tekst van paragraaf 1.2 in °C en in K. Vul ze in in tabel 1.1.
b Geef van elke stof in tabel 1.1 bij elke omgevingstemperatuur (T1 t/m T5) aan of die vast, vloeibaar of gasvormig is.

Tabel 1.1 Vast, vloeibaar of gasvorming?

stof	smeltpunt		kookpunt		T1	T2	T3	T4	T5
	°C	K	°C	K					
water					40 °C	-10 °C	102 °C	198 K	293 K
alcohol					10 °C	-40 °C	85 °C	208 K	140 K
keukenzout					-2 °C	960 °C	110 °C	998 K	1750 K

14
a Reken de temperaturen in tabel 1.1 die in °C zijn gegeven (T1, T2 en T3) om in Kelvin.
b Reken de temperaturen in tabel 1.1 die in K zijn gegeven (T4 en T5) om in °C.

15
a Welke temperatuur is hoger:
- 15 °C of 275 K?
- -4 °C of 32 K?
- 1200 °C of 1350 K?
b Welke temperatuur is lager:
- 100 °C of 100 K?
- -20 °C of 265 K?
- -90 °C of 150 K?

16 Vul in de volgende zinnen de juiste fase in: vaste, vloeibare of gasvormige.
a Als de omgevingstemperatuur boven het kookpunt van een stof is, dan komt deze stof in de .... toestand voor.
b Als de omgevingstemperatuur onder het smeltpunt van een stof is, dan komt deze stof in de .... toestand voor.
c Als de omgevingstemperatuur boven het smeltpunt, maar onder het kookpunt van een stof is, dan komt deze stof in de .... toestand voor.

17 Beschrijf zo nauwkeurig mogelijk wat de temperatuur in de volgende ruimten is. (Tussen welke grenzen ligt de temperatuur?)
a In de ruimte is alcohol als gas aanwezig, terwijl water vloeibaar is.
b In de ruimte is alcohol een vloeistof, terwijl water vast is.
c In de ruimte is zowel alcohol als water vloeibaar.

Faseovergangen

In figuur 1.2 is te zien wat er gebeurt als een stof smelt of verdampt. De bolletjes stellen de deeltjes voor waaruit de stof is opgebouwd. De begrippen die gebruikt worden om de faseovergangen aan te geven staan erbij.

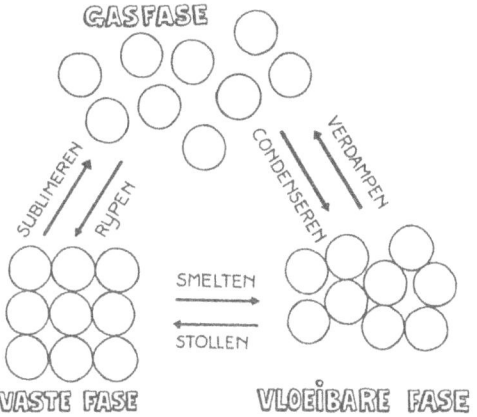

Figuur 1.2
Faseovergangen: smelten, stollen, verdampen, condenseren, sublimeren, rijpen.

In figuur 1.2 is te zien wat kenmerkend is voor elke aggregatietoestand.
- In de vaste toestand zijn de deeltjes netjes en regelmatig op elkaar gestapeld. Ze liggen dicht tegen elkaar aan en houden elkaar stevig vast. Ze bewegen zich nauwelijks. Als deeltjes regelmatig opgestapeld zijn en elkaar stevig vasthouden, noemen we dat een rooster.
- In de vloeibare toestand bevinden de deeltjes zich nog wel vlak bij elkaar, maar de regelmaat is verdwenen. De deeltjes bewegen kriskras door elkaar heen en houden elkaar veel minder stevig vast.
- In de gasvormige toestand zijn de deeltjes los van elkaar. Ze bewegen met grote snelheid door de ruimte en houden elkaar vrijwel niet meer vast.

In alle drie de situaties in figuur 1.2 blijven de deeltjes wel zichzelf. De bolletjes blijven heel. Dit is een zeer belangrijke conclusie: bij het veranderen van de aggregatietoestand ontstaan geen andere stoffen.

Elke stof heeft een smeltpunt en een kookpunt. Het smeltpunt en het kookpunt zijn stofeigenschappen. De hoogte van het smeltpunt en het kookpunt zijn een maat voor de kracht waarmee de deeltjes van de stof elkaar vasthouden.

In stoffen met een hoog smeltpunt houden de deeltjes elkaar stevig vast. Die stoffen zijn bij kamertemperatuur vast (bijv. keukenzout en ijzer).
In stoffen met een lager smeltpunt houden de deeltjes elkaar minder stevig vast. Die stoffen zijn bij kamertemperatuur vloeibaar (bijv. water en alcohol) of gasvormig (bijv. zuurstof en kooldioxide).

Hoe het komt dat deeltjes van de ene stof (bijv. keukenzout) elkaar steviger vasthouden dan de deeltjes in een andere stof (bijv. water), bespreken we verderop in dit hoofdstuk. Je moet dan eerst iets meer weten over atomen en moleculen.

Aqua solution

Heel veel processen spelen zich af in een waterig milieu. Om die reden is er nog een faseaanduiding, namelijk 'aqua solution', afgekort aq. Dat betekent opgelost in water. Aqua solution wordt ook wel de vierde aggregatietoestand genoemd.

Voorbeelden

Keukenzout (aq) betekent dat keukenzout is opgelost in water, een vloeibaar mengsel.
Keukenzout (s) betekent dat we te maken hebben met vast keukenzout, een zuivere stof.
Alcohol (aq) betekent dat alcohol is opgelost in water, een vloeibaar mengsel.
Alcohol (l) betekent dat we te maken hebben met vloeibare alcohol, een zuivere stof.
Zuurstof (aq) staat voor een oplossing van zuurstof in water, een vloeibaar mengsel.
Zuurstof (g) staat voor zuurstof in de gasvormige toestand, een zuivere stof.

Bij een mengsel zijn er dus twee (of meer) stoffen door elkaar aanwezig, bij een zuivere stof is er maar één stof aanwezig.

Als een stof oplost in water, dan laten de deeltjes van de stof elkaar los en verdelen zich tussen de waterdeeltjes. Uiteindelijk zijn alle deeltjes van de stof omringd door waterdeeltjes. We zeggen wel dat de deeltjes van de stof voorzien zijn van een watermantel (een jas van water of een hydratatiemantel). In figuur 1.3 is het oplossen in water uitgebeeld.

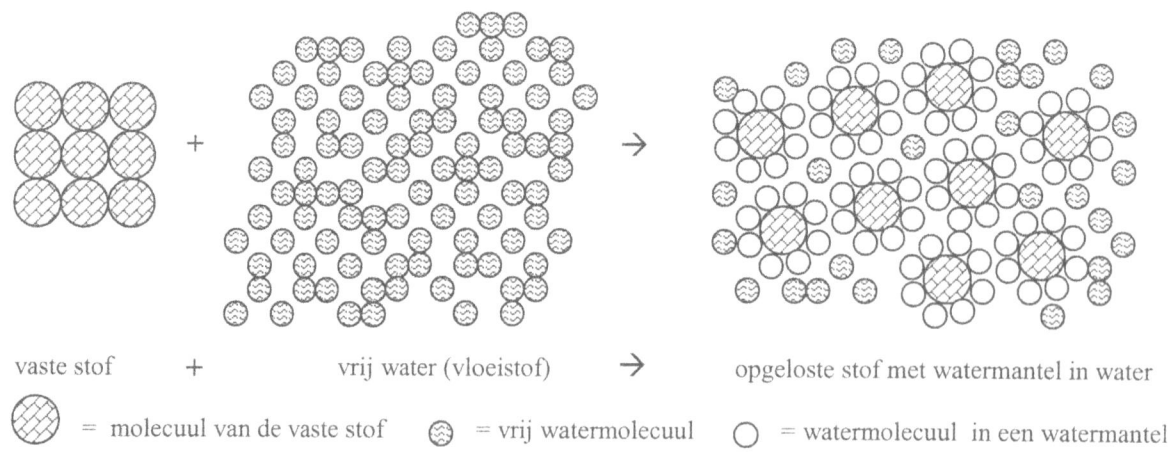

Figuur 1.3
Oplossen van een stof in water.

Water kan bij sommige stoffen de aantrekkende krachten tussen de deeltjes van die stof verbreken. De deeltjes krijgen daar een watermantel voor terug.
Een stof moet aan een aantal criteria voldoen om goed op te lossen in water. Die criteria komen in hoofdstuk 3 verder aan de orde.

VRAGEN EN OPDRACHTEN

18 Wat gebeurt er bij het kookpunt van een stof?

19 Hoe noem je het als een stof verandert van:
a de vaste toestand in de vloeibare toestand?
b de gasvormige toestand in de vloeibare toestand?
c de vaste toestand in de gasvormige toestand?

20 Welke faseovergang(en) treedt (treden) op?
a Alcohol van 85 °C wordt afgekoeld tot 40 °C.
b Water van −8 °C wordt verwarmd tot 102 °C.
c Water van 15 °C wordt afgekoeld tot −5 °C.
d Alcohol van −10 °C wordt verwarmd tot 25 °C.

21 IJs verandert in vloeibaar water bij het smeltpunt. Bij het kookpunt verandert water in stoom. Ook het omgekeerde kan gebeuren. Stoom kan veranderen in vloeibaar water en vloeibaar water kan omgezet worden in ijs. Hoe noem je de temperaturen waarbij deze laatste twee faseovergangen plaatsvinden? (Tip: Bedenk dat smelten optreedt bij het smeltpunt.)

22
a Bij welke drie faseovergangen is sprake van verwarmen?
b Bij welke drie faseovergangen is sprake van afkoelen?

23 Als je een stof verwarmt, zet hij meestal uit. Bij afkoelen krimpen de meeste stoffen.
a Geef een verklaring voor dit gedrag van stoffen.
b Er is één stof die zich niet volgens deze regels gedraagt, namelijk water. Wat is er bij water anders? Bij welke temperaturen treedt dit afwijkende gedrag op? (Dit afwijkende gedrag van water heet anomalie.)

24
a Wat bedoelen we met het begrip 'rooster' als we het hebben over de aggregatietoestanden van een stof?
b In welke aggregatietoestand komt een stof voor als een rooster?

25 Beschrijf hoe een stof eruitziet in de vaste toestand, de vloeibare toestand en de gasvormige toestand. Gebruik in je beschrijving telkens de woorden deeltjes, afstand en snelheid.

26
a Wat bedoelen we met een zuivere stof?
b Wat bedoelen we met een mengsel?

27
Achter de formule van een stof staat (aq).
a Wat betekent de afkorting aq in het Nederlands en in het Engels?
b Heb je te maken met een mengsel of met een zuivere stof?

28 Schrijf op of je in de volgende situaties te maken hebt met een mengsel of met een zuivere stof.
a keukenzout (aq)
b zwavelzuur (l) + salpeterzuur (l)
c keukenzout (s)
d zuurstof (g) + kooldioxide (g)
e suiker (s)

29 Als achter de formule van een stof de afkorting aq staat, welke aggregatietoestand heeft het mengsel dan?

30 Is suiker (l) hetzelfde als suiker (aq)? Waarom wel/niet?

31
a Wat is een watermantel?
b Welke functie heeft de watermantel als het gaat om het opgelost houden van een stof?

1.3 Bouwstenen van de natuur

In figuur 1.2 is getekend wat er met de deeltjes van een stof gebeurt als de temperatuur hoger of lager wordt. Figuur 1.2 is een modeltekening, waarbij we doen alsof elke stof dezelfde deeltjes heeft, we tekenen immers maar één soort bolletjes. Zo is het in werkelijkheid natuurlijk niet. De deeltjes van de stof suiker zien er anders uit dan de deeltjes van de stof water. Anders gezegd: de vorm, de grootte en de inhoud van de bolletjes zijn bij suiker anders dan bij water. Maar als je een potje suiker hebt, zitten er wel allemaal precies dezelfde bolletjes in, alle suikerdeeltjes zien er hetzelfde uit. Ook in een glas water zitten allemaal dezelfde bolletjes, namelijk waterdeeltjes. In figuur 1.4 is dit uitgebeeld. In deze paragraaf gaan we kijken hoe de bolletjes eruitzien en wat erin zit.

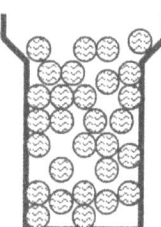
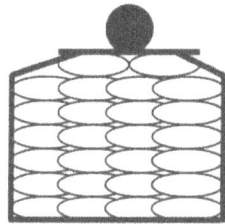

*Figuur 1.4
Een glas water en een potje suiker.*

Atomen, symbolen en elementen

Atomen zijn de bouwstenen van de natuur. Alle stoffen bevatten atomen. Er zijn tot nu toe 112 verschillende soorten atomen ontdekt. Sommige daarvan komen alleen in het laboratorium voor en niet in de vrije natuur. In tabel 1.2 staan de namen en de afkortingen (symbolen) van atoomsoorten die het meeste voorkomen.
Vroeger werden atomen weergegeven met een figuurtje, zoals een rondje, een vierkantje of een sterretje. Tegenwoordig gebruiken we daar afkortingen van één of twee letters voor. Deze afkortingen heten symbolen. De symbolen zijn meestal de eerste of de eerste en tweede letter van de (Latijnse) naam.

Tabel 1.2 Namen en symbolen van belangrijke atoomsoorten			
metalen	*symbool*	*niet-metalen*	*symbool*
lithium	Li	waterstof (hydrogenium)	H
natrium (sodium)	Na	fluor	F
kalium (potassium)	K	chloor	Cl
magnesium	Mg	broom	Br
calcium	Ca	jood (jodium)	I
barium	Ba	zuurstof (oxygenium)	O
aluminium	Al	zwavel (sulfur)	S
zink	Zn	stikstof (nitrogenium)	N
ijzer (ferrum)	Fe	fosfor (phosphorus)	P
lood (plumbum)	Pb	arseen (arsenicum)	As
koper (cuprum)	Cu	koolstof (carboneum)	C
goud (aurum)	Au	kiezel (silicium)	Si
zilver (argentum)	Ag	helium	He
platina	Pt	neon	Ne
kwik (hydrargyrum)	Hg	argon	Ar
tin (stannum)	Sn		
titaan (titanium)	Ti		
chroom (chromium)	Cr		

Een stof die is opgebouwd uit één soort atomen, noemen we een element. Alle deeltjes van de stof zijn dan hetzelfde. Alle stoffen die in tabel 1.2 genoemd zijn, zijn dus elementen. Er bestaan 112 verschillende elementen.

Protonen, elektronen, neutronen

In een atoom komen protonen, elektronen en neutronen voor. Elke atoomsoort heeft een verschillend aantallen protonen, elektronen en neutronen, bijvoorbeeld:
- een waterstofatoom (symbool H) heeft 1 proton, 1 elektron en 0 neutronen;
- een lithiumatoom (symbool Li) heeft 3 protonen, 3 elektronen en 4 neutronen;
- een zuurstofatoom (symbool O) heeft 8 protonen, 8 elektronen en 8 neutronen;
- een natriumatoom (symbool Na) heeft 11 protonen, 11 elektronen en 12 neutronen.

Je kunt een atoomsoort herkennen aan het aantal protonen en het aantal elektronen. Het aantal neutronen is niet altijd kenmerkend voor een atoomsoort.

Van protonen, elektronen en neutronen moet je het volgende weten.
- Protonen zijn positief (+) geladen, elektronen zijn negatief (–) geladen en neutronen zijn ongeladen.
- Protonen en neutronen zijn ongeveer even zwaar. Elektronen wegen bijna niets vergeleken bij protonen en neutronen.
- Het aantal protonen in een atoom is altijd gelijk aan het aantal elektronen. Er is dus evenveel positieve lading als negatieve lading. Een atoom in zijn geheel is altijd ongeladen.
- Bij alle atomen behalve waterstof is het aantal neutronen gelijk aan of groter dan het aantal protonen.

Periodiek Systeem der Elementen

In bijlage 1 zijn 106 van de 112 elementen weergegeven in het Periodiek Systeem der Elementen. De nummers 107 t/m 112 zijn niet opgenomen omdat die elementen alleen maar voorkomen onder laboratoriumomstandigheden.
Het getal boven het symbool is het atoomnummer. Het atoomnummer geeft aan hoeveel protonen – en dus ook hoeveel elektronen – deze atoomsoort heeft.
Onder het symbool staat de atoommassa. Dit getal geeft aan hoeveel protonen en neutronen er samen in het atoom aanwezig zijn. Elektronen tellen voor de massa van een atoom nauwelijks mee.

Voorbeelden

- Waterstof (symbool H) heeft atoomnummer 1 en atoommassa 1,0. Waterstofatomen hebben dus 1 proton (het atoomnummer = aantal protonen), 1 elektron (een atoom heeft evenveel elektronen als protonen) en 0 neutronen (de atoommassa (1) = aantal protonen (1) + aantal neutronen (?), dus: ? = 0).
- Lithium (symbool Li) heeft atoomnummer 3 en atoommassa 6,9 (afgerond 7). Lithiumatomen hebben dus 3 protonen, 3 elektronen en 4 neutronen (7 – 3 = 4).
- Zuurstof (symbool O) heeft atoomnummer 8 en atoommassa 16,0. Zuurstofatomen hebben dus 8 protonen, 8 elektronen en 8 neutronen (16 – 8 = 8).
- Natrium (symbool Na) heeft atoomnummer 11 en atoommassa 23,0. Natriumatomen hebben dus 11 protonen, 11 elektronen en 12 neutronen (23 – 11 = 12).

Chloor (symbool Cl) heeft atoomnummer 17 en atoommassa 35,5. Chlooratomen hebben dus 17 protonen en 17 elektronen, maar het aantal neutronen is hier lastiger vast te stellen. Als we de atoommassa afronden is het 36 en dan zouden er 19 neutronen aanwezig zijn. Maar er bestaan geen chlooratomen met 19 neutronen, wel met 18 neutronen en 20 neutronen. Er komen dus twee soorten chlooratomen voor, met verschillende aantallen neutronen. We noemen dit isotopen. Er zijn dus chloorisotopen met 17 protonen, 17 elektronen en 18 neutronen en chloorisotopen met 17 protonen, 17 elektronen en 20 neutronen. De chloorisotoop met 18 neutronen komt het meeste voor.
De meeste atomen hebben isotopen. Waterstof heeft bijvoorbeeld drie isotopen:
- H (waterstof) met 1 proton, 1 elektron en 0 neutronen;
- D (deuterium), een isotoop van waterstof met 1 proton, 1 elektron en 1 neutron;
- T (tritium), een isotoop van waterstof met 1 proton, 1 elektron en 2 neutronen.

De manier waarop de atomen in het Periodiek Systeem der Elementen gerangschikt zijn, geeft informatie over het gedrag en de eigenschappen van de atomen.

VRAGEN EN OPDRACHTEN

32 Wat is een atoom?

33 Hoe gaf men vroeger atomen weer? Hoe gebeurt dat tegenwoordig?

34 Wat is een proton, een elektron en een neutron?

35 Noem twee voorbeelden van een metaal en twee voorbeelden van een niet-metaal.

36 Zijn alle metalen bij kamertemperatuur vaste stoffen?

37 Schrijf de volledige naam op van de volgende elementen: Au, As, Al, Ag, Ca, C, Cl, Zn, Si en S.

38 Schrijf de symbolen op van: ijzer, lithium, fluor, fosfor, cuprum en potassium.

39 Welke stoffen uit de opdrachten 37 en 38 zijn niet-metalen?

40
a Een Al-atoom heeft 13 protonen. Hoeveel elektronen heeft een Al-atoom?
b Een Ba-atoom heeft 56 protonen. Hoeveel elektronen heeft een Ba-atoom?

41
a Schrijf van de volgende atomen op hoeveel protonen, hoeveel elektronen en hoeveel neutronen ze elk hebben: H, C, N, Na, Al, P, Cr, Au en At.
b Klopt het dat er altijd evenveel of meer neutronen dan protonen zijn? Waar klopt het niet?
c Bij welke elementen is het verschil tussen het aantal protonen en het aantal neutronen het grootst, bij elementen met lage of met hoge atoomnummers?

42 Schrijf het atoomnummer en de atoommassa van de volgende elementen op.
a In een zilveratoom komen 47 elektronen en 61 neutronen voor.
b In een jodiumatoom komen 53 elektronen en 74 neutronen voor.
c In een loodatoom komen 82 elektronen en 125 neutronen voor.

43
a Wat betekent het begrip isotoop?
b Wat hebben alle isotopen van waterstof (H, D en T) hetzelfde?
c Wat is het enige verschil tussen de drie isotopen van waterstof?

44 Er bestaan Cl-atomen met 18 neutronen en Cl-atomen met 20 neutronen.
a Schrijf het atoomnummer van de Cl-isotoop met 18 neutronen op.
b Schrijf het atoomnummer van de Cl-isotoop met 20 neutronen op.
c Hoeveel protonen en hoeveel elektronen hebben beide Cl-isotopen?
d Bereken de atoommassa van de Cl-isotoop met 18 neutronen.
e Bereken de atoommassa van de Cl-isotoop met 20 neutronen.

45
a Van elke 100 Cl-atomen zijn er 75 de isotoop met 18 neutronen en 25 de isotoop met 20 neutronen. Reken met dit gegeven de gemiddelde atoommassa van Cl uit.
b Vergelijk je uitkomst met de atoommassa van Cl die in het Periodiek Systeem der Elementen staat.

1.4
Elementen en verbindingen

In de vorige paragraaf is de definitie van element gegeven: een stof die is opgebouwd uit één soort atomen.
In tabel 1.2 zijn de elementen in twee groepen verdeeld, metalen en niet-metalen.

Metalen

Metalen zijn bij kamertemperatuur vast (behalve kwik, dat is vloeibaar bij kamertemperatuur). Dat betekent dat de metaalatomen dicht tegen elkaar aan liggen en elkaar goed vasthouden. Metalen (behalve kwik) vormen bij kamertemperatuur dus een rooster, een zogenaamd metaalrooster.
Bij hogere temperaturen smelten de metalen.

Metalen zijn allemaal glanzend. Maar dat kun je lang niet altijd zien. Koper bijvoorbeeld wordt groen, zilver wordt op den duur grijs/zwart, ijzer wordt snel bruin. Dit komt doordat de metalen in contact met lucht (zuurstof) oxideren. Het product van deze oxidatiereactie is dof (groen, grijs/zwart, bruin) en zit op de buitenkant van het metaal. Maar als je het doffe eraf poetst, zie je weer het glanzende metaal.
Hoe edeler het metaal, hoe langer het in de buitenlucht glanzend blijft en hoe makkelijker het doffe laagje eraf gepoetst kan worden.

Bij de metalen worden de volgende groepen onderscheiden:
- edele metalen: Au, Ag, Pt;
- halfedele metalen: Cu, Hg, Ti;
- onedele metalen: Al, Zn, Fe, Pb, Sn;
- zeer onedele metalen: Li, Na, K, Mg, Ca, Ba.

De edele metalen zijn in de natuur als element te vinden. De onedele metalen komen in de natuur niet voor als element, maar in een verbinding. Het metaal is dan gekoppeld aan andere soorten atomen, zoals zuurstof, zwavel of chloor. Een klompje goud is wel te vinden, maar zink, ijzer en aluminium moeten vrijgemaakt worden uit erts.

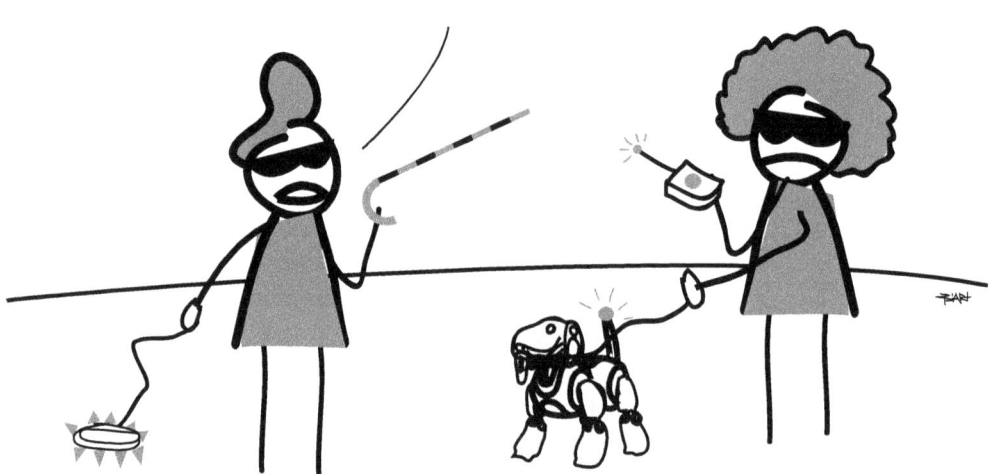

Niet-metalen

Bij de niet-metalen zijn de volgende groepen te onderscheiden:
- edelgassen: He, Ne, Ar;
- halogenen (zoutvormers): F, Cl, Br, I;
- overige niet-metalen: H, C, N, O, Si, P, S.

De edelgassen, fluor, chloor, zuurstof, stikstof en waterstof zijn bij kamertemperatuur gasvormig. Van de niet-metalen is alleen broom bij kamertemperatuur vloeibaar. De andere niet-metalen zijn bij kamertemperatuur vast (koolstof, zwavel, fosfor, silicium, arsenicum, jood).
De vaste niet-metalen vormen bij kamertemperatuur ook een rooster, net als metalen. Koolstof en silicium vormen een zogenaamd atoomrooster, dat is een regelmatige openstapeling van dezelfde atomen die allemaal op dezelfde manier aan elkaar vast zitten. De andere vaste niet-metalen vormen een molecuulrooster, dat is een regelmatige openstapeling van dezelfde moleculen.

De edelgassen komen als element voor in de natuur. Ook zuurstof, stikstof, koolstof (steenkool, grafiet en diamant) en silicium (kiezel) zijn in de natuur te vinden als element.
De halogenen, waterstof, zwavel en fosfor komen in de natuur vooral voor in verbindingen. Zuurstof, stikstof, koolstof en silicium zitten ook heel vaak in verbindingen. Zo is suiker een verbinding van koolstof, waterstof en zuurstof.

Verbindingen

Een verbinding is een stof waarvan de deeltjes zijn opgebouwd uit twee of meer soorten atomen.

VRAGEN EN OPDRACHTEN

46
a Wat is een element?
b Welke twee soorten elementen onderscheiden we?

47
a Noem een kenmerk waaraan je alle metalen kunt herkennen.
b Wat is het verschil tussen een edel metaal en een onedel metaal?

48
a Bestaat er een kenmerk waaraan je alle niet-metalen kunt herkennen?
b Noem een toepassing van het edelgas neon.
c Noem een toepassing van het halogeen chloor.
d Noem een toepassing van het niet-metaal fosfor.

49
a Een element bestaat uit één soort atomen. Wat is een verbinding?
b Waarom zijn de edelgassen en de edelmetalen in de natuur vooral als element te vinden en waarom komen de onedele metalen en de andere niet-metalen vooral in verbindingen voor?

50 Zet in tabel 1.3 een kruisje in een vakje als de combinatie kloppend is. Bijvoorbeeld op het kruispunt van kwik en metaal komt een kruisje te staan, want kwik is een metaal. Per rij en per kolom kan meer dan één kruisje staan.
De aanduidingen vast (s), vloeibaar (l) en gas (g) gelden bij kamertemperatuur.

51 Wat is een metaalrooster? Bij welke stoffen komt dit voor?

52 Wat is een atoomrooster? Bij welke stoffen komt dit voor?

53 Wat is een molecuulrooster? Bij welke stoffen komt dit voor?

Tabel 1.3 Eigenschappen van verschillende atomen

	kwik	neon	zink	zilver	koper	water-stof	ijzer	xenon	fluor	chloor	stik-stof	broom	alumi-nium	kool-stof	goud	zwavel	helium	fosfor	lood	zuur-stof	plati-na	silici-um	arseni-cum	jood
metaal																								
edel metaal																								
half-edel metaal																								
onedel metaal																								
niet-metaal																								
edelgas																								
halo-geen																								
vast (s)																								
vloei-baar (l)																								
gas (g)																								

Binding van atomen

De edelgassen zijn bij kamertemperatuur gasvormig. Dit betekent dat de atomen allemaal los van elkaar door de ruimte vliegen. In een gas zijn de deeltjes immers allemaal los van elkaar. De atomen van edelgassen trekken elkaar dus nauwelijks aan. Pas als de temperatuur heel erg laag gemaakt wordt, gaan de atomen van de edelgassen noodgedwongen bij elkaar liggen. Maar als ze maar even de kans krijgen, laten ze elkaar weer los en vliegen ze weer door de ruimte.
De metalen (behalve kwik) zijn bij kamertemperatuur vast. Dit betekent dat de atomen allemaal dicht tegen elkaar aan liggen en een rooster vormen. Metaalatomen houden elkaar stevig vast. Pas als de temperatuur erg hoog wordt (voor de meeste metalen zo rond de 600 °C of hoger), laten ze elkaar los.
Koolstof komt in de natuur voor als steenkool, grafiet of diamant. Dit zijn alle drie vaste stoffen. De koolstofatomen zijn keurig op elkaar gestapeld en houden elkaar vast. Diamant smelt pas bij 3600 °C.
Zuurstof en stikstof zijn gasvormig bij kamertemperatuur. Bij deze stoffen zitten er telkens twee atomen aan elkaar vast, maar de tweetallen onderling trekken elkaar niet meer aan. Er vliegen dus setjes van twee zuurstofatomen of twee stikstofatomen door de lucht.
De onedele metalen en de andere niet-metalen (die geen edelgas zijn) komen meestal voor in verbindingen en niet als element, bijvoorbeeld ijzer gekoppeld aan zuurstof, koper gekoppeld aan tin of koolstof gekoppeld aan waterstof. De combinatie van een metaal en een niet-metaal levert bij kamertemperatuur altijd een vaste stof op, en de combinatie van twee metalen ook. De combinatie van twee (of meer) niet-metalen levert vaak een vrij zachte vaste stof op, maar ook vaak vloeistoffen en zelfs gassen.

Eigenlijk hebben alle atomen (behalve de edelgassen) dus de neiging om zich te hechten (binden) aan andere atomen. Bij de metalen klitten heel veel atomen aan elkaar zodat er vaste stoffen ontstaan. Bij zuurstof en stikstof gaan telkens maar twee atomen aan elkaar vastzitten, waardoor het gassen zijn.
Dit verschil in binding heeft te maken met elektronen. Metaalatomen zijn geneigd om elektronen weg te geven (aan andere atomen). Niet-metaalatomen zijn geneigd elektronen af te pakken (van andere atomen). Afhankelijk van de combinatie van atomen kunnen er drie situaties voorkomen (zie figuur 1.5):
– er zijn metaalatomen en niet-metaalatomen;
– er zijn alleen metaalatomen;
– er zijn alleen niet-metaalatomen aanwezig.
Als metaalatomen en niet-metaalatomen met elkaar in contact komen, kan elk atoom precies doen wat hij het liefste doet: de metaalatomen geven elektronen weg aan de niet-metaalatomen. Er ontstaan dan ionen (zie verder paragraaf 1.7). De koppeling tussen metaalatomen en niet-metaalatomen heet ionbinding. Een stof met metalen en niet-metalen is een ionogene verbinding. Ionogene verbindingen noemt men ook wel zouten. Ionogene verbindingen zijn bij kamertemperatuur vaste stoffen. Het rooster heet een ionenrooster.

Als er alleen metaalatomen bij elkaar komen, dan willen die allemaal elektronen weggeven aan een ander atomen. Dat is echter ook een metaalatoom, dat zijn eigen elektronen al weggegeven heeft en de ontvangen elektronen ook zo snel mogelijk af wil geven. Op die manier worden er voortdurend elektronen doorgegeven en alle metaalatomen blijven bij elkaar in de buurt, want dan gaat dat doorgeven het makkelijkste. Deze vorm van binding door middel van het doorgeven van elektronen, heet metaalbinding (zie verder paragraaf 1.5).
Een stof met meer dan één soort metaalatomen heet een intermetallische verbinding,

Figuur 1.5
Handelen met elektronen.

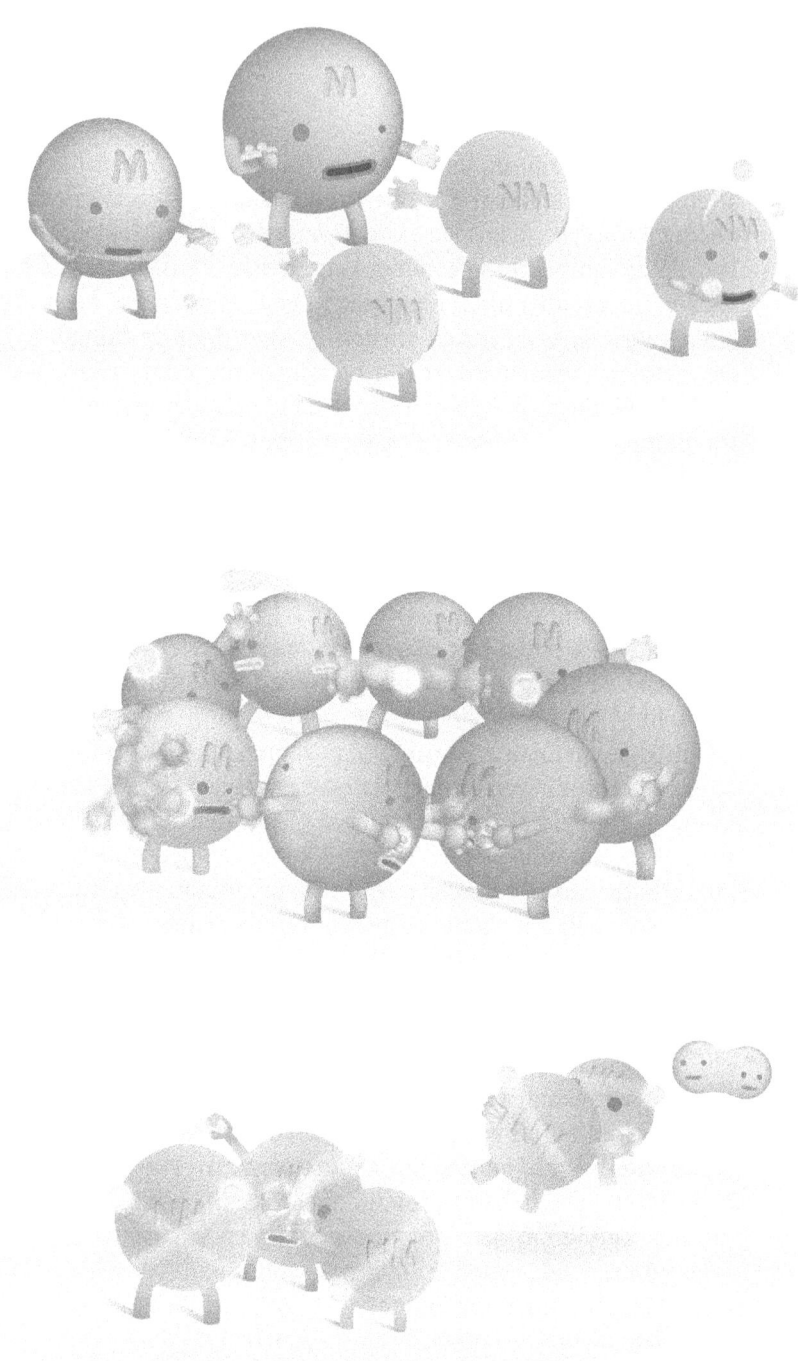

ook wel legering of alliage genoemd. Als er maar één soort metaalatomen aanwezig is, hebben we te maken met een element. Alle metalen en legeringen vormen in de vaste toestand een zogenaamd metaalrooster.

Als alleen niet-metaal atomen met elkaar in contact komen, willen die allemaal graag elektronen afpakken van een ander atoom. Die andere atomen zijn echter ook niet-metaalatomen, die precies hetzelfde willen. Daardoor vecht elk aanwezig niet-metaalatoom met enkele andere niet-metaalatomen om het gewenste aantal elektronen te krijgen. Deze vorm van binding tussen niet-metaalatomen heet atoombinding. Er ontstaan groepjes atomen die bij elkaar horen, zo'n groepje aan elkaar gekoppelde niet-metaalatomen heet een molecuul. De meeste moleculen zijn verbindingen, dan zitten er verschillende soorten niet-metaalatomen in. Er zijn ook enkele moleculen die uit maar één soort atomen zijn opgebouwd, elementen dus.

Een stof die bestaat uit niet-metaalatomen heet een moleculaire verbinding (zie verder paragraaf 1.6). Als een moleculaire verbinding in de vaste toestand is, stapelen zich allemaal moleculen op elkaar. Het rooster dat dan ontstaat heet een molecuulrooster.

Er zijn twee situaties waarbij moleculaire verbindingen in de vaste toestand een atoomrooster hebben in plaats van een molecuulrooster, namelijk bij het element koolstof (diamant en grafiet) en bij siliciumverbindingen zoals glas (siliciumdioxide). In deze atoomroosters zitten alle aanwezige atomen in een groot superrooster met atoombindingen aan elkaar vast. Voor verdere uitleg zie paragraaf 1.6.

VRAGEN EN OPDRACHTEN

54
a Hoe heet een stof die uit één soort atomen is opgebouwd?
b Hoe heet een stof die uit meer dan één soort atomen is opgebouwd?

55 Wat betekenen de letters tussen haakjes achter de naam van een stof, bijvoorbeeld salmiak (s), water (l), zuurstof (g) en keukenzout (aq).

56
a Wat is een ionogene verbinding?
b Wat is een moleculaire verbinding?

57
a Wat is een intermetallische verbinding?
b Geef een andere naam voor een intermetallische verbinding.

58
a Leg het verschil uit tussen ionbinding, metaalbinding en atoombinding.
b Bij welke combinaties van atomen komen deze soorten binding voor?

59 Bestaan er moleculen die uit maar één soort atomen zijn opgebouwd? Geef een voorbeeld.

60
a Wat is een ionenrooster, een metaalrooster en een molecuulrooster?
b Wat is het verschil tussen een atoomrooster en een molecuulrooster?
c Wat is de overeenkomst tussen een atoomrooster en een molecuulrooster?

61 Schrijf op of er een atoomrooster, molecuulrooster, metaalrooster of ionenrooster ontstaat als de volgende stoffen met elkaar gecombineerd worden.
a koper en tin
b koper en chloor
c koolstof en waterstof
d natrium en ijzer
e waterstof en zuurstof
f zilver en zuurstof

62
a Waarom zijn er maar drie soorten bindingen tussen atomen mogelijk?
b Bij welke combinaties van atomen is het product bij kamertemperatuur altijd een vaste stof?

1.5 Legeringen

Een verbinding tussen verschillende soorten metaalatomen heet een legering. We noemen dit ook wel een alliage of een intermetallische verbinding.

In paragraaf 1.4 is al besproken dat er edele metalen, halfedele metalen, onedele metalen en zeer onedele metalen zijn. De edele metalen komen in de natuur voor als element, de onedele metalen meestal in een verbinding. Om een metaal als ijzer in de elementvorm te krijgen, moet het vrijgemaakt worden uit ijzererts (een verbinding van ijzer met verschillende soorten niet-metalen). Bij verhitting smelt het ijzererts en de ijzeratomen kunnen er met een speciale behandeling uit gehaald worden. Bij afkoelen hechten de ijzeratomen aan elkaar en ontstaat het element ijzer. Als we verder niets zouden doen, dan zou het net gevormde onedele metaal ijzer direct aangetast worden door zuurstof uit de lucht. Een kenmerk van onedele metalen is immers dat ze snel een verbinding aangaan met andere atomen. Maar juist van ijzer in de elementvorm zijn allerlei instrumenten en voorwerpen te maken. Door nu het gesmolten ijzer te mengen met een ander gesmolten metaal, bijvoorbeeld nikkel of chroom, kunnen de ijzeratomen bij afkoelen koppelen aan nikkel- of chroomatomen. Als de ijzeratomen al aan andere atomen gekoppeld zijn, hebben ze geen behoefte meer om zich te binden aan zuurstof uit de lucht. We hebben dan geen zuiver ijzer, maar een verbinding van metalen die net zulke eigenschappen heeft als ijzer maar minder vatbaar is voor aantasting. Die verbinding heet een legering en in het geval van ijzer met nikkel en chroom is dat staal. Door aan de smelt ook wat koolstof toe te voegen, wordt het materiaal nog minder vatbaar voor aantasting, we spreken dan van roestvrij staal.

Andere voorbeelden van legeringen zijn de volgende.
- Brons, een legering van koper en tin. Brons blijft langer glanzend dan koper en is door de bijmenging van tin ook goedkoper dan zuiver koper.
- Messing, een legering van koper en zink. Ook hier geldt dat de legering veel minder snel aangetast wordt door zuurstof en bovendien ook goedkoper is.
- Amalgaam, een legering van zilver, tin en kwik die veel toegepast werd in de tandheelkunde voor het vullen van gaatjes in kiezen.

Bij het maken van amalgaam moet kwik gemengd worden met een legering van zilver en tin (gamma genaamd). Gamma is vast, maar door toevoeging van het vloeibare kwik wordt het mengsel half vast, zodat het goed in het gat gedrukt kan worden en het hele gat opvult. Bij het uitharden ontstaan legeringen van kwik en zilver (gamma-1) en van kwik en tin (gamma-2). Het kwik, dat giftig is, wordt gebonden aan de andere metaalatomen waardoor de giftigheid sterk afneemt. Kwik zorgt voor een goede hechting aan het tandweefsel waardoor een stabiele en sterke restauratie ontstaat. Het nadeel blijft de giftigheid, want bij het aandrukken kan toch kwik vrijkomen en na verloop van tijd kan een amalgaamvulling gaan lekken. Vanwege de giftigheid van kwik wordt amalgaam steeds vaker vervangen door composiet. Composiet is en blijft wit, terwijl amalgaam grijs van kleur is. Een amalgaamvulling is echter erg stabiel, waardoor het zeker op minder zichtbare plekken in de mond toch nog wel gebruikt wordt.

Metaalroosters

Alle metalen (behalve kwik) en vrijwel alle legeringen zijn bij kamertemperatuur vast. In een metaalrooster liggen de metaalatomen dicht tegen elkaar aan, ze houden elkaar stevig vast en ze zijn in de vaste toestand regelmatig opgestapeld. De metaalatomen in het rooster kunnen wel gemakkelijk verschuiven ten opzichte van elkaar. Ze krijgen wel andere buren maar ook daaraan kunnen ze hun elektronen gewoon doorgeven. Daardoor zijn bijna alle metalen en legeringen flexibel en buigzaam. Metalen geleiden ook erg goed elektrische stroom. Dat komt doordat elektriciteit eigenlijk niets anders is dan de verplaatsing van elektronen. En in een metaalrooster zitten heel veel vrij bewegende elektronen.

In een metaalrooster kunnen ook zogenaamde roosterfouten voorkomen. Tijdens het hard worden kan het voorkomen dat een roosterplaats niet opgevuld wordt door een metaalatoom, maar leeg blijft. Er kunnen ook onzuiverheden in het rooster ingebouwd worden. Elke onzuiverheid en elke open plek (vacature of dislocatie) vormt een zwak punt in het rooster. Op deze plekken treedt vaak het eerste breuk op. In figuur 1.6 zijn die zwakke plekken schematisch weergegeven. Elk bolletje stelt een metaalatoom voor.

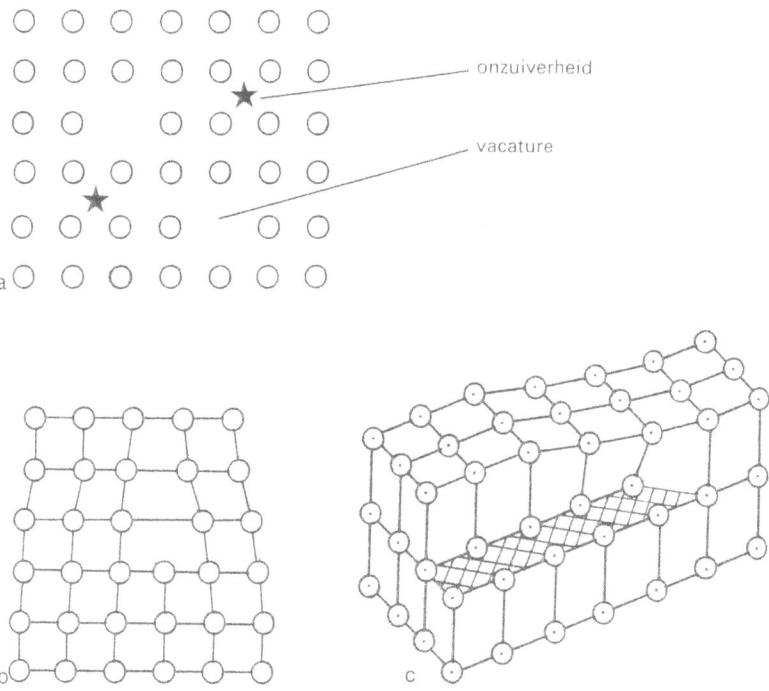

Figuur 1.6
Onzuiverheden, vacatures en dislocaties in een metaalrooster.

Metaalbinding, formules en verdringingsreeks

De kracht waarmee de metaalatomen elkaar vasthouden (metaalbinding), hangt af van de grootte van de metaalatomen en van het aantal elektronen dat ze aan elkaar doorgeven. Er is echter geen algemene regel te geven.
Het smeltpunt van ijzer is 1535 °C, van natrium 98 °C, van goud 1064 °C en van kwik −39 °C. Daaruit valt af te leiden dat de binding tussen kwikatomen het zwakst is. Die tussen natriumatomen is sterker, daarna komt goud en ten slotte ijzer.
Het smeltpunt van een legering ligt meestal tussen de smeltpunten van de metalen die de legering vormen. Met andere woorden: de sterkte van een legering zit tussen die van de metalen die de legering vormen in.

In de formule van een legering staat welke metalen aanwezig zijn en in welke verhouding. Bijvoorbeeld:
- brons Cu_4Sn betekent: 4 van de 5 atomen zijn Cu, 1 van de 5 is Sn, dus brons bevat 80% Cu en 20% Sn;
- gamma Ag_3Sn betekent: 3 van de 4 atomen zijn Ag, 1 van de 4 is Sn, dus gamma bevat 75% Ag en 25% Sn.

Niet alle metalen zijn even edel. De minst edele metalen willen veel liever elektronen weggeven dan de edele metalen. Als een minder edel metaal in contact komt met een edeler metaal, geeft het minst edele metaal direct elektronen door aan het edeler metaal. Er gaat dan even een stroompje lopen tussen de twee metalen.
Als je de metalen in volgorde van edel naar onedel zet, krijg je de verdringingsreeks der metalen. Hoe verder twee metalen in deze reeks van elkaar af staan, hoe sterker het stroompje is.
In een legering kan dit verschijnsel ook optreden, waardoor er spanningen in het materiaal kunnen ontstaan. Daardoor kan er breuk optreden.

VRAGEN EN OPDRACHTEN

63 Wat is een intermetallische verbinding?

64
a Wat is een alliage?
b Geef een andere naam voor alliage.

65 Noem twee voordelen van een legering in vergelijking met een zuiver metaal.

66 Leg uit wat bedoeld wordt met de uitspraak: Het ijzer moet worden vrijgemaakt uit ijzererts.

67
a Is staal een echte legering? Welke elementen komen voor in staal?
b Is roestvrij staal een echte legering? Welke elementen komen voor in roestvrij staal?

68 Instrumenten die gebruikt worden voor ingrepen in het menselijk lichaam zijn vaak van roestvrij staal gemaakt. Noem ten minste twee redenen waarom roestvrij staal daarvoor geschikt is.

69
a Noem twee voordelen van het gebruik van amalgaam bij het vullen van gaatjes in kiezen.
b Noem ook twee nadelen van het gebruik van amalgaam.

70 Een gouden kroon op een tand of kies is niet helemaal van goud, maar een legering van goud met onder andere koper. Waarom wordt er een legering gebruikt in plaats van zuiver goud?

71 Zet de smeltpunten van kwik, natrium, goud en ijzer om in Kelvin.

72 Het smeltpunt van zink is 693 K, van aluminium 933 K, van koper 1356 K en van tin 480 K.
a Reken deze smeltpunten om naar °C.
b Zet de acht metalen uit de vragen 71 en 72a in de juiste volgorde van stevigheid (van zwak naar sterk).

73 Soldeer is een legering van tin en lood. Het smeltpunt van soldeer is 490 K. Doe een uitspraak over het smeltpunt van lood als je weet dat tin smelt bij 480 K.

74 Messing is een legering van koper (60%) en zink (40%). Zie voor de gegevens vraag 10.
a Wat is het smeltpunt van messing ongeveer?
b Geef de formule van messing.

75 Metalen geleiden allemaal erg goed elektrische stroom (verplaatsing van elektronen). Leg dit gedrag uit met behulp van wat je weet over de binding tussen metaalatomen.

76 Als je een met amalgaam gevulde kies hebt en je bijt daarmee op een ijzeren vork of op een stukje aluminiumfolie, dan voel je een pijnscheut. Waardoor wordt die pijn veroorzaakt?

77 Geef de juiste verhouding tussen de metalen in gamma-1 (Ag_2Hg_3) en gamma-2 (Sn_8Hg).

78 Waarom is het belangrijk dat het kwik in amalgaam opgenomen wordt door de metalen in gamma waarbij gamma-1 en gamma-2 ontstaan? Noem twee redenen.

79 Wanneer voel je een grotere stroomstoot, als je met een amalgaamvulling op een stukje aluminiumfolie bijt of als je met een gouden kroon op een stukje aluminiumfolie bijt? Leg je antwoord uit.

1.6
Moleculen

Als twee of meer niet-metaalatomen zich aan elkaar binden, ontstaan moleculen. Een molecuul is dus een verbinding van alleen niet-metaalatomen. Elke verbinding van niet-metaalatomen heeft een ander molecuul. Je kunt ook zeggen dat een molecuul een groepje niet-metaalatomen is die onderling met atoombindingen aan elkaar vastzitten.
Zo kunnen twee koolstofatomen, zes waterstofatomen en één zuurstofatoom met elkaar de stof alcohol vormen. Het maakt daarbij wel uit in welke volgorde deze negen atomen zich aan elkaar binden. Want met dezelfde negen atomen kun je ook de stof dimethylether maken, zie figuur 1.7.

Figuur 1.7
Verbindingen van twee C-atomen, zes H-atomen en één O-atoom.

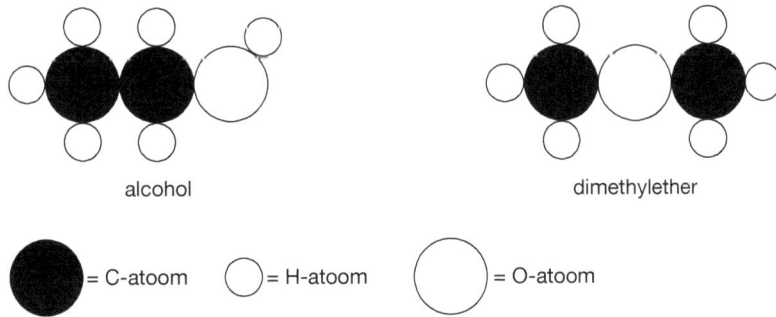

Je kunt de negen rondjes in figuur 1.7 natuurlijk op nog veel meer manieren aan elkaar tekenen. Toch komen in de natuur alleen de getekende combinaties voor. De reden daarvoor is dat in een molecuul:
- een C-atoom vier koppelingen moet maken;
- een O-atoom twee koppelingen moet maken;
- een H-atoom één koppeling moet maken.

Ga maar na dat de getekende vormen in figuur 1.7 dan de enige twee mogelijkheden zijn.

Molecuulformule

Net als voor de elementen zijn voor moleculen symbolen bedacht. Deze symbolen noem je molecuulformules. De twee moleculen in figuur 1.7 hebben als molecuul-formule C_2H_6O. Daaraan is te zien dat één molecuul bestaat uit:
- 2 C-atomen;
- 6 H-atomen;
- 1 O-atoom.

In de molecuulformule staat dus precies welke soorten atomen en hoeveel er in één molecuul zitten. De molecuulformule geeft geen informatie over de manier waarop de atomen aan elkaar gekoppeld zijn. Daarvoor heb je een molecuultekening nodig, zoals figuur 1.7 en figuur 1.8.

Index

Het getal 2 in de molecuulformule C_2H_6O heet index, net als het getal 6. Een index geeft aan hoeveel atomen van een bepaalde soort het molecuul bevat. Achter het O-atoom staat geen index. De index 1 wordt namelijk nooit opgeschreven.
Andere voorbeelden van molecuulformules zijn:
- CH_4;
- H_2O;
- NH_3;
- C_5H_{12};
- H_3PO_3.

Structuurformule

In figuur 1.8 zie je van de genoemde moleculen de molecuultekeningen met een schema. Dit schema is de structuurformule.
De streepjes in de structuurformules geven de koppelingen tussen de atomen weer. Alleen tussen atomen die aan elkaar gekoppeld zijn, is een streepje getekend. De streepjes stellen de elektronen voor waar de niet-metaalatomen om 'vechten'. Elk streepje is twee elektronen.
Ieder atoom heeft precies het aantal streepjes om zich heen als het aantal bindingen dat verplicht is.
In tabel 1.4 staat voor een aantal belangrijke niet-metaalatomen hoeveel bindingen dat atoom in een molecuul moet maken.

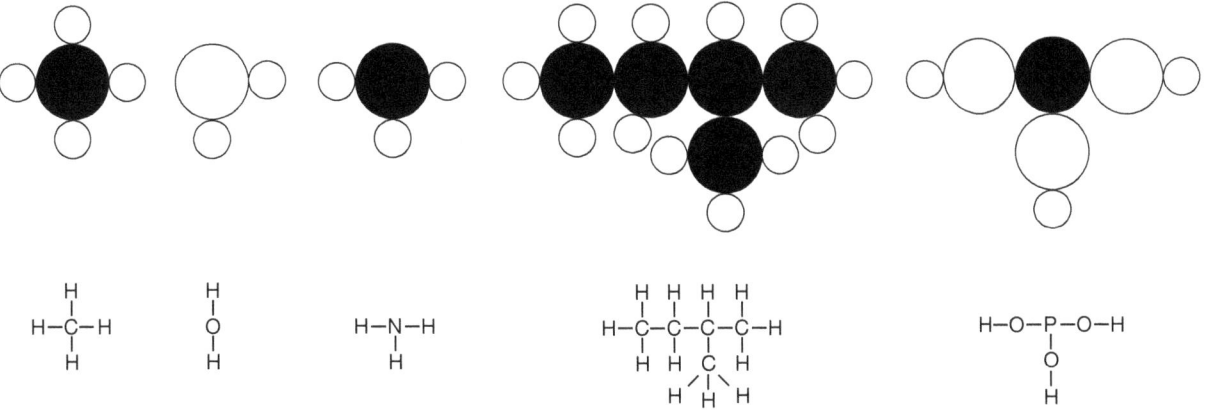

Figuur 1.8
Molecuultekeningen en structuurformules.

Tabel 1.4 Aantal bindingen van enkele belangrijke niet-metalen in een molecuul	
niet-metaal	aantal bindingen
H	1
N, P	3 (soms 5)
F, Cl, Br, I	1
C, Si	4
O	2
S	2 (soms 4 of 6)

Bij sommige moleculen komen er twee streepjes tussen twee buuratomen. Dit komt vooral veel voor tussen C-atomen onderling en tussen een C-atoom en een O-atoom. Dit heet een dubbele binding. In de molecuultekening is dit niet zo duidelijk, maar in de structuurformule is een dubbele binding wel goed te zien (zie figuur 1.9).

Figuur 1.9
Voorbeelden van dubbele bindingen.

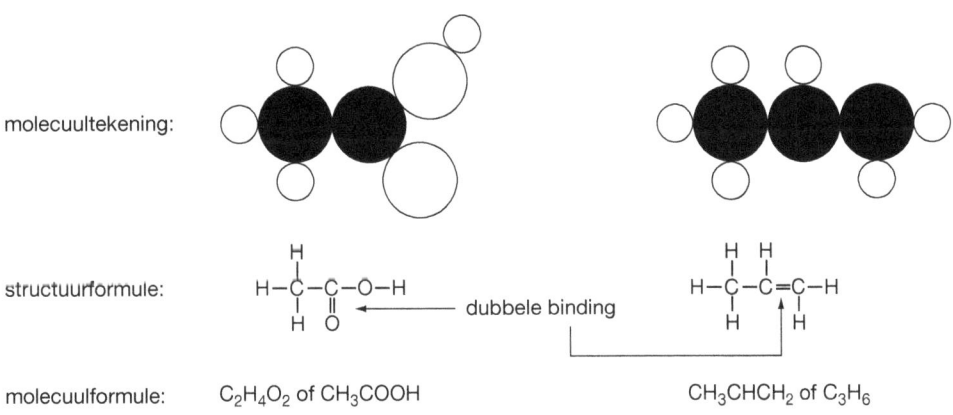

Ga na in figuur 1.9 dat elk C-atoom vier bindingen (streepjes) heeft, elk H-atoom één en elk O-atoom twee (zie ook tabel 1.4).

VRAGEN EN OPDRACHTEN

80 Wat wordt verstaan onder een moleculaire verbinding?

81 Wat wordt verstaan onder een molecuul?

82 Is elk molecuul een verbinding?

83 Is elke verbinding een molecuul?

84
a Wat is de overeenkomst tussen alcohol en dimethylether, zie figuur 1.7?
b Wat is het verschil tussen deze beide stoffen?

85
a Is Na_2SO_4 een molecuulformule? Waarom wel/niet?
b Is Ag_3Sn_8 een molecuulformule? Waarom wel/niet?
c Is $C_6H_{12}O_6$ een molecuulformule? Waarom wel/niet?
d Hoe kun je zien aan een formule of het een molecuulformule is?

86 Welke van de volgende formules is (zijn) molecuulformules: C_6H_5ONa (s), Cu_3PO_4 (s), $C_4H_8O_2$ (l), H_2SO_4 (l), Cu_3Zn_2 (s), CO_2 (g), $Al_2(CO_3)_3$ (s), C_2H_6 (g)?

87 Schrijf op uit welke atomen en hoeveel van elk de volgende moleculen zijn opgebouwd.
a H_2O c CO_2
b $C_{12}H_{22}O_{11}$ d C_2H_6O

88 Wat stellen de streepjes tussen twee atomen in een structuurformule voor?

89 Schrijf de molecuulformules op die horen bij de structuurformules in figuur 1.10. Een deel staat er al.

Figuur 1.10

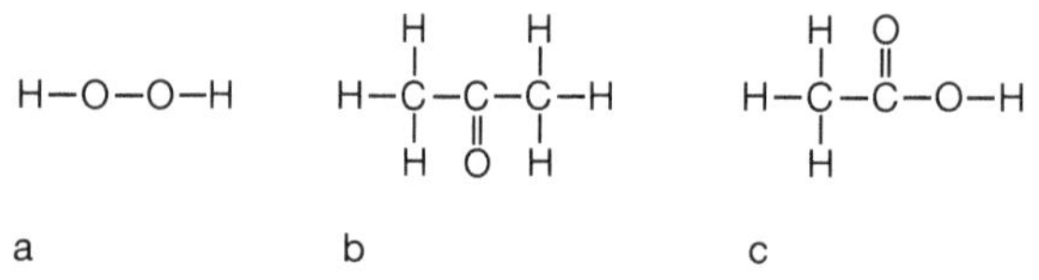

```
                H   H                H  O
                |   |                |  ||
H—O—O—H      H—C—C—C—H        H—C—C—O—H
                |   ||   |           |
                H   O   H            H
     a             b                  c
```

a H... O...
b C... H... O...
c C... H... O...

90 Hebben alle atomen in opgave 89 het vereiste aantal bindingen?

91
a Wat is een dubbele binding?
b Komen er dubbele bindingen voor in de moleculen van opdracht 89?

92 Teken de structuurformules van de moleculen in opdracht 87a en 87c.

93 Teken ook de structuurformules van CH_4 en NH_3.

94
a Teken twee verschillende structuurformules voor C_4H_{10}.
b Zijn er nog meer mogelijkheden of is twee het maximum?

95
a Kun je met alleen H-atomen heel lange ketens maken? Waarom wel/niet?
b Kun je met O-atomen heel lange ketens maken? Waarom wel/niet?
c Kun je met C-atomen heel lange ketens maken? Waarom wel/niet?

96
a In opdracht 94a heb je structuurformules getekend van C_4H_{10}. Ga na wat er gebeurt als je één keer een dubbele binding tekent tussen twee C-atomen. Is er dan nog plaats voor tien H-atomen in het molecuul?
b Geef de molecuulformule van het molecuul dat je dan krijgt.

Intermoleculaire binding: cohesie en adhesie

In een ijsklontje zitten allemaal watermoleculen op elkaar gestapeld. Als het ijsklontje smelt, wordt het water vloeibaar. Als we dat vloeibare water vervolgens verwarmen, gaat het op een gegeven moment koken en verandert de vloeistof in waterdamp (stoom). De formule van ijs is H_2O (s), die van vloeibaar water H_2O (l) en die van stoom H_2O (g). In figuur 1.11 zijn de drie verschillende fasen van water schematisch getekend. Elk bolletje stelt een watermolecuul voor. In elk bolletje is de structuurformule van het watermolecuul getekend. Door het opwarmen laten de watermoleculen elkaar los en gaan steeds verder uit elkaar zitten. De inhoud van alle bolletjes blijft wel hetzelfde, namelijk twee H-atomen gekoppeld aan één O-atoom. De atoombinding (zie paragraaf 1.4) gaat bij smelten en koken niet stuk, de watermoleculen blijven zichzelf.

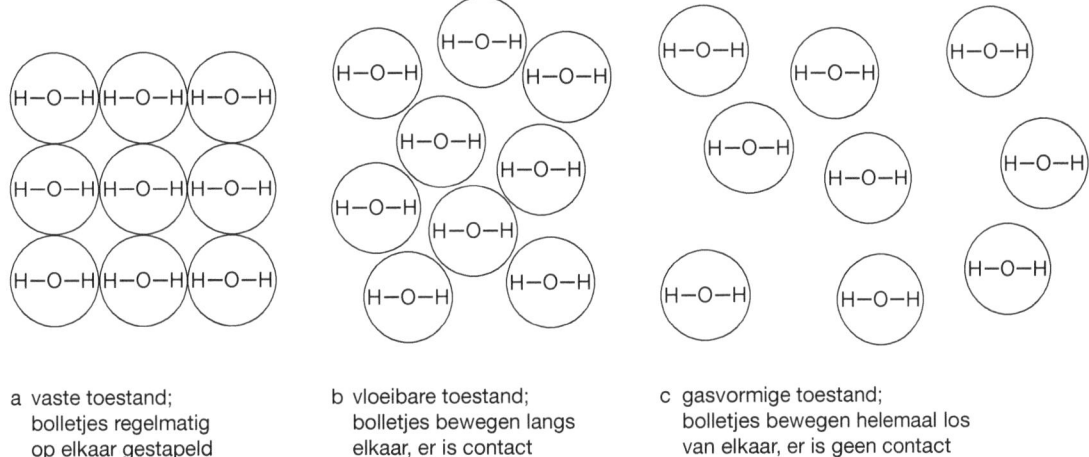

a vaste toestand;
 bolletjes regelmatig
 op elkaar gestapeld

b vloeibare toestand;
 bolletjes bewegen langs
 elkaar, er is contact

c gasvormige toestand;
 bolletjes bewegen helemaal los
 van elkaar, er is geen contact

Figuur 1.11
Model van de agregatietoestanden van water.

IJs is een voorbeeld van een molecuulrooster, een regelmatige opstapeling van moleculen. In het ijs houden de watermoleculen (de bolletjes) elkaar onderling vast, de moleculen blijven immers netjes op hun plaats liggen. De kracht waarmee de moleculen elkaar onderling vasthouden, heet cohesie of adhesie. Een moeilijk woord hiervoor is intermoleculaire binding. *Inter* betekent tussen, dus een binding tussen moleculen. We spreken van cohesie als dezelfde soort moleculen elkaar vasthouden en van adhesie als verschillende soorten moleculen elkaar vasthouden. In een ijsklontje (alleen watermoleculen) is sprake van cohesie, in een suikerklontje (alleen suikermoleculen) ook. In een mengsel van suiker en water is sprake van adhesie.

Bij moleculen in een molecuulrooster heb je dus twee soorten bindingen.
- Bindingen *in* de moleculen, de atoombindingen waarmee de atomen in het molecuul aan elkaar vastzitten zodat ze precies het juiste aantal bindingen hebben gevormd. Atoombindingen zijn heel erg sterk, ze gaan niet zomaar stuk door het verhogen van de temperatuur.

– Bindingen *tussen* de moleculen, de intermoleculaire bindingen ofwel cohesie of adhesie. De sterkte van de intermoleculaire binding hangt af van hoe zwaar de moleculen zijn en of er veel of weinig O-atomen in het molecuul zitten. De intermoleculaire bindingen zijn niet zo sterk en gaan vrij makkelijk stuk door het verhogen van de temperatuur.

Alcohol (C_2H_5OH), suiker ($C_{12}H_{22}O_{11}$), zwavelzuur (H_2SO_4) en stikstof (N_2) zijn alle vier moleculaire stoffen. Het smeltpunt van alcohol is –114 °C, dat van suiker 165 °C, dat van zwavelzuur 11 °C en dat van stikstof –210 °C. Hieraan kun je zien dat de cohesiekrachten in suiker het grootst zijn, die in zwavelzuur zwakker, die in alcohol nog zwakker en die in stikstof het zwakst.

Bij moleculaire stoffen kun je op basis van de molecuulformule en de structuurformule (de inhoud van de bolletjes) voorspellingen doen over de kracht waarmee de moleculen elkaar onderling vasthouden (de cohesie tussen de moleculen). Dit is dus ook een maat voor de hoogte van het smeltpunt.

Er zijn twee algemene regels:
– moleculaire stoffen met zware moleculen hebben een hoger smeltpunt dan moleculaire stoffen met lichte moleculen;
– moleculaire stoffen met veel O-atomen in de moleculen hebben een hoger smeltpunt dan moleculaire stoffen met weinig of geen O-atomen in de moleculen. Alleen O-atomen die aan de buitenkant van een molecuul zitten en O-atomen die gekoppeld zijn aan een H-atoom tellen hierbij mee.

Suikermoleculen zijn van de vier hiervoor genoemde stoffen het zwaarst en hebben de meeste O-atomen, stikstofmoleculen zijn het lichtst en hebben geen O-atomen.

Molecuulrooster

Moleculaire stoffen (verbindingen van alleen niet-metalen) met kleine moleculen vormen in de vaste toestand een molecuulrooster. Als voorbeeld kijken we weer naar de vier stoffen alcohol (C_2H_5OH), suiker ($C_{12}H_{22}O_{11}$), zwavelzuur (H_2SO_4) en stikstof (N_2). In de vaste toestand stapelen de moleculen van deze stoffen zich net zo op als in figuur 1.11 is getekend voor watermoleculen. Bij alcohol bestaat de inhoud van de bolletjes uit twee C-atomen, zes H-atomen en één O-atoom, bij suiker is de inhoud van de bolletjes twaalf C-atomen, 22 H-atomen en elf O-atomen, enzovoort.

De bolletjes in figuur 1.11 zijn afzonderlijke moleculen. Elk molecuul staat op zichzelf, elk molecuul is af. Als de moleculen bij elkaar in de buurt komen, trekken ze elkaar met cohesiekrachten aan.

De sterkte van een molecuulrooster wordt bepaald door de sterkte van de cohesiekrachten.

Atoomrooster

Bij een paar stoffen die uit alleen niet-metalen bestaan, zijn er geen grenzen tussen moleculen. Dat komt doordat in deze stoffen de atoombindingen eindeloos door blijven gaan in alle richtingen. Alle aanwezige atomen zitten met atoombindingen aan elkaar vast. Er zijn geen aparte groepjes atomen (moleculen) aan te wijzen die af zijn. Voorbeelden hiervan zijn glas (SiO_2) en diamant (C).

In figuur 1.12 zijn de structuurformules van glas en diamant getekend. Merk op dat de atomen aan de randen nog niet het vereiste aantal bindingen hebben gevormd, het rooster moet dus in feite doorlopen.

Glas en diamant hebben in de vaste toestand een atoomrooster. Omdat er alleen maar atoombindingen voorkomen, hebben glas en diamant heel hoge smeltpunten.

Figuur 1.12
Het atoomrooster
van glas (a) en
diamant (b).

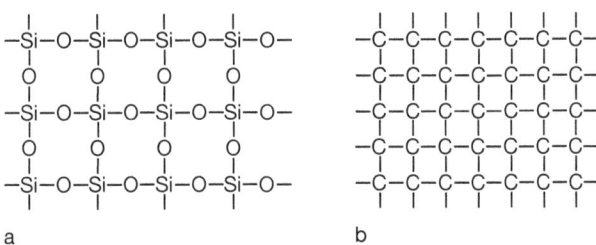

Kristallijn en amorf

Alcohol, suiker, zwavelzuur en stikstof zijn moleculaire stoffen met kleine compacte moleculen. Moleculaire stoffen met kleine compacte moleculen zijn in vaste toestand kristallen.

In een kristal zijn alle deeltjes volgens een vast patroon opgestapeld. Een kristal is hard, helder en doorzichtig. Suiker is daar een goed voorbeeld van. Suiker heet daarom een kristallijne stof. Alle stoffen die in de vaste toestand kristallen vormen, noemen we kristallijne stoffen. Ook water is een voorbeeld van een kristallijne stof. Een laag ijs op een plas water is in feite één groot kristal (superkristal) van aan elkaar gekoppelde en netjes in een patroon gerangschikte watermoleculen.

De vorm van een kristal is kenmerkend voor een stof. Zo kennen we hexagonale (zeshoekige) kristallen, rombische (ruitvormige) kristallen, kubische (kubusvormige) kristallen, tetragonale (rechthoekige) kristallen en monokliene (geen enkel vlak is gelijk) kristallen, zie figuur 1.13.

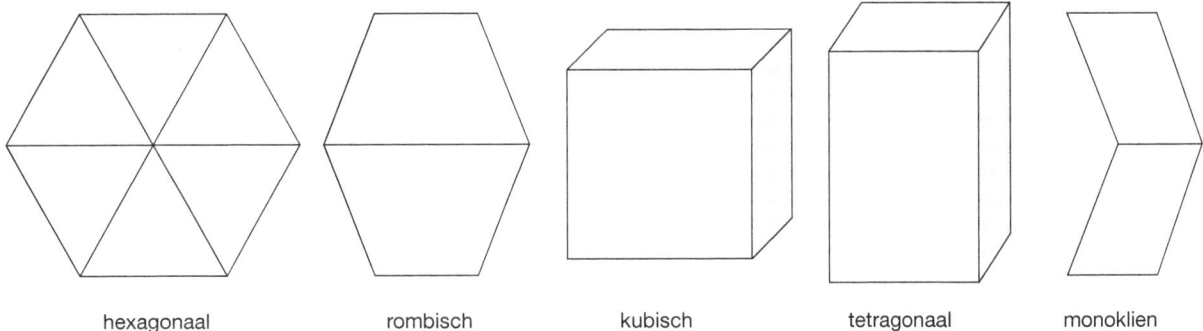

Figuur 1.13
Kristalvormen. Op elk hoekpunt in de getekende figuren bevindt zich een deeltje (atoom, ion of molecuul).

In suiker en sneeuw (vast water) zijn de kristallen hexagonaal, in zwavelpoeder rombisch, diamant is kubisch (net zoals goud, zilver, platina en koper), keukenzout is tetragonaal (zie paragraaf 1.7) en gips is monoklien. Alleen sneeuw en suiker zijn moleculaire stoffen, de overige voorbeelden zijn elementen en zouten.

Er zijn ook moleculaire stoffen met heel lange en/of heel grote moleculen, zoals een was ($C_{15}H_{31}$-COO-$C_{16}H_{33}$) of een vet (C_3H_5-(COO-$C_{17}H_{35}$)$_3$). In een was zitten altijd twee lange koolstofketens, in een vet zitten er meestal drie. Vanwege het gewicht van de moleculen zijn deze stoffen bij kamertemperatuur vast, maar er ontstaan toch geen kristallen. Dit komt doordat de moleculen zich niet echt netjes op elkaar kunnen stapelen. De lange moleculen kronkelen als spagettislierten door elkaar heen en vormen uiteindelijk een kluwen. Wassen en vetten vormen dus geen kristallen in de vaste toestand. Ze zijn niet hard, maar week. We zeggen ook wel dat deze stoffen halfvloeibaar zijn. Stoffen die in de vaste vorm week zijn, noem je amorf (a = zonder, morf = vorm). Net zoals vloeistoffen nemen deze stoffen de vorm aan van het omhulsel waar ze in zitten.

VRAGEN EN OPDRACHTEN

97
a Wat is het verschil tussen H_2O (s), H_2O (l) en H_2O (g)?
b Wat is de overeenkomst tussen H_2O (s), H_2O (l) en H_2O (g)?

98
a Welke bindingen gaan stuk als een moleculaire stof smelt, de atoombindingen in de moleculen of de cohesiebindingen tussen de moleculen?
b Welke bindingen zijn sterker, atoombindingen of cohesiebindingen? Leg je antwoord uit.

99 Wat is het verschil tussen cohesie en adhesie? Geef van elk een voorbeeld.

100
a Bereken de molecuulmassa van alcoholmoleculen, zwavelzuurmoleculen, suikermoleculen en stikstofmoleculen. Gebruik daarvoor de gegevens in het Periodiek Systeem der Elementen (bijlage 1).
b Klopt de regel dat de zwaarste moleculen het hoogste smeltpunt hebben?
c Zet de vier moleculen in de juiste volgorde van weinig naar veel O-atomen.
d Klopt de regel dat een molecuul met veel O-atomen een hoger smeltpunt heeft dan een molecuul met weinig O-atomen?

101 Welke van de twee stoffen heeft het hoogste smeltpunt? Leg je keuze uit.
a C_3H_8 of C_2H_5OH c H_2SO_4 of HNO_3
b PCl_3 of NH_3 d $C_{16}H_{32}O_2$ of $C_{18}H_{38}$

102 Zwavelpoeder bestaat uit zwavelmoleculen die als formule S_8 hebben. Er zitten dus telkens acht zwavelatomen met atoombindingen aan elkaar vast. Volgens tabel 1.4 moet elke zwavelatoom twee atoombindingen maken met andere atomen. Zuurstofgas bestaat uit zuurstofmoleculen die als formule O_2 hebben. Er zitten dus telkens twee zuurstofatomen met atoombindingen aan elkaar vast. Volgens tabel 1.4 moet elk O-atoom twee atoombindingen maken met andere atomen.
a Teken de structuurformule van een S_8-molecuul. Elk S-atoom moet twee atoombindingen hebben.
b Teken de structuurformule van een O_2-molecuul. Elk O-atoom moet twee atoombindingen hebben.

103
a Wat is het verschil tussen een atoomrooster en een molecuulrooster?
b Waarom hebben stoffen met een atoomrooster (glas en diamant) een heel hoog smeltpunt?
c Waarom is een opstapeling van S_8-moleculen zoals je die in opdracht 102a hebt getekend, geen atoomrooster?
d Een stuk glas of een diamant houdt natuurlijk ergens op, het atoomrooster gaat niet eindeloos door. Hoe zorgen de buitenste atomen van het atoomrooster ervoor dat ze toch genoeg bindingen hebben? Bedenk twee mogelijke oplossingen.

104
a Wat is een kristallijne stof? Wat is het belangrijkste kenmerk? Geef twee voorbeelden.
b Wat is een amorfe stof? Geef hiervan een voorbeeld.
c Waarom zijn niet alle moleculaire stoffen in de vaste toestand kristalliijn?

1.7 Ionen

Stoffen waarin metaalatomen en niet-metaalatomen voorkomen, zijn opgebouwd uit ionen. Ionen zijn atomen die één of meer elektronen te weinig of te veel hebben. Als een metaalatoom (bijv. natrium) in contact komt met een niet-metaalatoom (bijv. chloor), dan treedt een reactie op waarbij de niet-metaalatomen één of meer elektronen afpakken van de metaalatomen.

Reactie natrium en chloor

In een natriumatoom (Na) zitten 11 protonen (11+) en 11 elektronen (11–). Een Na-atoom is netto dus ongeladen. In een chlooratoom (Cl) zijn 17 protonen (17+) en 17 elektronen (17–). Een Cl-atoom is dus ook ongeladen. Bij de reactie tussen Na en Cl pakt een Cl-atoom één elektron af van een Na-atoom. Hierdoor ontstaan er negatief geladen Cl-ionen (notatie Cl^-) en positief geladen Na-ionen (notatie Na^+).
Een Na^+-ion bevat nog steeds 11 protonen (11+), maar er zijn nog maar 10 elektronen (10–) aanwezig. Er is namelijk één elektron afgepakt door een niet-metaalatoom, in dit geval Cl. Netto heeft het Na^+-ion dus een lading van 1+. Dat wordt rechts van het symbool, superieur (in superscript) geschreven. Net als bij een index wordt het getal 1 ook hier niet opgeschreven. Er staat Na^+, daarmee wordt bedoeld Na^{1+}.
Het Cl^--ion heeft nog steeds 17 protonen (17+), maar er is nu één elektron bij gekomen. Daardoor zijn er nu 18 elektronen (18–). Het Cl^--ion heeft netto de lading 1–.

Het aantal elektronen dat een metaalatoom afgeeft en een niet-metaalatoom opneemt, ligt per atoomsoort vast. Enkele voorbeelden:
– natrium (Na) geeft altijd één elektron weg aan een niet-metaalatoom;
– chloor (Cl) neemt altijd één elektron op van een metaalatoom;
– magnesium (Mg) geeft altijd twee elektronen weg aan een niet-metaalatoom;
– zuurstof (O) neemt altijd twee elektronen op van een metaalatoom.

Onthoud het volgende goed.
– Alleen elektronen wisselen van atoom, protonen nooit.
– Metalen staan altijd elektronen af (aan een niet-metaalatoom). Metaalionen zijn dus altijd positief geladen.
– Niet-metalen nemen altijd elektronen op (van een metaalatoom). Niet-metaalionen zijn in combinatie met metalen altijd negatief geladen.

In tabel 1.5 staan de namen en formules van enkele veelvoorkomende ionen.

Tabel 1.5 Namen en formules van positieve en negatieve ionen

positieve ionen	formule	negatieve ionen	formule
lithium	Li^+	fluoride	F^-
natrium	Na^+	chloride	Cl^-
kalium	K^+	bromide	Br^-
zilver (argentum)	Ag^+	jodide	I^-
magnesium	Mg^{2+}	oxide	O^{2-}
calcium	Ca^{2+}	sulfide	S^{2-}
barium	Ba^{2+}	hydroxide	OH^-
zink	Zn^{2+}	acetaat	Ac^- ofwel CH_3COO^-
aluminium	Al^{3+}	nitraat	NO_3^-
koper(I) en koper(II)	Cu^+ en Cu^{2+}	sulfaat	SO_4^{2-}
ijzer(II) en ijzer(III)	Fe^{2+} en Fe^{3+}	carbonaat	CO_3^{2-}
lood(II) en lood(IV)	Pb^{2+} en Pb^{4+}	bicarbonaat	HCO_3^-
ammonium	NH_4^+	fosfaat	PO_4^{3-}
		oxalaat	$C_2O_4^{2-}$
		citraat	$C_6H_5O_7^{3-}$

Atomen met meerdere ionen

Sommige metaalatomen kunnen tijdens een reactie met niet-metaalatomen 'kiezen' hoeveel elektronen ze weggeven. Een voorbeeld hiervan is ijzer (Fe). Van deze metaalatomen zijn dus verschillende ionen bekend. Zo kennen we van ijzer de ionen Fe^{2+} (ferro) en Fe^{3+} (ferri), zie tabel 1.5. Het is wel zo dat in één reactie alle ijzeratomen dezelfde 'keuze' maken: allemaal twee elektronen weggeven of allemaal drie elektronen weggeven.

De woorden 'kiezen' en 'keuze' staan tussen aanhalingstekens, omdat er geen sprake is van een vrije keus. Het soort niet-metaal waarmee ijzer reageert en de concentratie daarvan bepaalt welk ijzerion ontstaat.

Samengestelde ionen

In tabel 1.5 staan ook enkele samengestelde ionen. Dit zijn eigenlijk moleculen (een groepje niet-metaalatomen) waarin één van de aanwezige atomen niet het verplichte aantal bindingen heeft. Daarvoor in de plaats heeft dit atoom één of meer elektronen te veel of te weinig en daardoor heeft het hele groepje een lading en is een ion geworden. Voorbeelden zijn NH_4^+ (ammonium) en CO_3^{2-} (carbonaat).

Lading aflezen in het Periodiek Systeem der Elementen

Het Periodiek Systeem der Elementen (zie bijlage 1) kent kolommen (groepen) en rijen (perioden). Er zijn twee soorten groepen, namelijk hoofdgroepen (aangegeven met een H) en nevengroepen (aangegeven met een N).

Je kunt uit de plaats van een atoom in het Periodiek Systeem der Elementen aflezen welke lading dit atoom krijgt als het een ion wordt. Atomen uit de groepen 1H, 2H en 3H vormen positieve ionen. Het nummer van de groep geeft de lading aan. Bijvoorbeeld Na (groep 1H) krijgt als ion de lading 1+, Al (groep 3H) krijgt als ion de lading 3+.

In de N-groepen staan de metaalatomen die verschillende ladingen kunnen krijgen. Het nummer van de groep geeft vaak een van de mogelijke positieve ladingen aan. Zo heeft zink (Zn, groep 2N) als ion de lading 2+, koper (Cu, groep 1N) heeft 1+ als een van de twee mogelijke ladingen, enzovoort. Bijna alle metaalatomen die in een N-groep staan, hebben als een van de mogelijke ladingen ook 2+.

Atomen in groep 4H uit de tweede, derde en vierde periode (C, Si en Ge) vormen meestal geen ionen. De atomen uit groep 4H in de vijfde en zesde periode (Sn en Pb) hebben als een van de mogelijke ladingen ook 4+.

Atomen in de groepen 5H, 6H en 7H vormen negatieve ionen. Je krijgt de lading door het nummer van de groep af te halen van 8. Bijvoorbeeld O (groep 6H) krijgt als ion de lading 2– (8 – 6 = 2), Cl (groep 7H) krijgt als ion de lading 1–.

Groep 8H bevat de edelgassen. Edelgassen reageren niet met andere atomen, ze vormen geen ionen en krijgen dus geen lading.

Namen van ionen

De namen van de metaalionen zijn dezelfde als de namen van de metaalatomen, behalve als er verschillende ionen voorkomen, zoals bij ijzer. In de naam van deze metaalionen staat een Romeins cijfer. Dit Romeinse cijfer geeft aan welke lading het ion heeft. Zo heet Fe^{2+} ijzer(II) of *ferro* en Fe^{3+} heet ijzer(III) of *ferri*. In de farmacie worden namen nog wel eens in het Latijn gegeven, bijvoorbeeld *natrii carbonas* voor natriumcarbonaat. In het Latijn eindigt de naam van een metaalatoom op -um en die van een metaalion op -i (bijv. *calcium* en *calcii*, *ferrum* en *ferri*, *stannum* en *stanni*).

De namen van niet-metaalionen eindigen op -ide. Het begin is hetzelfde als de Latijnse naam van het niet-metaalatoom waaruit het ion is ontstaan (zie tabel 1.5). De samengestelde ionen hebben namen die afgeleid zijn van het belangrijkste atoom dat het bevat. Een voorbeeld is CO_3^{2-}. Dit heet carbonaat omdat C (*carbonium*) het belangrijkste onderdeel ervan is.

VRAGEN EN OPDRACHTEN

105
a Wat is een ion?
b Welke twee soorten ken je?

106 Hoe ontstaat een ion?

107 Waarom is een atoom ongeladen?

108 Welke lading krijgt een atoom dat twee elektronen afpakt van een ander atoom?

109 Welke atomen pakken elektronen af van andere atomen?

110 Welke atomen geven elektronen weg aan andere atomen (laten elektronen afpakken door andere atomen)?

111 Wat betekent de Romeinse III in ijzer(III)?

112 Geef nog een voorbeeld van een metaalion dat in de naam een Romeins cijfer moet hebben.

113 Wat is een samengesteld ion? Geef twee voorbeelden (formule en naam).

114 Uit welke atoomsoorten en hoeveel van elk is een sulfaation opgebouwd?

115
a Uit welke atoomsoorten en hoeveel van elk is een acetaation opgebouwd?
b En een chloride-ion?

116 Welke ladingen hebben de volgende ionen?
a ferri
b nitraat
c oxide
d fosfaat
e ammonium
f calcium
g koper(I)
h bicarbonaat
i citraat

117 Zoek in het Periodiek Systeem der Elementen de volgende atomen op en schrijf op welke lading deze atomen als ion hebben.
a Cd (cadmium)
b B (boor)
c Fr (francium)
d Sr (strontium)
e At (astatium)
f Rn (radon)

118 Als natrium reageert met chloor pakt chloor één elektron af van natrium en natrium geeft er één weg aan chloor. Er reageert dus telkens één Na-atoom met één Cl-atoom.
Als magnesium reageert met zuurstof pakt zuurstof twee elektronen af van magnesium en magnesium geeft er ook precies twee weg aan zuurstof. Er reageert dus telkens één Mg-atoom met één O-atoom.
a Wat gebeurt er als magnesium reageert met chloor?
b Wat gebeurt er als natrium reageert met zuurstof?

Ionenrooster

Als er eenmaal ionen zijn gevormd bij een reactie tussen een metaal en een niet-metaal, hechten deze ionen zich op een zeer speciale manier aan elkaar:
– positieve ionen stoten andere positieve ionen af, maar trekken negatieve ionen aan;
– negatieve ionen stoten andere negatieve ionen af, maar trekken positieve ionen aan.

Hierdoor ontstaat een groot geheel van om en om gerangschikte positieve en negatieve ionen: een ionenrooster.
In figuur 1.14a zie je een schematische voorstelling van het ionenrooster dat ontstaat na de reactie tussen Na en Cl. De formule van de stof die ontstaat is NaCl.

Figuur 1.14a
Het ontstaan van het ionenrooster van NaCl.

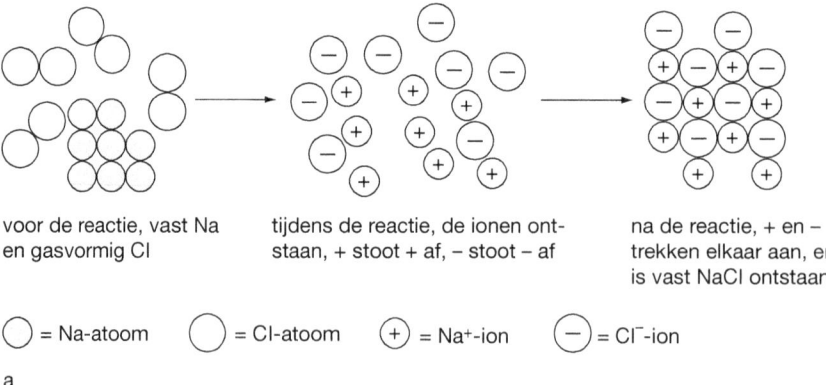

voor de reactie, vast Na en gasvormig Cl

tijdens de reactie, de ionen ontstaan, + stoot + af, – stoot – af

na de reactie, + en – trekken elkaar aan, er is vast NaCl ontstaan

○ = Na-atoom   ○ = Cl-atoom   (+) = Na⁺-ion   (−) = Cl⁻-ion

a

In figuur 1.14b zie je hoe het ionenrooster eruitziet als het patroon van opstapelen door alle aanwezige ionen in alle richtingen wordt gevolgd. We noemen dit een superrooster of een superkristal. Zo'n superkristal ontstaat echter alleen als er tijdens de vorming geen onregelmatigheden optreden. Dit kan onder laboratoriumomstandigheden gebeuren, in de natuur lukt dit vrijwel nooit. In de praktijk is zout een verzameling korreltjes, die elk voor zich wel kleine kristalletjes zijn, zie figuur 1.14c.

Figuur 1.14b en c Kristalvormen van keukenzout.

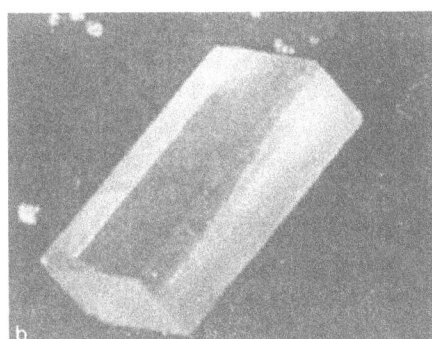 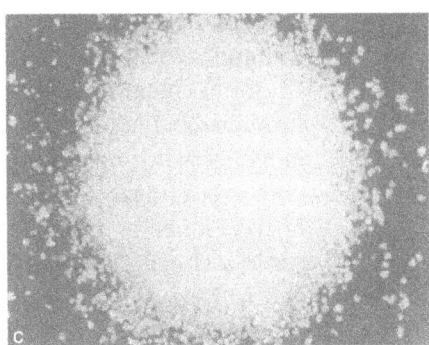

Als alle aanwezige ionen in een regelmatig patroon opgestapeld zijn zonder dat onregelmatigheden optreden, is een kristal helder zoals in figuur 1.14b. Je ziet ook duidelijk dat keukenzout een tetragonale (rechthoekige) kristalstructuur heeft. Onregelmatigheden zijn bijvoorbeeld een verontreiniging (een ander soort ion of molecuul) in het rooster of open plekken in de opstapeling waar geen ionen zitten. Een verontreiniging is een zwakke plek in het rooster. Hier treedt het snelste breuk op. In figuur 1.14c zijn heel veel kleinere kristalletjes te zien, die vaak in groepjes aan elkaar klitten. Het zout is nog steeds een kristallijne stof, maar de stapel korreltjes die kriskras door elkaar liggen, is niet helder meer. Elk korreltje is in principe wel nog steeds tetragonaal. Het zout is in figuur 1.14c een amorfe verzameling van heel veel kleine kristalletjes.

Ionbinding

De aantrekkingskracht tussen positieve en negatieve ionen is groot. De grootte van deze aantrekkingskracht hangt onder andere af van de ladingen van de ionen. Hoe groter de lading van de ionen is, hoe sterker de aantrekkende kracht tussen de ionen. Zo is bijvoorbeeld het smeltpunt van NaCl 808 °C en dat van FeO is 1427 °C. De ladingen in NaCl zijn 1+ en 1–, terwijl ze in FeO 2+ en 2– zijn. In FeO zijn de ladingen dus groter, waardoor het smeltpunt van FeO veel hoger is dan dat van NaCl.
De bindingen tussen positieve ionen en negatieve ionen heet ionbinding. De ionbinding is qua sterkte vergelijkbaar met de metaalbinding. Ionbinding en metaalbinding zijn zwakker dan atoombinding, maar wel veel sterker dan intermoleculaire bindingen (cohesie en adhesie).
Stoffen met een atoomrooster hebben in het algemeen de hoogste smeltpunten, die van stoffen met een ionenrooster en een metaalrooster zijn lager en die van stoffen met een moleculrooster zijn het laagst. Natuurlijk zijn er op deze algemene regel uitzonderingen, want de natuur laat zich niet in regels vangen.

Verhoudingsformule

Bij stoffen die uit ionen opgebouwd zijn, geeft de formule informatie over de verhouding tussen de positieve ionen en negatieve ionen in het ionenrooster.
In het ionenrooster van NaCl is de verhouding: $Na^+ : Cl^- = 1 : 1$. Anders gezegd: de

stof NaCl bevat precies evenveel Na^+-ionen als Cl^--ionen. In het ionenrooster van de stof FeO is de verhouding ook 1 : 1. In het ionenrooster van de stof $MgCl_2$ is de verhouding 1 : 2.

De formule voor een verbinding van metalen en niet-metalen is een verhoudingsformule. Een verhoudingsformule geeft alleen informatie over de verhouding waarin de positieve en negatieve ionen in het ionenrooster aanwezig zijn. De verhoudingsformule vertelt niets over het totale aantal ionen. (Merk op dat de formule van een legering ook een verhoudingsformule is, zie paragraaf 1.5.)

In figuur 1.14a staat de formule NaCl. Het lijkt dan alsof er maar één Na^+-ion en één Cl^--ion is, maar in de tekening staan acht Na^+- en acht Cl^--ionen. We schrijven de formule dan toch niet als Na_8Cl_8 omdat de afspraak is dat de verhouding zo eenvoudig mogelijk wordt opgeschreven. Bij NaCl is dit 1 : 1, omdat de ladingen van de ionen even groot (maar tegengesteld) zijn. De verhoudingsformule NaCl geeft dus niet aan hoeveel ionen er zijn, alleen dat er van beide ionen evenveel in het rooster zitten.

Als je toch wilt aangeven dat er van beide ionen acht getekend zijn, dan moet je opschrijven: 8 NaCl. Je spreekt dit uit als acht 'moleculen' NaCl. Het woord moleculen staat tussen aanhalingstekens, omdat je dit hier eigenlijk niet mag gebruiken. Een molecuul is immers opgebouwd uit alleen niet-metaalatomen. Als je het helemaal correct wilt doen, moet je zeggen: 'een stukje van het ionenrooster van NaCl waarin acht Na^+-ionen en acht Cl^--ionen aanwezig zijn.' Omdat dit heel lang is, wordt in de praktijk het woord molecuul toch vaak gebruikt voor ionogene stoffen. Bij het woord 'molecuul' moet je dus altijd nagaan of dit correct of niet-correct wordt gebruikt.

Het getal 8 in de notatie 8 NaCl is een coëfficiënt. Een coëfficiënt laat zien hoeveel moleculen van een bepaalde stof aanwezig zijn.

Andere voorbeelden van verhoudingsformules staan in tabel 1.6. Merk op dat de formules in tabel 1.6 beginnen met het symbool van een metaal. Alle formules die beginnen met het symbool van een metaal gevolgd door symbolen van niet-metalen, zijn verhoudingsformules.

Tabel 1.6 Voorbeelden van verhoudingsformules

verhoudingsformule	betekenis
MgO	In het ionenrooster zitten evenveel Mg^{2+}-ionen als O^{2-}-ionen. Mg^{2+} : O^{2-} = 1 : 1.
$FeCl_2$	In het ionenrooster zijn twee keer zoveel Cl^--ionen aanwezig als Fe^{2+}-ionen. Fe^{2+} : Cl^- = 1 : 2. De lading van het ijzer moet hier 2+ zijn, omdat bij één ijzerion twee Cl^--ionen horen. De totale lading in een verhoudingsformule moet precies nul zijn.
Na_2SO_4	In het ionenrooster zitten twee keer zoveel Na^+-ionen als SO_4^{2-}-ionen. Na^+ : SO_4^{2-} = 2 : 1. Let op dat SO_4 bij elkaar hoort. Het is het samengestelde sulfaation, dat altijd de lading 2– heeft. Dit sulfaation is in deze formule één keer genoemd.
$Al(NO_3)_3$	In het ionenrooster zitten drie keer zoveel NO_3^--ionen als Al^{3+}-ionen. Al^{3+} : NO_3^- = 1 : 3. Let op dat NO_3 bij elkaar hoort. Het is het samengestelde nitraation, dat altijd de lading 1– heeft. Dit nitraation komt in deze formule drie keer voor. Een samengesteld ion dat meer dan één keer in een verhoudingsformule nodig is, staat altijd tussen haakjes.

Coëfficiënten en indices

In molecuulformules en verhoudingsformules gebruik je coëfficiënten en indices. (Indices is het meervoud van index.)

Hoe je indices en coëfficiënten moet gebruiken, zie je in de volgende voorbeelden.
- 3 $C_{12}H_{22}O_{11}$ (suiker): Het getal 3 is een coëfficiënt. Er zijn drie moleculen suiker aanwezig. De getallen 12, 22 en 11 zijn indices. De 12 hoort bij C, de 22 hoort bij H en de 11 hoort bij O. Een index staat dus rechts onder het symbool waar het bij hoort. Eén molecuul suiker bestaat uit 12 C-atomen, 22 H-atomen en 11 O-atomen

die aan elkaar gekoppeld zijn. Drie moleculen suiker bevatten bij elkaar: $3 \times 12 = 36$ C-atomen, $3 \times 22 = 66$ H-atomen en $3 \times 11 = 33$ O-atomen.
- $5\ Al_2(SO_4)_3$ aluminiumsulfaat: Het getal 5 is een coëfficiënt. Er zijn vijf 'moleculen' aluminiumsulfaat aanwezig. Moleculen staat tussen aanhalingstekens omdat het om een ionogene stof gaat, waarbij het woord molecuul eigenlijk niet correct is. De getallen 2, 3 en 4 zijn indices. De 2 hoort bij Al, de 4 hoort bij O en de 3 hoort bij het totale sulfaation, want dit staat tussen haakjes. Eén 'molecuul' aluminiumsulfaat bestaat uit twee Al^{3+}-ionen en drie SO_4^{2-}-ionen (gevormd uit 3 S en $3 \times 4 = 12$ O). Vijf 'moleculen' aluminiumsulfaat bevatten bij elkaar $5 \times 2 = 10$ Al^{3+}-ionen en $5 \times 3 = 15$ SO_4^{2-}-ionen (gevormd uit 15 S en $15 \times 4 = 60$ O).

VRAGEN EN OPDRACHTEN

119
a Geef een voorbeeld van een verhoudingsformule.
b Hoe kun je zien dat het een verhoudingsformule is?

120 Wat is een ionenrooster?

121 Waarom nemen positieve ionen en negatieve ionen altijd om en om posities in?

122 Waarom schrijf je voor het product in figuur 1.14a (rechts in de figuur) NaCl en niet Na_8Cl_8?

123 Wat is een coëfficiënt?

124 Gegeven is de formule 12 $FeSO_4$.
a Welke ionen zijn aanwezig in deze stof? In welke verhouding?
b Welk getal is een coëfficiënt? Welk getal is een index?

125 Schrijf op welke ionen in de volgende stoffen voorkomen, met de juiste lading. Geef ook de verhouding van de ionen.
a ZnO
b K_2S
c Na_2CO_3
d $Fe(NO_3)_3$

126 Gegeven zijn de volgende formules van stoffen: 12 H_2O, 5 $NaNO_3$, 7 $Al_2(SO_4)_3$, 8 C_3H_6O.
a Welke formules zijn verhoudingsformules? Hoe kun je dat zien?
b Welke formules zijn molecuulformules? Hoe kun je dat zien?
c Schrijf van de verhoudingsformules op welke ionen erin voorkomen, met de juiste lading en de juiste verhouding.
d Welke getallen zijn coëfficiënten? Welke getallen zijn indices?
e Schrijf van elke formule precies op hoeveel atomen van elk soort er aanwezig zijn.

127 Gegeven de stoffen ijzer(II)sulfaat, glucose, kaliumalginaat, aceton, ammoniumchloride en goud.
a Van welke van deze stoffen weet je zeker dat ze zijn opgebouwd uit ionen? Hoe weet je dat?
b Welke ionen komen voor in de stoffen die je bij vraag **a** opgeschreven hebt? Weet je de ladingen van deze ionen?
c Zoek van de stoffen die je bij **a** niet hebt opgeschreven de formule op (kijk bijv. in het register van dit boek). Klopt het dat ze niet uit ionen zijn opgebouwd? Hoe weet je dat?
d Tot welke groep behoren de stoffen in vraag **c** dan wel? Kies uit: element, legering, moleculen.

1.8
Namen van stoffen

Elke stof heeft een naam. Vaak is die naam bedacht door de eerste ontdekker van de stof. Het kan ook een naam zijn die te maken heeft met de eigenschappen van de stof. In de scheikunde zijn regels opgesteld voor het geven van namen. Enkele voorbeelden zijn:
- natriumchloride;
- ijzer(II)nitraat;
- calciumsulfaat;
- koolstofdioxide;
- waterstofperoxide;
- azijnzuur;
- paraffine;
- ammoniak.

Ionogene, moleculaire stof of legering

Aan de naam van een stof is vaak te zien of de stof is opgebouwd uit ionen, uit moleculen of uit metalen. In het eerste geval is er sprake van een ionogene stof of een zout, in het tweede van een moleculaire stof en in het derde van een zuiver metaal of een legering.
Ionogene stoffen of zouten bevatten metaalionen en niet-metaalionen. Bij de genoemde stoffen zijn er drie die beginnen met de naam van een metaalion en eindigen op de naam van een negatief ion: natriumchloride, ijzer(II)nitraat en calciumsulfaat. De naam van het metaal kan ook achteraan staan, bijvoorbeeld fenobarbitalnatrium. Ook dan heb je te maken met een ionogene stof. Fenobarbital is in deze stof een negatief ion, want natrium is het positieve metaalion.
Staan in de naam van een stof helemaal geen metalen, dan is het meestal een moleculaire stof. Bevat de naam alleen maar metalen, dan is het een legering. Een paar legeringen hebben echter een eigen naam gekregen, zoals brons of messing. Daaraan kun je niet zien dat het om een legering gaat, dat moet je weten.

Uit de naam van een stof kun je soms ook de formule al afleiden. Andersom kun je soms op grond van de formule de naam geven. Bij ionogene stoffen is dit in het algemeen vrij goed mogelijk en bij sommige eenvoudige moleculaire stoffen lukt dit ook wel. Bij de meeste moleculaire stoffen en bij legeringen is dit echter niet mogelijk, tenzij je de namen en formules van deze stoffen van buiten leert. Het kan nodig zijn dat je de namen en formules van een beperkt aantal veelvoorkomende stoffen kent.

Hierna volgen voorbeelden van namen en formules van ionogene stoffen en eenvoudige moleculaire stoffen.

Natriumchloride

Natriumchloride bevat natriumionen (Na^+) en chloride-ionen (Cl^-) in de verhouding $Na^+ : Cl^- = 1 : 1$. Beide ionen hebben een even grote lading. De een is positief (1+), de ander negatief (1−), maar wel allebei 1. De verhoudingsformule van natriumchloride is dus NaCl. Je ziet dat we in de verhoudingsformule de ladingen van de ionen weglaten.

IJzer(II)nitraat

IJzer(II)nitraat bevat ijzer(II)ionen (Fe^{2+}) en nitraationen (NO_3^-) in de verhouding $Fe^{2+} : NO_3^- = 1 : 2$. Bij één ijzer(II)ion moet je namelijk twee nitraationen doen om het totaal ongeladen te maken. De verhoudingsformule van ijzer(II)nitraat is dus $Fe(NO_3)_2$. Ook hier zijn de ladingen van de ionen weggelaten in de verhoudingsformule.

Calciumsulfaat

Calciumsulfaat begint met de naam van een metaal, dus dit wordt een verhoudingsformule. Calciumsulfaat bevat calciumionen (Ca^{2+}) en sulfaationen (SO_4^{2-}) in de verhouding $Ca^{2+} : SO_4^{2-} = 1 : 1$. Beide ionen hebben een even grote lading. De verhoudingsformule van calciumsulfaat is dus $CaSO_4$.

Koolstofdioxide

Koolstofdioxide bevat geen metalen, het is dus geen zout maar een moleculaire stof. De naam geeft aan dat er één keer koolstof (C) en twee keer zuurstof (O) in zit (di = twee en oxide = zuurstof). De molecuulformule van koolstofdioxide is dus CO_2.
In tabel 1.5 staat dat oxide O^{2-} is. Dat is zo als het O-atoom in combinatie met een metaal voorkomt, want dan worden ionen gevormd. Maar in combinatie met een niet-metaal (zoals hier koolstof) is oxide een O-atoom en geen ion. Dit geldt ook voor chloride, jodide, sulfide, enzovoort. In combinatie met een metaal wordt het negatieve ion bedoeld, in combinatie met een niet-metaal het atoom.

Waterstofperoxide

Waterstofperoxide of diwaterstofdioxide bevat geen metalen, het is dus geen ionogene maar een moleculaire stof. De naam geeft aan dat het twee keer waterstof (H) en twee keer zuurstof (O) bevat. De molecuulformule van diwaterstofdioxide is dus H_2O_2. Deze stof is vooral bekend als waterstofperoxide, een haarbleekmiddel.

In de namen van moleculaire stoffen kom je vaak Griekse telwoorden tegen. Die vind je in tabel 1.7.

Tabel 1.7 Griekse telwoorden

Grieks telwoord	betekenis
mono	1
di	2
tri	3
tetra	4
penta	5
hexa	6
hepta	7
octa	8
nona	9
deca	10

Azijnzuur, paraffine, ammoniak

Bij azijnzuur, paraffine en ammoniak kun je de formule van de stof niet uit de naam afleiden. De formules van azijnzuur en ammoniak moet je uit je hoofd kennen. Azijnzuur: CH_3COOH (afgekort HAc) en ammoniak: NH_3. Van paraffine hoef je de formule niet uit je hoofd te kennen.

VRAGEN EN OPDRACHTEN

128 Wat is een zout?

129 Wat is het verschil tussen een ionogene stof en een moleculaire stof?

130 Schrijf de molecuulformule van de volgende stoffen op.
a koolstofmonoxide
b zwavelhexafluoride
c fosfortrichloride
d koolstofdisulfide

131 Schrijf de verhoudingsformules van de volgende stoffen op.
a natriumnitraat
b lithiumcarbonaat
c ijzer(II)oxide
d calciumbicarbonaat

132 Schrijf van de volgende formules op hoeveel atomen van alle soorten aanwezig zijn. Bijvoorbeeld: in $3\ C_2H_4$ zitten $3 \times 2 = 6$ C-atomen en $3 \times 4 = 12$ H-atomen.
a $3\ CO_2$
b $4\ KNO_3$
c $9\ AgBr$
d $7\ S$
e $5\ H_2O$
f $7\ FeCO_3$
g $4\ MgCl_2$
h $2\ SO_3$
i CH_4
j $2\ Al_2(SO_4)_3$
k $3\ NaAc$ (of CH_3COONa)
l $6\ H_2$
m $4\ O_2$
n $5\ Ca(NO_3)_2$
o $2\ H_3PO_4$
p $6\ Li_3PO_4$

133 Schrijf van alle getallen in de formules van opdracht 132 op of het coëfficiënten of indices zijn. Bijvoorbeeld: in $3\ C_2H_4$ is de 3 voor C_2H_4 een coëfficiënt en zijn de 2 en de 4 indices.

134
a $3\ CO_2$ spreek je uit als 'drie moleculen koolstofdioxide'. $9\ AgBr$ spreek je uit als 'negen "moleculen" zilverbromide'. Bij welke stoffen in opdracht 132 zeg je moleculen en bij welke stoffen moet je "moleculen" zeggen?
b Welke stoffen in opdracht 132 zijn elementen?
c Welke stoffen zijn verbindingen?
d Welke verbindingen in opdracht 132 hebben een molecuulformule?
e Welke verbindingen hebben een verhoudingsformule?

135 Noem de namen van de stoffen in opdracht 132. De stof in opdracht 132o heet fosforzuur. De rest moet je zelf kunnen bedenken.

136 Schrijf de formules van de volgende stoffen op. Ga eerst na of je te maken hebt met een element, een moleculaire stof of een ionogene stof.
a magnesiumbromide   f diwaterstofsulfide (rotte-eierengas)

b zwaveldioxide
c lood(IV)oxide
d ferrinitraat
e difosforpentoxide (een droogmiddel)
g bariumsulfaat (bariumpap, röntgencontrastvloeistof)
h kaliumfosfaat
i stikstof
j waterstofchloride

137 De formule van de stof suiker is $C_{12}H_{22}O_{11}$ (s).
a Is suiker een verbinding of een element?
b Van suiker wordt wel eens gezegd dat het is opgebouwd uit 12 C-atomen en 11 H_2O-moleculen (water). Leg deze uitspraak uit.
c Hoeveel zuurstofatomen bevatten twaalf suikermoleculen bij elkaar?

138 Schrijf van de volgende structuurformules de molecuulformules op. In de molecuulformule van een koolstofverbinding schrijf je eerst het aantal C's, dan het aantal H's en daarachter de andere atoomsoorten in alfabetische volgorde.

a $H-\underset{H}{\overset{H}{C}}-\underset{H}{\overset{H}{C}}-H$ b $H-O-O-H$ c $H-\underset{H}{\overset{H}{C}}-\underset{H}{C}=O$

Gemengde vragen en opdrachten hoofdstuk 1

1
a Wat zijn stofeigenschappen?
b Noem twee stofeigenschappen van elk van de volgende stoffen: water, ijzer, penicilline, gips.

2 Leg uit waarom de aggregatietoestand van een stof geen stofeigenschap is.

3 Is de omgevingstemperatuur in de volgende situaties erg hoog, normaal of erg laag? Leg je keuze uit.
a Water is als vloeistof aanwezig.
b Zuurstof is als vaste stof aanwezig.
c IJzer is vloeibaar.
d Kwik is vast en alcohol is vloeibaar.
e Alle moleculen, atomen en ionen zijn in een rooster opgestapeld en trillen alleen op hun plaats wat heen en weer.

4 Het kookpunt van water is 100 °C. Bij het kookpunt verdampt een stof volledig. Maar als de temperatuur 40 °C is, verdampt er ook al water. Zelfs bij temperaturen rond de 0 °C verdampt er water. Leg uit hoe dat kan.

5 Noem de vier aggregatietoestanden waarin een stof kan voorkomen. Noem de Nederlandse en de Engelse naam en de afkortingen.

6 Deeltjes van stoffen die goed mengen met water, bijvoorbeeld suiker, krijgen in het mengsel een zogenaamde watermantel.
a Hoe wordt die watermantel ook wel genoemd?
b Zijn de adhesiekrachten tussen water en suiker sterker of zwakker dan de cohesiekrachten tussen de suikermoleculen en de cohesiekrachten tussen de watermoleculen bij elkaar opgeteld? Waarom?
c Als je keukenzout in water oplost, krijgen de Na^+-ionen en de Cl^--ionen ook watermantels. Vul de ontbrekende woorden in.
De adhesiekrachten tussen watermoleculen en de Na^+-ionen en de Cl^--ionen zijn ...

dan de cohesiekrachten tussen de watermoleculen en de ... tussen de Na^+-ionen en de Cl^--ionen bij elkaar.

7 Leg uit waarom edelgassen en edelmetalen als element in de natuur voorkomen, terwijl andere atomen meestal in verbinding aanwezig zijn.

8
a Wat verstaan we onder de verdringingsreeks der metalen?
b Noem een voorbeeld waaraan je kunt merken dat deze verdringingsreeks werkelijk bestaat.

9
a Welke deeltjes komen voor in een metaalrooster? Noem een voorbeeld (naam en formule).
b Welke deeltjes komen voor in een ionenrooster? Noem een voorbeeld (naam en formule).
c Welke deeltjes komen voor in een molecuulrooster? Noem een voorbeeld (naam en formule).
d Wat is het verschil tussen een atoomrooster en een molecuulrooster?

10
a Het kristal in figuur 1.14b (paragraaf 1.7) is monokristallijn. De situatie in figuur 1.14c, met alle kleine kristalletjes, is polykristallijn. Leg uit wat de begrippen monokristallijn en polykristallijn betekenen.
b Welke bewerking moet je met een kristallijne stof uitvoeren om er een amorfe massa van te maken?

11 In welke stof is de cohesiekracht tussen de moleculen het grootst? Leg je antwoord uit.
a $C_{48}H_{98}O_6$ (een vet) of $C_{31}H_{62}O_2$ (een was)
b C_2H_6 (ethaan) of C_2H_5OH (alcohol)
c $C_6H_{12}O_6$ (glucose, bevat 5 OH-groepen) of $C_{12}H_{22}O_{11}$ (suiker, bevat 8 OH-groepen)

12 De stoffen MgO en NaCl hebben allebei een ionenrooster. Het zijn dus zouten.
a Welke ladingen hebben de ionen in MgO?
b Welke ladingen hebben de ionen in NaCl?
c Welk van deze twee zouten heeft het hoogste smeltpunt? Leg je antwoord uit.

13 Gegeven de stoffen suiker ($C_{12}H_{22}O_{11}$, bevat 8 OH-groepen), benzine (C_8H_{18}) en keukenzout (NaCl).
a Welke van deze stoffen is (zijn) moleculair? Welke stof(fen) is (zijn) ionogeen?
b Welke van de moleculaire stoffen heeft het hoogste smeltpunt? Waarom?
c Zet de stoffen in de juiste volgorde, van laag smeltpunt naar hoog smeltpunt. Leg je antwoord uit.

14
a Wat is het verschil tussen een structuurformule en een molecuulformule? Geef van beide een voorbeeld.
b Wat is een verhoudingsformule? Bij welke twee soorten stoffen worden verhoudingsformules gebruikt? Geef van beide een voorbeeld.

15 Gegeven de volgende stoffen:
- calciumsulfaat, ammoniumchloride, ammoniak, azijnzuur, difosfortrioxide, ferronitraat, koper(I)iodide;
- C_2H_5OH, CH_4, SO_3, $NaHCO_3$, $Fe_3(PO_4)_2$, ZnO, HBr.

a Schrijf van de eerste zeven stoffen de formule op.
b Schrijf van de volgende zeven stoffen de naam op.
c De namen van SO_3 en van ZnO eindigen allebei op oxide. Betekent oxide in beide namen hetzelfde?
d Welke van deze veertien stoffen vormen in de vaste toestand een moleculrooster?
e Welke van deze veertien stoffen vormen in de vaste toestand een ionenrooster?
f Zet de eerste zeven stoffen in de juiste volgorde van laag smeltpunt naar hoog smeltpunt.
g Teken de structuurformules van ammoniak, azijnzuur, C_2H_5OH, CH_4 en HBr.

16 Teken van de volgende moleculen een structuurformule.
a C_3H_8O c C_6H_{14}
b C_3H_6O d C_6H_{12}

17 Zoek de fouten in de volgende structuurformules. Geef voor elke fout een oplossing.

18 Schrijf van de volgende structuurformules de moleculformules op.

19
a Schrijf de formules van ammonium en ammoniak op. Wat zijn de twee verschillen?
b Schrijf de formules van carbonaat en bicarbonaat op. Wat zijn de twee verschillen?

20
a Geef een voorbeeld van een formule waarin coëfficiënten en indices voorkomen.
b Geef op twee verschillende manieren een voorbeeld van een formule van een mengsel.
c Waarom is N_2O_3 (g) een zuivere stof en N_2 (g) + O_2 (g) een mengsel? In beide gevallen zijn er toch twee soorten atomen genoemd?

2 Soorten stoffen

2.1 Inleiding

Alle stoffen in de natuur zijn opgebouwd uit atomen. Er zijn stoffen die uit één soort atomen bestaan, die noemen we elementen. Voorbeelden zijn zuurstof, broom, zwavel, aluminium. Zuurstof is een gas, broom is een vloeistof, zwavel en aluminium zijn vaste stoffen (bij kamertemperatuur).
De meeste stoffen zijn echter opgebouwd uit twee of meer verschillende atomen die op een karakteristieke manier aan elkaar gekoppeld zijn. We spreken dan van verbindingen. Voorbeelden zijn water (een verbinding van waterstof en zuurstof), suiker (een verbinding van koolstof, waterstof en zuurstof), keukenzout (een verbinding van natrium en chloor), koolstofdioxide ofwel koolzuurgas (een verbinding van koolstof en zuurstof) en amalgaam (een verbinding van kwik, zilver en tin). Water is een vloeistof, suiker, keukenzout en amalgaam zijn vaste stoffen en koolstofdioxide is een gas (bij kamertemperatuur).

Je ziet aan de voorbeelden dat stoffen op een aantal manieren in groepen in te delen zijn.
- De eerste indeling is die in elementen en verbindingen.
- De tweede indeling is die in aggregatietoestand: vast (s, solid), vloeibaar (l, liquid) of gasvormig (g, gas).
- Een derde, nog niet eerder genoemde indeling is die in organische stoffen (koolstofverbindingen) en anorganische stoffen (stoffen zonder koolstof).

Organische en anorganische stoffen

Organische stoffen komen voor in de levende natuur, in organismen (bomen, planten, mensen, dieren). De meeste geneesmiddelen zijn organische stoffen, zoals paracetamol en lidocaïne. Bij verbranding worden organische stoffen altijd zwart. Er bestaan miljoenen organische stoffen.
Anorganische stoffen komen voor in de niet-levende natuur (water, mineralen, steen, zout en alle elementen). Enkele geneesmiddelen behoren tot de groep van de anorganische stoffen, zoals Rennie® (magnesiumoxide) en mondwater (waterstofperoxide). Veel materialen in de tandheelkunde zijn anorganisch, bijvoorbeeld gips, amalgaam en de vulstof in composiet. Tandglazuur is volledig anorganisch, dentine is een combinatie van organisch en anorganisch materiaal. Anorganische stoffen worden bij verbranden meestal niet zwart. Er bestaan ongeveer 75.000 anorganische stoffen.

Verbindingen

De verbindingen zijn nog verder in te delen.
- Intermetallische verbindingen zijn verbindingen van uitsluitend metaalatomen. Voorbeelden zijn brons (alliage van koper en tin), messing (alliage van koper en zink), soldeer (alliage van lood en tin), staal (alliage van ijzer met chroom en nikkel) en diverse amalgamen (alliages van kwik met zilver (gamma-1) en kwik met tin (gamma-2)). Ook een 'gouden' kroon is een alliage, namelijk van goud en zilver of van goud en koper.
- Moleculaire verbindingen zijn verbindingen van uitsluitend niet-metaalatomen. Voorbeelden zijn suiker, water, koolzuurgas, hemoglobine, citroenzuur, atropine, glucose, enzovoort.
- Ionogene verbindingen of zouten zijn verbindingen van metaalatomen en niet-metaalatomen. Hierbij ontstaan ionen. Voorbeelden zijn keukenzout (natriumchloride), soda (natriumcarbonaat), calciumhydroxide en lithiumcarbonaat.

In de moleculaire verbindingen en de ionogene verbindingen zijn nog meer onderverdelingen mogelijk. Zo zijn er oxiden, zuren, basen, enzovoort. Die komen verderop in dit hoofdstuk aan de orde.

Uitzonderingen

Natuurlijk zijn er ook uitzonderingen op de beschreven indelingen. Zo hoort bijvoorbeeld de stof salmiak (NH_4Cl, ammoniumchloride) bij de ionogene verbindingen terwijl er toch geen metaalatomen in voorkomen. De natuur laat zich niet altijd in een hokje duwen. Soms zijn er argumenten om een stof in een bepaalde groep in te delen hoewel de stof niet aan alle criteria voor die groep voldoet.

In figuur 2.1 is de indeling van stoffen in beeld gebracht.

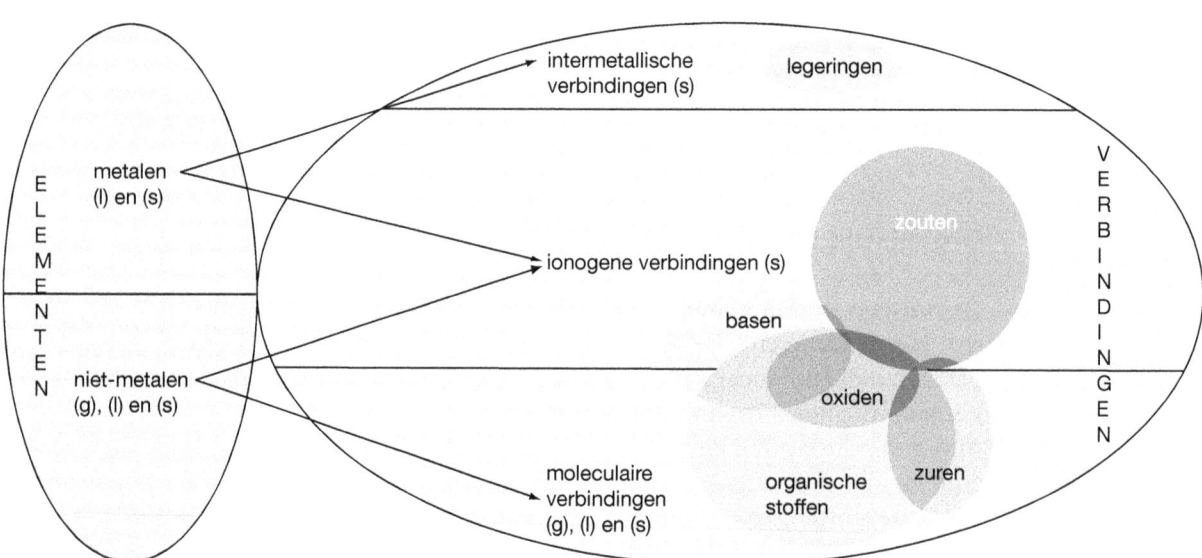

Figuur 2.1
Indeling van stoffen.

2 SOORTEN STOFFEN

VRAGEN EN OPDRACHTEN

1
a Wat is de definitie van een element?
b Welke twee soorten elementen worden onderscheiden?

2
a Wat is de definitie van een verbinding?
b Welke drie soorten verbindingen zijn er?

3
a Waaraan kun je metalen herkennen?
b Waarom zijn metalen in het dagelijks gebruik vaak dof?
c Wat is het verschil tussen een edel metaal en een onedel metaal? Noem van elk twee voorbeelden.

4 Is het onderscheid tussen metalen en niet-metalen ook belangrijk voor verbindingen? Waarom wel/niet?

5 Je kunt aan de formule van een stof zien met welke soort stof je te maken hebt.
a Hoe zie je of het een moleculaire stof is?
b Hoe zie je of het een ionogene stof is?
c Hoe zie je of het een intermetallische verbinding is?

6 Bekijk figuur 2.1 en beantwoord de volgende vragen.
a Zijn alle oxiden ionogene stoffen?
b Zijn alle zuren moleculaire stoffen?
c Waar zou je in figuur 2.1 de anorganische stoffen kunnen tekenen?

7 Van welke soort verbindingen zijn er het meest?

8
a Waarom is ijzer bij kamertemperatuur een vaste stof en koolstofdioxide niet?
b Hoe heet de binding tussen metaalatomen?
c Hoe heet de binding tussen ionen?
d Hoe heet de binding tussen niet-metaalatomen in moleculen?
e Hoe heten de bindingen tussen dezelfde soort moleculen?
f Hoe heten de bindingen tussen verschillende soorten moleculen?
g Hoe heten de bindingen in vraag e en f bij elkaar?

9
a Welke ionen komen voor in de stof ammoniumchloride? Welke lading hebben die ionen?
b Waarom is ammoniumchloride een uitzondering bij het indelen van stoffen?

2.2
Zouten

Een stof die is opgebouwd uit ionen, is een zout. De meeste zouten zijn anorganische stoffen. Een anorganisch zout is te herkennen aan de formule en de naam die beginnen met een metaal. Voorbeelden zijn in paragraaf 1.6 en paragraaf 1.7 al besproken. Tabel 1.5 is in dit verband zeer belangrijk.

Ammonium

Eén ion uit tabel 1.5 is nog niet nader besproken, namelijk het ammoniumion (NH_4^+). Dit samengestelde ion bevat geen enkel metaal, maar gedraagt zich wel als een metaalion. Ook stoffen waarvan de naam of formule begint met ammonium zijn dus zouten, ook al komen er verder in de stof geen metalen voor. Enkele voorbeelden zijn:
- ammoniumchloride (salmiak) NH_4Cl;
- ammoniumsulfaat $(NH_4)_2SO_4$;
- ammoniumacetaat NH_4Ac.

In tabel 2.1 staan voorbeelden van veelvoorkomende anorganische zouten met enkele toepassingen.

Tabel 2.1 Veelvoorkomende zouten, formules en toepassingen

chemische naam	gebruiksnaam	verhoudingsformule	toepassing en/of voorkomen
ammoniumchloride	salmiak	NH_4Cl	middel tegen hoest
bariumsulfaat	bariumpap	$BaSO_4$	röntgencontrastmiddel
calciumcarbonaat	krijt, marmer	$CaCO_3$	ketelsteen, base
calciumchloride		$CaCl_2$	droogmiddel
calciumfosfaat		$Ca_3(PO_4)_2$	bestanddeel van botten en tanden
calciumhydroxide	kalkwater, gebluste kalk	$Ca(OH)_2$	cement, beton, base
calciumoxide	ongebluste kalk	CaO	droogmiddel, base
calciumsulfaat	gips	$CaSO_4$	gipsverband, gebitsafdruk
kaliumhydroxide	kaliloog	KOH	base
kaliumnitraat	salpeter	KNO_3	kunstmest, explosieven
lithiumcarbonaat		Li_2CO_3	antidepressivum
magnesiumoxide	'magnesium'	MgO	tegen overtollig maagzuur, base
magnesiumsulfaat	bitterzout	$MgSO_4$	laxeermiddel
natriumcarbonaat	soda	Na_2CO_3	antisepticum, grondstof voor glas, base
natriumchloride	keukenzout	$NaCl$	conserveermiddel voor voeding
natriumfluoride	'fluor'	NaF	fluor(ide)tabletten
natriumhydroxide	natronloog	$NaOH$	gootsteenontstopper, base
ijzer(II)sulfaat	'ijzer'	$FeSO_4$	staalpillen tegen bloedarmoede
zilvernitraat	helse steen	$AgNO_3$	verwijderen van wratten

Organische zouten

Onder de koolstofverbindingen komen ook stoffen voor die opgebouwd zijn uit ionen. De herkenning van deze organische zouten is wat minder eenvoudig. Voorbeelden zijn: morfine-HCl (morfinehydrochloride), fenobarbitalnatrium, pilocarpinenitraat, tri-ethanolammoniumstearaat.

Als je een metaal tegenkomt in de naam van een stof (zoals in fenobarbitalnatrium) en er staan in de rest van de naam geen andere metalen, dan kun je ervan uitgaan dat je met een zout te maken hebt.

Als de naam van een stof eindigt op chloride, sulfaat, fosfaat, gluconaat, stearaat, enzovoort (dus iets met -ide of -aat aan het eind), dan is het meestal ook een zout. Ten slotte zijn stoffen waarin de naam ammonium staat, ook vaak zouten.

Mengen met water

Waarom is het nu zo belangrijk om te weten of een stof een zout is? De belangrijkste reden heeft te maken met het menggedrag van de stof, vooral het mengen met water. Zouten zijn opgebouwd uit ionen en bevatten dus geladen deeltjes. Water voelt zich aangetrokken tot stoffen waarin ladingen voorkomen. Zouten mengen dus in principe goed met water.

Moleculaire stoffen bevatten geen ionen. Sommige moleculaire stoffen mengen goed met water, vooral als het molecuul veel OH-groepen bevat. Maar de meeste moleculaire stoffen mengen slecht met water, vooral koolstofverbindingen met veel C-atomen en weinig OH-groepen. Dit komt doordat koolstofketens zich niet aangetrokken voelen tot water of tot stoffen waarin ladingen voorkomen.

Oplosbaarheidsregels

Voor het oplossen van anorganische zouten in water zijn enkele algemeen geldende regels opgesteld, de oplosbaarheidsregels. De belangrijkste oplosbaarheidsregels zijn de volgende.
- Alle zouten met Li^+, Na^+, K^+ of NH_4^+ zijn goed oplosbaar in water, ongeacht het aanwezige negatieve ion.
- Alle zouten met NO_3^-, F^- en Ac^- zijn goed oplosbaar in water, ongeacht het aanwezige positieve ion.
- Zouten met SO_4^{2-} zijn goed oplosbaar in water, behalve $CaSO_4$, $BaSO_4$ en $PbSO_4$.
- Zouten met Cl^-, Br^- en I^- zijn goed oplosbaar in water, behalve in combinatie met Ag-ionen, Hg-ionen of Pb-ionen.
- Alle overige zouten zijn slecht oplosbaar.

VRAGEN EN OPDRACHTEN

10 Wat is een ion? Welke twee soorten zijn er?

11 Wat is een zout?

12 Schrijf de formule op van het ammoniumion, het ijzer(II)ion, het sulfaation en het carbonaation.

13 Zijn alle zouten anorganische stoffen?

14 Waarom lossen veel zouten goed op in water?

15 Waarom lossen veel koolstofverbindingen slecht op in water? Welke koolstofverbindingen lossen vooral slecht op in water?

16 Zijn de volgende zouten goed of slecht oplosbaar in water?
a natriumchloride
b bariumsulfaat
c aluminiumnitraat
d zinkacetaat
e zilverbromide
f ammoniumnitraat
g $PbCl_2$
h AlF_3
i $Fe_2(SO_4)_3$
j NaOH
k $Ca_3(PO_4)_2$
l $FeAc_2$

17
a Schrijf van de zouten in vraag 16 a t/m f de verhoudingsformule op.
b Schrijf van de zouten in vraag 16 g t/m l de naam op.

18 Waarom staan de woorden magnesium, fluor en ijzer in de tweede kolom van tabel 2.1 tussen aanhalingstekens?

19 Schrijf van alle zouten in tabel 2.1 de formule van het positieve ion (met de juiste lading) en de formule van het negatieve ion (met de juiste lading) op.

20 Fenobarbitalnatrium lost beter op in water dan fenobarbital zelf, wat een moleculaire stof is. Leg uit waarom dit zo is.

2.3 Oxiden

Een oxide is een verbinding tussen zuurstof en één ander element. Er zijn twee soorten oxiden:
- metaaloxiden zoals CaO (calciumoxide) en Fe_2O_3 (ijzer(III)oxide);
- niet-metaaloxiden zoals CO_2 (koolstofdioxide) en SO_3 (zwaveltrioxide).

Geen oxiden zijn stoffen zoals $MgCO_3$ (magnesiumcarbonaat), H_2SO_4 (zwavelzuur) en $NaNO_3$ (natriumnitraat). In de formules komt wel O voor, maar de zuurstof is in deze gevallen verbonden met twee andere elementen. In een oxide mag er naast O nog maar één ander symbool in de formule staan.[7]

Metaaloxide

Metaaloxiden zoals CaO en Fe_2O_3 zijn natuurlijk ook zouten. Immers, alle stoffen die zijn opgebouwd uit metalen (in de voorbeelden calcium en ijzer) en niet-metalen (zuurstof in het geval van een oxide), zijn zouten. Daarom zijn metaaloxiden bij kamertemperatuur vaste, kristallijne stoffen.
Als een metaaloxide gemengd wordt met water, treedt er een reactie op waardoor de pH van het mengsel omhooggaat. Een metaaloxide is een voorbeeld van een base (zie verder paragraaf 2.4).

Niet-metaaloxide

Niet-metaaloxiden zoals CO_2 en SO_3 zijn zuurvormende oxiden. Als een niet-metaaloxide gemengd wordt met water, gaat de pH namelijk omlaag. Zo ontstaat er een zure oplossing (zie verder paragraaf 2.4).
De niet-metaaloxiden zijn natuurlijk geen zouten. Ze zijn immers niet opgebouwd uit ionen. Het zijn moleculaire stoffen met een vrij klein molecuulgewicht, zodat de cohesie tussen de moleculen klein is. Niet-metaaloxiden zijn in het algemeen gassen. Zij kunnen ontstaan bij verbrandingsprocessen en komen daardoor veel voor in gebieden met zware industrie of met veel autoverkeer. In combinatie met neerslag veroorzaken deze niet-metaaloxiden zure regen.

VRAGEN EN OPDRACHTEN

21 Wat zijn oxiden? Geef enkele voorbeelden.

22 Is $Mg(NO_3)_2$ een oxide? Waarom wel/niet?

23 Wat is het verschil tussen een metaaloxide en een niet-metaaloxide als je let op:
a de formule;   b de eigenschappen.

24 Wat betekent het begrip zuurvormend oxide? Is dit een metaaloxide of een niet-metaaloxide?

25 Hoe ontstaat zure regen?

26 Heeft een metaaloxide zure of basische eigenschappen?

27 Schrijf de formules van de volgende oxiden op.
a natriumoxide
b difosforpentoxide
c zwaveldioxide
d aluminiumoxide

28 Schrijf de namen van de volgende oxiden op.
a N_2O_3
b CO
c CaO
d Ag_2O

29 Welke oxiden uit opdracht 27 en 28 zijn metaaloxiden en welke zijn niet-metaaloxiden?

30 Schrijf de namen en de formules op van de vijf goed in water oplosbare metaaloxiden (zie de oplosbaarheidsregels in paragraaf 2.2).

2.4
Zuren en basen

Zuren en basen zijn stoffen die de zuurgraad of pH van een mengsel beïnvloeden. De pH van een waterige oplossing kan variëren tussen 0 en 14. In figuur 2.2 is de pH-schaal te zien. Daarin is aangegeven bij welke pH-waarden een oplossing zuur, neutraal of basisch is.
Voor de pH geldt:
- hoe lager de pH-waarde is, hoe zuurder de oplossing;
- hoe hoger de pH-waarde is, hoe basischer de oplossing;
- als de pH met 1 verlaagd wordt, wordt de oplossing 10 keer zo zuur;
- als de pH met 1 verhoogd wordt, wordt de oplossing 10 keer zo basisch.

Figuur 2.2
De pH-schaal.

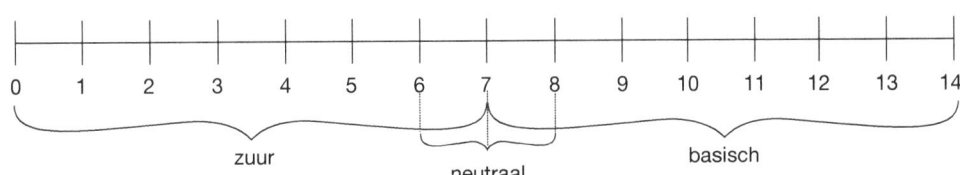

In deze paragraaf bespreken we hoe je een zuur of een base kunt herkennen en welk effect een zuur of een base heeft als hij in contact komt met water.

VRAGEN EN OPDRACHTEN

31 Tussen welke pH-waarden is een oplossing zuur?

32 Tussen welke pH-waarden is een oplossing basisch?

33
a Welke oplossing is het zuurst, die met pH 4 of die met pH 5?
b Hoeveel keer zo zuur is de zuurste oplossing?

34
a Welke oplossing is het meest basisch, die met pH 11 of die met pH 13?
b Hoeveel keer zo basisch is de meest basische oplossing?

35 Wanneer is een oplossing neutraal?

Zuren

Zuren zijn stoffen waarvan de formule:
- of begint met een H (anorganische zuren);
- of eindigt op COOH (organische zuren ofwel koolstofverbindingen).

De naam van een zuur begint met 'waterstof' of eindigt op 'zuur'. In tabel 2.2 staan voorbeelden van zuren. Aan de formules in de tabel is te zien dat zuren opgebouwd zijn uit alleen niet-metaalatomen. Zuren zijn dus moleculaire stoffen.

Anorganische zuren:
- met O in de formule zijn bij kamertemperatuur vloeibaar, behalve fosforzuur dat vast is;
- zonder O in de formule zijn bij kamertemperatuur gasvormig;
- zijn alle goed mengbaar met water.

Organische zuren:
- met weinig C-atomen en maximaal twee COOH-groepen zijn bij kamertemperatuur vloeibaar;
- met veel C-atomen en met meer dan 2 COOH-groepen zijn bij kamertemperatuur vast;
- mengen goed met water als er weinig C-atomen in het molecuul zitten en mengen slecht met water als er veel C-atomen in het molecuul zitten (een vuistregel is dat een organisch zuur goed mengt met water als er per drie C-atomen één zuurgroep in het molecuul zit).

Geconcentreerde zuren:
- zijn alle zeer gevaarlijk vanwege hun etsende (bijtende of corrosieve) werking;
- zijn sterk hygroscopisch (trekken water aan);
- tasten daardoor slijmvliezen in neus, mond en ogen aan bij direct contact en zelfs door het inademen van geconcentreerde zuurdamp. Als je een dergelijke situatie meemaakt, is zo snel mogelijk overvloedig spoelen met water de enige juiste handelwijze.

Tabel 2.2 Formules en namen van enkele veelvoorkomende zuren

anorganische zuren		organische zuren	
formule	naam	formule	naam
HCl (g)	waterstofchloride	CH_3COOH (l)*	azijnzuur (ethaanzuur)
HCl (aq)	zoutzuur	C_3H_7COOH (l)	boterzuur (butaanzuur)
H_2S (g)	diwaterstofsulfide	COOHCOOH (l) of $H_2C_2O_4$ (l)	oxaalzuur (ethaandizuur)
HNO_3 (l)	salpeterzuur	$C_3H_4OH(COOH)_3$ (s) of $H_3C_6H_5O_7$ (s)	citroenzuur
H_2SO_4 (l)	zwavelzuur	$C_{15}H_{31}COOH$ (s)	palmitinezuur
H_3PO_4 (s)	fosforzuur	$C_{17}H_{35}COOH$ (s)	stearinezuur

* Voor azijnzuur wordt ook vaak de formule HAc gebruikt. Ac^- is het acetaation, zie tabel 1.5.

De meest kenmerkende eigenschap van zuren is dat ze in water kunnen splitsen in ionen, terwijl ze niet zijn opgebouwd uit ionen. Als zuivere stof heeft een zuur de eigenschappen van een moleculaire stof, maar gemengd met water krijgt het zuur ook eigenschappen van een ionogene stof.

Zuurrestion

Alle zuren splitsen in contact met water in één of meer H^+-ionen en een negatief ion, het zuurrestion. De zuurrestionen die horen bij de anorganische zuren in tabel 2.2, zijn voor het merendeel te vinden in tabel 1.5. In feite zijn alle negatieve ionen uit die tabel zuurrestionen. Bijvoorbeeld het zuurrestion van zwavelzuur (H_2SO_4) is sulfaat (SO_4^{2-}).
De zuurrestionen van de organische zuren krijg je door van de COOH-groep (de zuurgroep) de H^+ af te halen. Je houdt dan COO^- over, een negatief ion. Bijvoorbeeld het zuurrestion van azijnzuur (CH_3COOH) is acetaat (CH_3COO^-). De formule van het acetaation wordt vaak afgekort met Ac^-.
Het H^+-ion dat vrijkomt als een zuur in contact met water komt, veroorzaakt de zure smaak. Hoe hoger de concentratie H^+-ionen, hoe zuurder de oplossing is.

Definities

Een zuur is een stof die in staat is H^+-ionen af te staan.
Een zure oplossing bevat een overmaat aan opgeloste H^+-ionen.

Sterke en zwakke zuren

Er zijn vijf zuren die bij het oplossen in water een zeer sterk effect op de pH hebben. Deze vijf zuren geven zeer gemakkelijk H^+-ionen af en worden daarom sterke zuren genoemd. Alle overige zuren zijn zwakke zuren. De vijf sterke zuren zijn:
– HCl (waterstofchloride);
– HBr (waterstofbromide);
– HI (waterstofjodide);
– HNO_3 (salpeterzuur);
– H_2SO_4 (zwavelzuur).

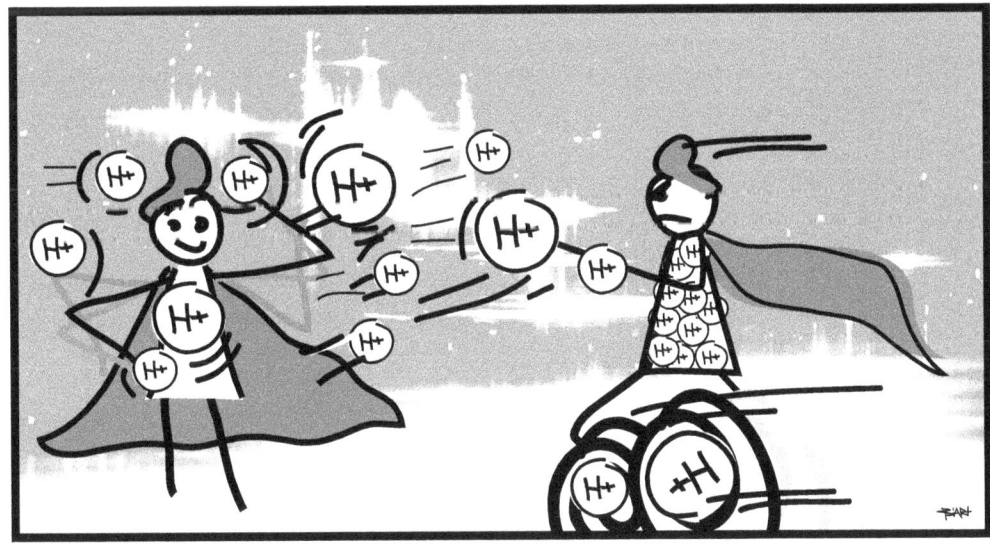

Als je een sterk zuur in water oplost, geeft het alle H^+-ionen direct weg. Als je een zwak zuur in water oplost, geeft het slechts gedeeltelijk H^+-ionen weg. Een oplossing van een zwak zuur in water bevat dus watermoleculen, H^+-ionen en ongesplitste zuurmoleculen.

Zwakke zuren met meer H-atomen in het molecuul, zoals fosforzuur, kunnen ook nog kiezen of ze maar één H^+-ion afgeven en de overige gewoon vasthouden. In het geval van fosforzuur (H_3PO_4) dat drie H-atomen heeft, zijn er daarom drie verschillende zuurrestionen, namelijk diwaterstoffosfaat ($H_2PO_4^-$), (mono)waterstoffosfaat (HPO_4^{2-}) en fosfaat (PO_4^{3-}). Merk op dat de negatieve lading van het zuurrestion toeneemt als er meer H^+-ionen afgaan.

Zuren met twee H-atomen in het molecuul hebben twee verschillende zuurrestionen. Bijvoorbeeld oxaalzuur (COOHCOOH of $H_2C_2O_4$) heeft de zuurrestionen oxalaat ($C_2O_4^{2-}$) en bioxalaat ($HC_2O_4^-$).

Bij alle tweewaardige zuren begint de naam van het zuurrestion met nog één H-atoom met bi-. Bij alle driewaardige zuren begint de naam van het zuurrestion met nog twee H-atomen met diwaterstof- en die van het zuurrestion met nog één H-atoom met (mono)waterstof-.

VRAGEN EN OPDRACHTEN

36 Geef de definitie van een zuur.

37 Welke zuren mengen goed met water? Welke zuren mengen slecht met water?

38 Hoe herken je een zuur aan zijn naam en hoe herken je een zuur aan zijn formule?

39 Wat betekent corrosief? Welke zuren zijn corrosief?

40 Waarom is een organisch zuur met veel C-atomen een vaste stof? (Denk aan de regels over cohesie tussen moleculen.)

41 Zijn zuren ionogene stoffen? Waarom wel/niet?

42 Wat is een zuurrestion? Noem twee voorbeelden met naam en formule.

43
a Noem de vijf sterke zuren (naam en formule).
b Schrijf ook de namen en formules op van de zuurrestionen van deze vijf sterke zuren.

44 In tabel 1.5 staan vijftien negatieve ionen. Al deze negatieve ionen zijn zuurrestionen. Schrijf van al deze negatieve ionen de formule van het bijbehorende zuur op. Bijvoorbeeld:
– F^- hoort bij HF (waterstoffluoride, een zuur want de formule begint met een H).
– SO_4^{2-} hoort bij H_2SO_4 (je moet 2 H^+ toevoegen want sulfaat heeft de lading 2–en het zuur moet als geheel ongeladen zijn).

45 In tabel 2.2 komen drie organische zuren voor waarvan het zuurrestion niet in tabel 1.5 staat.
a Welke drie organische zuren zijn dat? Noem de namen.
b Schrijf de formules (met de juiste lading) van de drie bijbehorende zuurrestionen op.
c Bedenk hoe deze drie zuurrestionen heten.

46
a Wat is het verschil tussen bicarbonaat (HCO_3^-) en carbonaat (CO_3^{2-})?
b Bij welk zuur horen deze twee zuurrestionen? Is dit een sterk zuur of een zwak zuur?
c Welk ion komt het meest voor, bicarbonaat of carbonaat? Waarom?

47
a Schrijf de formule op van de ionen monowaterstofcitraat, bisulfide en bisulfaat.
b Schrijf op bij welke zuren deze zuurrestionen horen. Zijn dit sterke zuren of zwakke zuren?
c Het ion bisulfaat komt in de natuur nauwelijks voor. Leg uit waarom dat zo is.

Basen

Basen zijn minder makkelijk aan de naam of formule te herkennen dan zuren. Er zijn namelijk verschillende soorten stoffen die basische eigenschappen hebben.
Een base is het tegenovergestelde van een zuur.

Definities

Een base is een stof die in staat is om H^+-ionen op te nemen (te binden).
Een basische oplossing heeft een tekort aan opgeloste H^+.
Een basische oplossing bevat een overmaat aan opgeloste OH^--ionen.

Negatieve ionen

Uit de definitie van een base blijkt dat negatieve ionen basische eigenschappen moeten hebben. Negatieve ionen kunnen immers een positief H^+-ion binden, want + en − trekken elkaar aan. Negatieve ionen ofwel zuurrestionen hebben dus basische eigenschappen.
Bij de zuren is al opgemerkt dat er sterke en zwakke zuren zijn. De vijf sterke zuren geven in water direct al hun H^+-ionen af. De zuurrestionen van die zuren nemen dus niet snel een H^+-ion op als ze die tegenkomen in een waterige oplossing. Daaruit is af te leiden dat alle zuurrestionen (negatieve ionen) basische eigenschappen hebben, behalve die van de vijf sterke zuren.
In tabel 2.1 staat bij een aantal zouten dat het ook basen zijn. Controleer bij deze zouten maar eens welk zuurrestion erin zit. Je zult zien dat het een zuurrestion van een zwak zuur is.
In paragraaf 2.3 zijn metaaloxiden ook basen genoemd. Als je een metaaloxide (bijv. Na_2O (s)) in water oplost, dan treedt een reactie op met het water. Bij deze reactie ontstaat een hydroxide (in dit geval NaOH (s)). Het O^{2-}-ion uit het metaaloxide heeft een H^+-ion van een watermolecuul af gehaald. Er ontstaan dan OH^--ionen, en dat is precies het ion dat in overmaat in een basische oplossing aanwezig is. Het O^{2-}-ion is in dit voorbeeld een base, het neemt immers een H^+-ion op. Het watermolecuul treedt op als een zuur, want het watermolecuul geeft een H^+-ion weg.

Sterke en zwakke basen

De goed oplosbare metaaloxiden en de goed oplosbare hydroxiden zijn sterke basen.
Dit zijn:

Li_2O	LiOH
Na_2O	NaOH
K_2O	KOH
BaO	$Ba(OH)_2$
CaO	$Ca(OH)_2$

Als deze tien stoffen in water worden opgelost, ontstaat er een grote overmaat aan OH^--ionen. De OH^--ionen veroorzaken de basische eigenschappen, zoals een zeepachtige, bittere smaak.

Geconcentreerde oplossingen van sterke basen, zoals natronloog (NaOH opgelost in water) of kaliloog (KOH opgelost in water) zijn net zoals geconcentreerde zuren corrosief en hygroscopisch.

Alle andere basische stoffen zijn zwakke basen. Voorbeelden van zwakke basen zijn de slecht oplosbare metaaloxiden (bijv. MgO, FeO), de slecht oplosbare hydroxiden (bijv. $Mg(OH)_2$, $Al(OH)_3$) en verder alle andere zouten (goed of slecht oplosbaar in water) met een zuurrestion van een zwak zuur (bijv. Na_2CO_3, $Ca_3(PO_4)_2$, PbS). Hoe beter het basische zout oplost in water, hoe sterker het effect op de pH en hoe slechter het basische zout oplost in water, hoe geringer het effect op de pH.

In tabel 2.3 staan enkele belangrijke basische stoffen. De meeste basen zijn tegelijkertijd zouten en daardoor bij kamertemperatuur vaste stoffen.

Tabel 2.3 Voorbeelden van basen

formule	naam
NaOH (s)	natriumhydroxide (gootsteenontstopper)
NaOH (aq)	natronloog
Fe_2O_3 (s)	ijzer(III)oxide
KOH (s)	kaliumhydroxide
KOH (aq)	kaliloog
Na_2CO_3 (s)	natriumcarbonaat
$Ca(OH)_2$ (s)	calciumhydroxide
$Ca(OH)_2$ (aq)	kalkwater of gebluste kalk
MgO (s)	magnesiumoxide
$C_3H_4OH(COONa)_3$ (s)	natriumcitraat
NH_3 (g)	ammoniak
NH_3 (aq)	ammonia

De laatste drie stoffen in tabel 2.3 hebben een korte toelichting nodig.
- $C_3H_4OH(COONa)_3$ is een organisch zout. Het symbool van het aanwezige metaalion staat dan meestal achteraan in de formule. Het citraation in dit zout is het negatieve ion.
- NH_3 (g) is een buitenbeentje in het rijtje van de basen. Ammoniak is geen zout en bevat dus ook geen negatieve ionen. Toch kan NH_3 een H^+-ion binden. Hierbij ontstaat het eerder besproken samengestelde ion NH_4^+ (ammonium).
- NH_3 (aq) is een oplossing van ammoniak in water. Deze oplossing heet ammonia (ammoniak zonder k). Een aantal NH_3-moleculen (niet allemaal) neemt een H^+-ion af van een watermolecuul. Het water treedt dan op als zuur. Het ammoniakmolecuul verandert daarbij in een ammoniumion en het watermolecuul verandert in een hydroxide-ion (OH^-). In ammonia komen dus ammoniakmoleculen, ammoniumionen, watermoleculen en hydroxide-ionen voor. Vanwege de hydroxide-ionen is het een basische oplossing.

VRAGEN EN OPDRACHTEN

48 Geef de definitie van een base.

49 Negatieve ionen kunnen H^+ opnemen. Welke negatieve ionen zijn wel en welke zijn niet basisch?

50 Noem de tien sterke basen. Hoort ammoniak (NH$_3$) daar ook bij?

51
a Schrijf van alle vaste stoffen in tabel 2.3 de formules op van de positieve en negatieve ionen die in deze stoffen aanwezig zijn. Let op de juiste ladingen.
b Welke van deze negatieve ionen zijn zuurresten van zwakke zuren?

52 Wat is ammoniak, wat is ammonia en wat is ammonium? Schrijf van alle drie ook de juiste formule op.

53 Wat is een loog? Geef een voorbeeld van een loog.

54 Bij veel mensen staat in het aanrechtkastje gootsteenontstopper. Dit zijn witte korrels. Vaak zijn het echter geen afzonderlijke korrels meer, maar klitten ze aan elkaar. Dit gebeurt vooral als het deksel van de verpakking niet goed sluit. Leg uit waardoor de korrels zo aan elkaar klitten.

55 In tabel 2.3 staan van NaOH, KOH en Ca(OH)$_2$ een vaste en een opgeloste versie. Waarom is dit bij Fe$_2$O$_3$ en MgO niet gedaan?

56 Stel, je lost NaOH op in een liter water en evenveel MgO in een andere liter water. In welk mengsel is de pH het hoogst? Waarom?

57 Leg uit of de volgende uitspraak klopt: Hoe verder de pH van een mengsel afwijkt van 7, hoe corrosiever dit mengsel is.

Buffer

Een buffer is een mengsel van een zwak zuur en een zwakke base, die samen in staat zijn de pH van een oplossing binnen bepaalde grenzen constant te houden.
In vloeibare geneesmiddelen (dranken) zitten vaak buffers om ervoor te zorgen dat inwerking van CO$_2$ uit de lucht, waardoor verzuring optreedt, toch geen effect op de pH heeft.
Buffers worden ook veel gebruikt in preparaten waarin de stabiliteit van de werkzame stof erg afhangt van de pH. Boven of onder deze pH-waarde ontleedt de werkzame stof, slaat neer of verliest op een andere wijze zijn werking.
Voorbeelden van buffers zijn:
– de veelgebruikte boraxbuffers, een mengsel van boorzuur en natriumboraat;
– de fosfaatbuffers, een mengsel van bijvoorbeeld NaH$_2$PO$_4$ (aq) en Na$_2$HPO$_4$ (aq);
– de bicarbonaatbuffers, een mengsel van bijvoorbeeld NaHCO$_3$ (aq) en Na$_2$CO$_3$ (aq).

Speeksel heeft ook een bufferende werking. Glazuur en dentine (tandweefsel) zijn onder pH 5 erg vatbaar voor cariës. Het speeksel zorgt ervoor dat bij normaal voedselgebruik de pH boven deze kritische waarde blijft. Speeksel bevat bicarbonaat en fosfaat als buffers.

Eisen aan een buffer

Het zuur en de base in de buffer moeten beide zwak zijn. Dat werkt als volgt.
– Een zwak zuur geeft liever geen H$^+$ weg. Daardoor is er in de oplossing een voorraad gebonden H$^+$ aanwezig, die nog afgesplitst kan worden. Als er in het mengsel van buitenaf een basische stof komt, dan wordt deze voorraad H$^+$ ingezet

om de toegevoegde base te neutraliseren zonder dat de pH verandert. Dan verandert er namelijk niets aan de hoeveelheid opgeloste H^+.
- Een zwakke base neemt liever geen H^+ op. De aanwezige zwakke base kan dus nog H^+ opnemen. Als er van buitenaf een zuur in het mengsel komt, dan kan de aanwezige base deze toegevoegde H^+ opnemen en neutraliseren. Ook nu verandert de pH niet, want de toegevoegde H^+ is weggenomen.

Een buffer werkt het best als het zwakke zuur en de zwakke base hetzelfde zuurrestion bevatten. Zo heeft een mengsel van citroenzuur (zwak zuur) en natriumboraat (zwakke base) een bufferend vermogen, maar een mengsel van citroenzuur (zwak zuur) en natriumcitraat (zwakke base met het zuurrestion van citroenzuur) heeft een veel groter bufferend vermogen.

VRAGEN EN OPDRACHTEN

58 Wat is een buffer?

59 Waarom moeten het zuur en de base in een buffermengsel zwak zijn?

60
a Is de combinatie van HAc met NaAc een goede buffer? Zo ja, zou je hem dan toepassen in een drank?
b Is de combinatie van HCl en NaCl een goede buffer? Zo ja, zou je hem dan toepassen in een drank?
c Aan welke eis(en) moet een buffer zeker voldoen om toegepast te worden in een drank?

61 Als je een glas cola (pH ± 2) drinkt, kan het speeksel de pH in de mond dan boven de 5 houden?

62 Een fosfaatbuffer bevat NaH_2PO_4 (aq), natriumdiwaterstoffosfaat en Na_2HPO_4 (aq), natriumwaterstoffosfaat.
a Wat is de lading van het diwaterstoffosfaation en wat is de lading van het waterstoffosfaation?
b Welke van deze twee ionen treedt in deze combinatie op als zuur (H^+ weggeven)? Waarom?
c Welke van deze twee ionen treedt dan op als base in deze combinatie? Waarom?

2.5
Koolstofverbindingen

Koolstofverbindingen hebben als belangrijkste bestanddeel natuurlijk koolstofatomen (C). Koolstofatomen zijn in staat lange ketens te vormen. Om die reden zijn er veel koolstofverbindingen. In figuur 2.3 zijn drie mogelijke structuren getekend die kunnen ontstaan uit vijf koolstofatomen en tien waterstofatomen. Hierbij gelden de regels voor het aantal verplichte bindingen dat niet-metaalatomen in een molecuul maken, zie paragraaf 1.6.
Het molecuul links bevat vijf C-atomen op een rij. Het middelste molecuul is vertakt (4 C-atomen op een rij en 1 C-atoom eronder). Deze beide moleculen hebben ook een dubbele binding tussen C-atomen. Het molecuul rechts is een cyclische verbinding, dat wil zeggen dat de C-atomen in een ring aan elkaar gekoppeld zijn. Vooral ringen met vijf of zes C-atomen erin komen veel voor.

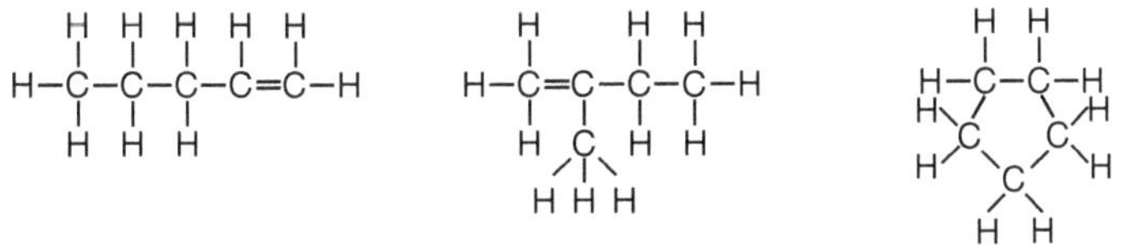

Figuur 2.3
Structuurformules
van C_5H_{10}.

Bij koolstofverbindingen zijn de koolstofatomen het belangrijkste onderdeel van de moleculen. De manier waarop de C-atomen aan elkaar gekoppeld zijn, bepaalt de vorm van het molecuul. De H-atomen maken het plaatje eigenlijk onduidelijker. Daarom worden de H-atomen aan een koolstofketen ook vaak weggelaten. De drie moleculen van figuur 2.3 zien er dan uit zoals in figuur 2.4.

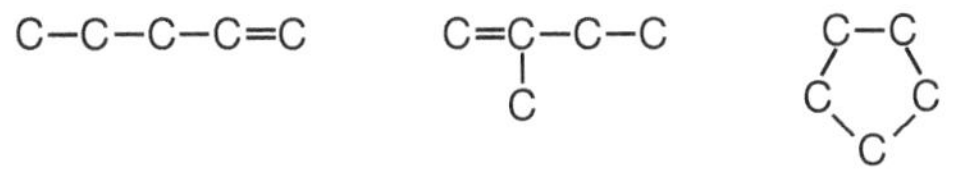

Figuur 2.4
Dezelfde structuurformules als in figuur 2.3, zonder H-atomen.

De H-atomen worden weggelaten, maar uit de structuurformule is af te leiden hoeveel het er moeten zijn. Aan elk C-atoom zijn zoveel H-atomen gekoppeld als nodig is om op vier bindingen uit te komen. De moleculen in figuur 2.4 hebben dus allemaal de molecuulformule C_5H_{10}, ondanks het feit dat er geen H's getekend zijn.

Namen en eigenschappen

De namen en eigenschappen van koolstofverbindingen hangen voor een groot deel af van het aantal C-atomen dat aan elkaar gekoppeld is tot een keten, zie tabel 2.4. Aan het eerste deel van de naam is te zien hoeveel C-atomen er aan elkaar gekoppeld zijn in de keten. Vanaf vijf C-atomen zijn dit de Griekse telwoorden die we al eerder hebben gezien in paragraaf 1.8.

Tabel 2.4	Namen van koolstofketens		
aantal C in keten	naam	voorbeeld molecuul	naam molecuul
01	meth-	CH_4 of C	methaan
02	eth-	CH_3-CH_3, C–C of C_2H_6	ethaan
03	prop-	$CH_3-CH_2-CH_3$, C–C–C of C_3H_8	propaan
04	but-	$CH_2-CH-CH_2-CH_3$, C=C–C–C of C_4H_8	1-buteen
05	pent-	C–C=C–C–C of C_5H_{10}	2-penteen
06	hex-	C–C–C=C–C–C of C_6H_{12}	3-hexeen
07	hept-	C–C–C–C–C–C–C of C_7H_{16}	heptaan
08	oct-	C=C–C–C–C–C–C–C of C_8H_{16}	1-octeen
09	non-	C–C=C–C–C–C–C–C–C of C_9H_{18}	2-noneen
10	dec-	C–C–C–C–C–C–C–C–C–C of $C_{10}H_{22}$	decaan
16	hexadec-	C–C–C–C–C–C–C–C–C–C–C–C–C–C–C–C of $C_{16}H_{34}$	hexadecaan (palmitine)
18	octadec-	C–C–C–C–C–C–C–C–C–C–C–C–C–C–C– C–C–C of $C_{18}H_{38}$	octadecaan (stearine)

Verzadigd en onverzadigd

Sommige namen in de laatste kolom van tabel 2.4 eindigen op -aan en andere op -een. Hieraan is te zien om wat voor soort koolstofverbinding het gaat.
- De uitgang -aan betekent dat in het molecuul alleen C-atomen en H-atomen voorkomen en dat er alleen maar enkele bindingen zijn. Als er alleen maar enkele bindingen in een molecuul voorkomen, noem je de stof verzadigd.
- De uitgang -een betekent dat in het molecuul ook alleen C-atomen en H-atomen aanwezig zijn. Er komt minstens één dubbele binding in het molecuul voor. Moleculen met één of meer dubbele bindingen noem je onverzadigd.

Koolwaterstoffen

Stoffen waarin alleen C-atomen (koolstof) en H-atomen (waterstof) voorkomen, zijn koolwaterstoffen.
De verzadigde koolwaterstoffen met één tot en met vier C-atomen zijn bij kamertemperatuur gasvormig, die met vijf tot en met zestien C-atomen zijn vloeibaar en die met meer dan zestien C-atomen zijn bij kamertemperatuur vast. Als de koolwaterstoffen onverzadigd zijn of ringen bevatten, zijn ze al bij minder C-atomen vloeibaar of vast.
Koolwaterstoffen zijn zeer brandbaar en mengen slecht met water.

Hydrofoob, lipofiel en apolair

Stoffen met alleen C-atomen en H-atomen in de moleculen, mengen allemaal erg slecht met water. Daarom zijn koolwaterstoffen hydrofobe stoffen of apolaire stoffen. *Hydrofoob* betekent letterlijk: bang voor water.
Koolwaterstoffen mengen wel goed met vetten en olie. Ze worden daarom ook wel lipofiele stoffen genoemd. *Lipofiel* betekent letterlijk: van vet houden.

Zijgroepen

In tabel 2.4 staan alleen voorbeelden van onvertakte koolwaterstoffen. In figuur 2.4 is wel een vertakte koolwaterstof getekend (het middelste molecuul). Deze stof heet 2-methyl-1-buteen, zie figuur 2.5. Er zitten vier C-atomen in een keten. Na het eerste C-atoom is er een dubbele binding. Daar komt de naam 1-buteen vandaan:
- -een vanwege de dubbele binding;
- but- omdat het vier C-atomen zijn;
- het getal 1 vanwege de dubbele binding na het eerste C-atoom.

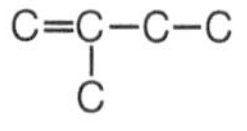

Figuur 2.5
2-methyl-1-buteen.

```
C=C-C-C
  |
  C
```

Onder de keten van vier C-atomen zit nog een groep van één C-atoom. Dit heet een zijgroep. De naam van een zijgroep van C-atomen eindigt altijd op -yl. De zijgroep in dit voorbeeld is één C-atoom lang, zodat de naam methyl wordt. De zijgroep is gekoppeld aan het tweede C-atoom van de keten van vier. Daarom wordt het 2-methyl.

2 SOORTEN STOFFEN

In figuur 2.6 zie je nog enkele voorbeelden.

Figuur 2.6
Koolwaterstoffen met zijgroepen.

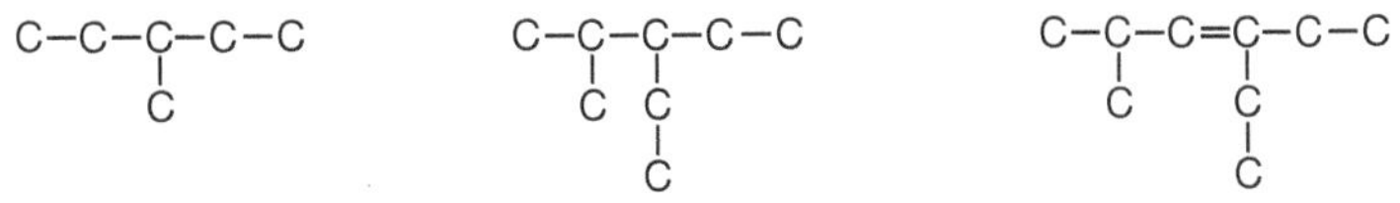

```
C–C–C–C–C          C–C–C–C–C          C–C–C=C–C–C
    |                  | |                 |   |
    C                  C C                 C   C
                         |
                         C

3-methyl-pentaan   2-methyl-3-ethyl-   2-methyl-4-ethyl-
                   pentaan             3-hexeen
```

Toepassing

Voorbeelden van koolwaterstoffen die in de receptuur een rol spelen, zijn paraffine en witte en gele vaseline. Ze worden onder andere gebruikt als vette basis voor zalven. Voorbeelden in het dagelijks gebruik zijn wasbenzine en benzine. Wasbenzine is een vloeibare koolwaterstof die bijvoorbeeld gebruikt wordt om smeervlekken uit kleding te halen. Benzine voor auto's is een mengsel van hoofdzakelijk vloeibare koolwaterstoffen.

Zuurstof

Naast koolstof en waterstof komen in heel veel koolstofverbindingen ook zuurstofatomen voor. O-atomen moeten twee bindingen maken (zie paragraaf 1.6). O-atomen kunnen op verschillende manieren aan een koolstofketen gekoppeld zijn. In de structuurformules in figuur 2.7 zijn een paar voorbeelden getekend. Onder de structuurformules staan de namen van de stoffen. Het achterste deel van de naam geeft weer informatie over de soort stof.

Figuur 2.7
Koolwaterstoffen met O-atomen.

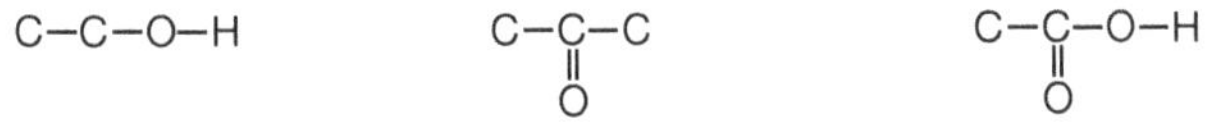

```
C–C–O–H            C–C–C              C–C–O–H
                       ||                 ||
                       O                  O

hydroxy-ethaan of  2-oxy-propaan of   ethaanzuur
ethanol            propanon           ook wel azijnzuur
ook wel alcohol    ook wel aceton
```

In deze structuurformules zijn de H-atomen die aan een C-atoom zijn gekoppeld, weggelaten. H-atomen die aan een O-atoom zijn gekoppeld, moet je wel altijd tekenen. De molecuulformules voor de drie stoffen zijn respectievelijk (let op de H's): C_2H_6O of C_2H_5OH (hydroxy-ethaan), C_3H_6O (2-oxy-propaan), CH_3COOH of $C_2H_4O_2$ (ethaanzuur).

Hydroxygroep

Een hydroxygroep bestaat uit een O-atoom en een H-atoom die aan een C-atoom zijn gekoppeld. Je noemt dit ook wel een OH-groep. Het streepje tussen de O en de H wordt vaak weggelaten. Een stof waarvan de naam op -ol eindigt, bevat één of meer OH-groepen.
Let op: De OH-groep moet je niet verwarren met het OH^--ion, hoewel zowel de namen als de formules heel erg op elkaar lijken. Een OH-groep in een koolwaterstofmolecuul heeft helemaal geen basische eigenschappen, maar het OH^--ion wel.

Oxygroep

Een oxygroep is een O-atoom dat met een dubbele binding aan een C-atoom is gekoppeld. Een stof waarvan de naam eindigt op -on bevat één of meer oxygroepen.

Carboxygroep

Een zuurgroep of carboxygroep is eigenlijk een combinatie van een oxygroep en een hydroxygroep aan hetzelfde C-atoom. De zuurgroep wordt meestal kortweg opgeschreven als COOH. Een koolstofverbinding waarvan de naam eindigt op -zuur bevat één of meer COOH-groepen.

Hydrofiel, lipofoob en polair

De aanwezigheid van hydroxygroepen, oxygroepen of zuurgroepen in een molecuul heeft grote gevolgen voor de eigenschappen van de stof. Stoffen met vooral zuurgroepen of hydroxygroepen in het molecuul lossen veel beter op in water dan stoffen zonder deze groepen. Alcohol en azijnzuur zijn hydrofiele stoffen. *Hydrofiel* betekent letterlijk: van water houden. Dit worden ook wel polaire stoffen genoemd. Alkanolen en zuren met veel C-atomen zijn minder hydrofiel. Zo mengt bijvoorbeeld de stof hexanol (6 C-atomen en 1 OH-groep) bijna niet meer met water.
Alcohol en azijnzuur mengen niet zo goed met vetten. Het zijn lipofobe stoffen. *Lipofoob* betekent letterlijk: bang zijn voor vet.
Een vuistregel is: bij 1 OH-groep op 3 C-atomen mengt de stof nog aardig met water. Als er meer C-atomen zijn, dan is de stof meer lipofiel dan hydrofiel en mengt de stof niet meer zo goed met water.

Sterkere cohesie

Een ander gevolg van de aanwezigheid van OH- en COOH-groepen in molecillen is de toename van de cohesiekrachten tussen deze moleculen. Methanol, ethanol, propanol en butanol zijn vloeistoffen, terwijl methaan, ethaan, propaan en butaan gassen zijn bij kamertemperatuur. De aanwezigheid van een OH-groep zorgt er dus voor dat het kookpunt van de stof veel hoger komt te liggen.

Karakteristieke of functionele groep

De hydroxygroep, de oxygroep en de zuurgroep zijn karakteristieke groepen of functionele groepen. Dit betekent dat deze onderdelen van het molecuul zeer belangrijk zijn voor de eigenschappen (functies) van de stof. Karakteristieke of functionele groepen bepalen voor een groot deel het gedrag en de toepassingsmogelijkheden van een koolstofverbinding.
In figuur 2.8 zijn nog enkele voorbeelden van koolstofverbindingen met een hydroxygroep, oxygroep of zuurgroep en hun naam gegeven.

Figuur 2.8
Karakteristieke groepen.

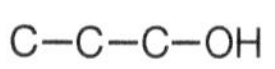

C—C—C—OH
1-propanol
1-hydroxy-propaan
C_3H_7OH

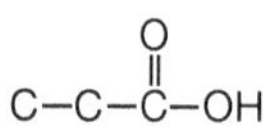

C—C—C(=O)—OH
propaanzuur
C_2H_5COOH

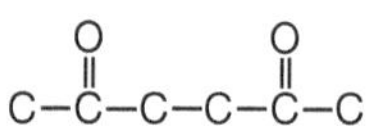

C—C(=O)—C—C—C(=O)—C
2,5-di-oxy-hexaan of
2,5-hexaan-di-on
$C_6H_{10}O_2$

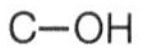

C—OH
methanol of
hydroxy-methaan
CH_3OH

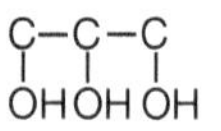

C—C—C
| | |
OH OH OH
1,2,3-propaan-tri-ol of
1,2,3-trihydroxy-propaan
of glycerol
$C_3H_8O_3$

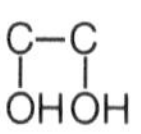

C—C
| |
OH OH
1,2-ethaan-di-ol of
1,2-dihydroxy-ethaan of
glycol
$C_2H_6O_2$

VRAGEN EN OPDRACHTEN

63 Wat is een koolwaterstof?

64 Wat wordt verstaan onder een vertakte koolstofketen?

65 Wat is een cyclische koolstofverbinding?

66 Wanneer mag je H-atomen in een structuurformule weglaten? Wanneer niet?

67 Waarmee begint de naam van een koolstofketen met drie C-atomen? En met zes C-atomen? En met tien C-atomen?

68 Wat wordt verstaan onder een verzadigde koolwaterstof? Hoe zie je dat aan de naam?

69 Wanneer is een koolwaterstof onverzadigd? Hoe zie je dat aan de naam?

70 Leg de begrippen hydrofiel, hydrofoob, lipofiel, lipofoob, polair en apolair uit.

71 Zet de zes begrippen uit vraag 70 in twee groepjes van drie bij elkaar, zodat alle woorden in een groepje ongeveer hetzelfde betekenen.

72 Waarom zijn paraffine en vaseline vettige stoffen?

73 Wat is een ethylgroep? En wat is een butylgroep?

74 Wat is een hydroxygroep?

75 Hoe ziet een zuurgroep eruit?

76 Wat wordt bedoeld met de notatie COOH?

77 Leg uit wat een functionele groep is. Geef ook een andere naam hiervoor.

78 Hoe kun je zien of een koolstofverbinding redelijk tot goed mengt met water? Wat zit er dan in de moleculen van deze stof?

79 Welke stof mengt het beste met water, ethanol of butanol?

80 Welke stof mengt het best met water, ethaanzuur of methaanzuur?

81 Schrijf van de volgende koolstofverbindingen de naam en de molecuulformule op.
a C–C–C
b C–C–C–OH
c HO–C–C–OH
d C–C–C–COOH
e C–C=C

```
C–C–C–C      C–C–C
    |            |
    C            OH
```

82 Hoeveel C-atomen zijn er totaal in de volgende moleculen? Teken deze moleculen.
a pentaan
b 2-hydroxybutaan
c 2-methylpropaan
d cyclohexaan
e 2,3-dimethylbutaan
f 2-methyl-3-oxy-4-hydroxypentaanzuur

Gemengde vragen en opdrachten hoofdstuk 2

1 Met wat voor soort stof heb je te maken in de volgende gevallen? Je kunt kiezen uit: zout, metaaloxide, niet-metaaloxide, zuur, base, koolstofverbinding, element. Sommige stoffen horen bij verschillende soorten.

a $CaCl_2$
b HNO_3
c Cu
d CH_3COOH
e MgO
f CO_2
g $Ba(OH)_2$
h HI
i $C_{12}H_{22}O_{11}$
j $Pb(NO_3)_2$
k C_2H_5OH
l O_2
m H_2SO_4
n NH_4Br
o SO_3
p NH_3

2 Schrijf van de stoffen in vraag 1 ook op welke aggregatietoestand ze hebben bij kamertemperatuur.

3 Schrijf van de stoffen in vraag 1 de namen op.

4
a Schrijf de formule op van het zuurrestion van alle zuren in tabel 2.2. Denk aan de lading.
b Schrijf ook de namen van deze zuurrestionen op.

5 In alle zouten komen negatieve ionen of zuurrestionen voor. Sommige zuurrestionen hebben geen basische eigenschappen, maar de meeste wel. Welke van de volgende zouten hebben basische eigenschappen?

a $NaCl$
b $CaCO_3$
c NH_4Br
d KAc
e Na_2S
f $LiNO_3$
g $C_{15}H_{31}COONa$
h $BaSO_4$
i MgO

6 In tabel 1.5 zijn onder andere het fosfaation en het carbonaation genoemd. Dit zijn allebei negatieve ionen. Het zijn dus ook zuurrestionen.
a Schrijf de formules op van fosfaat en carbonaat. Denk aan de ladingen.
b Van welk zuur is fosfaat het zuurrestion?
c Van welk zuur is carbonaat het zuurrestion? (Dit zuur heet ook wel koolzuur.)
d Zijn fosforzuur en koolzuur sterke zuren of zwakke zuren? Waarom?

7
a Welke zouten in opdracht 5 zijn op basis van de oplosbaarheidsregels in paragraaf 2.2 goed oplosbaar in water?
b Over welke zouten in opdracht 5 kun je met de gegeven oplosbaarheidsregels geen uitspraak doen? Weet je van deze zouten of ze goed of slecht oplossen?

8 Welke oplossing is het zuurst?
a Een oplossing met pH 4 of een oplossing met pH 3? Hoeveel keer zo zuur is de zuurste oplossing?
b Een oplossing met pH 2 of een oplossing met pH 5? Hoeveel keer zo zuur is de zuurste oplossing?
c Een oplossing met pH 1,5 of een oplossing met pH 1,2?

2 SOORTEN STOFFEN

9 Welke oplossing is het meest basisch?
a Een oplossing met pH 10 of een oplossing met pH 12? Hoeveel keer zo basisch is de meest basische oplossing?
b Een oplossing met pH 11 of een oplossing met pH 10? Hoeveel keer zo basisch is de meest basische oplossing?
c Een oplossing met pH = 13,2 of een oplossing met pH = 13,6?

10 Een zure oplossing bevat een overmaat H^+. Een basische oplossing bevat een overmaat OH^-.
a Welke stof ontstaat er als één H^+-ion en één OH^--ion zich aan elkaar koppelen?
b Leg uit welke pH een mengsel van een zure oplossing en een basische oplossing krijgt.

11 Welke van de volgende koolstofverbindingen zijn zouten? Geef van de zouten aan welk deel het positieve ion en welk deel het negatieve ion is.
a atropinesulfaat
b lidocaïne
c paracetamol
d ferrogluconaat
e promethazinehydrochloride
f fenobarbitalnatrium
g sacharose
h neomycine
i natriumsulfonamide

12 Hebben de volgende mengsels een bufferend vermogen?
a zwavelzuur (H_2SO_4) en natriumsulfaat (Na_2SO_4)
b koolzuur ($H_2O + CO_2 = H_2CO_3$) en natriumbicarbonaat ($NaHCO_3$)
c kaliumfosfaat (K_3PO_4) en fosforzuur (H_3PO_4)
d zoutzuur (HCl) en natronloog (NaOH)
e azijnzuur (HAc) en natriumpalmitaat ($C_{15}H_{31}COONa$)

13 Zijn de volgende stoffen polair (hydrofiel) of apolair (lipofiel)? Bepaal eerst of het een moleculaire of ionogene stof is.
a alcohol (C_2H_5OH)
b paraffine (een mengsel van koolwaterstoffen met 16 tot 57 C-atomen, bijv. $C_{32}H_{66}$)
c suiker ($C_{12}H_{22}O_{11}$, bevat 8 OH-groepen)
d natriumstearaat ($C_{17}H_{35}COONa$)
e paracetamol ($C_8H_9NO_2$, bevat geen OH-groepen)
f boter (bijv. $C_{51}H_{98}O_6$, bevat geen OH-groepen)
g keukenzout (NaCl)

14 Vul het ontbrekende woord in. Kies uit: *cohesie* en *adhesie*.
a Als moleculen van hetzelfde soort elkaar aantrekken, noem je dit ...
b Als moleculen van verschillende soorten elkaar aantrekken, noem je dit ...
c Als twee stoffen goed met elkaar mengen, zijn de ...krachten groter dan de ...krachten.

3 Natuurkundig gedrag van stoffen

3.1
Inleiding

Alle processen waarbij de moleculen zichzelf blijven, noemen we natuurkundige of fysische processen. Bij natuurkundige processen veranderen de eigenschappen van een stof niet. Ook de deeltjes waaruit de stof is opgebouwd, veranderen niet. De meeste natuurkundige processen zijn eenvoudig omkeerbaar. Voorbeelden van verschijnselen die gebaseerd zijn op natuurkundige processen zijn:
- verandering van de aggregatietoestand;
- verandering van de dichtheid van een stof;
- mengen van stoffen;
- scheiden van mengsels;
- verandering van de concentratie van een stof in een mengsel;
- hygroscopie;
- osmose;
- verandering van de (lucht)druk.

Bij al deze processen en verschijnselen veranderen de deeltjes waaruit stoffen zijn opgebouwd niet; alle aanwezige stoffen blijven zichzelf. Wat er wel verandert, is de afstand van de deeltjes tot elkaar, de snelheid waarmee de deeltjes bewegen en de krachten die de deeltjes op elkaar uitoefenen.
De omgevingstemperatuur heeft een grote invloed op natuurkundige processen.
Bij een aantal natuurkundige verschijnselen zoals druk, osmose en concentratie is het aantal deeltjes dat aanwezig is in een ruimte belangrijk, het maakt dan niet zoveel uit welke soort deeltjes het zijn.

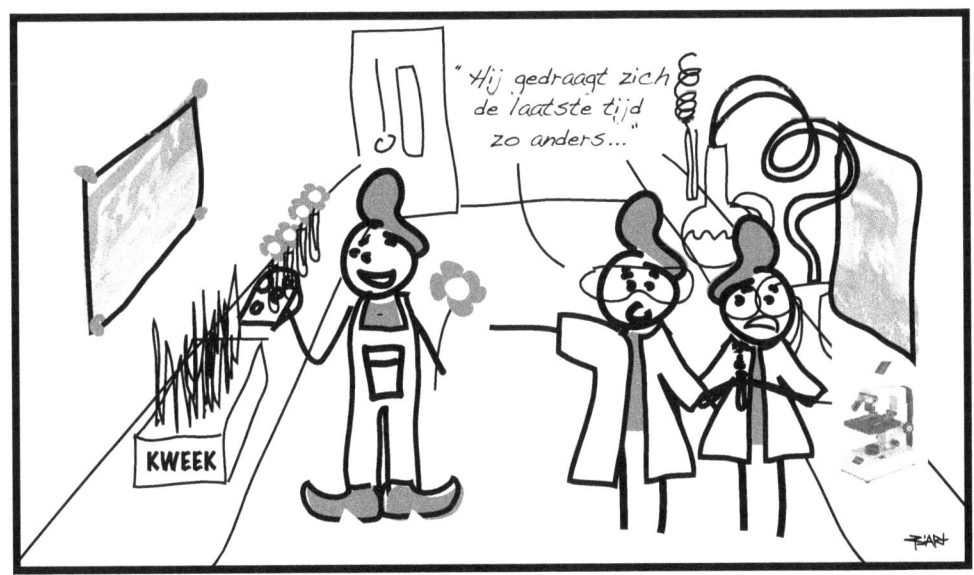

Scheikundige processen

Als er bij een proces wel nieuwe stoffen ontstaan, dan is er sprake van een scheikundig of chemisch proces. Je merkt dat er een andere stof ontstaat doordat er plotseling andere eigenschappen waarneembaar zijn. Een andere kleur of geur zijn bijvoorbeeld aanwijzingen dat er een nieuwe stof is ontstaan. Scheikundige processen komen in hoofdstuk 4 aan bod, in dit hoofdstuk bespreken we uitsluitend natuurkundige processen.

Straling

Er is één proces waarbij wel nieuwe deeltjes kunnen ontstaan, maar dat toch in dit hoofdstuk behandeld wordt. Dat is straling. De tak van de wetenschap die zich met straling bezighoudt, is de kernfysica. In de kernfysica probeert men de afstanden tussen en de bewegingssnelheid van protonen, elektronen en neutronen te beïnvloeden. Daarbij geven de atomen energie af (straling). Soms verandert het aantal protonen en dan ontstaat er ook een nieuw element. Maar dat gebeurt niet altijd. Straling is een grensgeval tussen natuurkundig en scheikundig gedrag van stoffen. Straling wordt ingedeeld bij de natuurkundige processen.

VRAGEN EN OPDRACHTEN

1 Wat gebeurt er met de snelheid van de deeltjes en met de afstand tussen de deeltjes in de volgende situaties?
a De stof gaat over van de vaste toestand naar de vloeibare toestand.
b De stof gaat over van de gasvormige toestand naar de vloeibare toestand.

2 Hoe heten de temperaturen waarbij de verschijnselen in vraag 1a en 1b optreden?

3 Hoe noem je de temperaturen waarbij de omgekeerde verschijnselen van vraag 1a en 1b optreden?

4 Leg uit waarom de temperatuur zo'n grote invloed heeft op het natuurkundige gedrag van stoffen.

5 Stel, je verhit suiker langzaam. Bij een temperatuur van ongeveer 150 °C vervloeien de suikerkristallen. Als je de temperatuur nog een beetje laat stijgen, komt er plotseling een witte rook van de suiker af en wordt de vloeistof bruin.
a Treedt hier een natuurkundig proces op? Zo ja, wat dan?
b Treedt hier een scheikundig proces op? Zo ja, hoe weet je dat?

6
a Geef de definities van een natuurkundig proces en van een scheikundig proces.
b Geef voor beide begrippen ook een ander woord.

7 Is het doorscheuren van een stuk papier een natuurkundig proces of een scheikundig proces? Leg je keuze uit.

8
a Bij het mengen van gele en blauwe verf ontstaat groene verf. Is er nu een nieuwe stof ontstaan?
b Is verandering van kleur altijd een teken dat er een scheikundig proces heeft plaatsgevonden? Waarom?

9 De kernfysica houdt zich bezig met de bewegingssnelheid van protonen, elektronen en neutronen, en de afstanden daartussen. Daarbij komt meestal straling vrij en soms ontstaat er ook een nieuw element.
a Leg uit waarom straling ingedeeld wordt bij de natuurkundige processen.
b Hoe blijkt uit de naam kernfysica dat het om natuurkundige processen gaat?

3.2
Mengsels

Een mengsel is opgebouwd uit twee of meer zuivere stoffen. Bij het mengen van de zuivere stoffen ontstaan geen nieuwe stoffen. Mengen is een natuurkundig proces.

Zuivere stof en mengsel

Water is een zuivere stof. De formule van water is H_2O (l). Water is opgebouwd uit moleculen. Water is smaakloos.
Suiker is ook een zuivere stof. De formule van suiker is $C_{12}H_{22}O_{11}$ (s). Suiker is ook opgebouwd uit moleculen. Een eigenschap van suiker is de zoete smaak.
Als je suiker mengt met water, lijkt de suiker te verdwijnen. Maar als je een slokje van het heldere mengsel neemt, proef je de zoete smaak van de suiker. In het mengsel komen dus nog steeds suikermoleculen voor, anders had je de zoete smaak niet meer geproefd.
Bij het mengen laten de suikermoleculen elkaar los, maar het blijven wel groepjes van 12 C-, 22 H- en 11 O-atomen. De cohesiebindingen tussen de suikermoleculen worden verbroken, de bindingen in de suikermoleculen blijven intact bij mengen. De formule van suikerwater is $C_{12}H_{22}O_{11}$ (aq). De toevoeging aq betekent dat de suiker is opgelost in water.

Je kunt ook proberen om gips te mengen met water. De formule van gips is $CaSO_4$ (s). Er ontstaat dan na goed roeren een melkwit mengsel. Je kunt het gips ook nog gewoon zien, dat veroorzaakt die witte kleur.
Als het mengsel enige tijd blijft staan, scheiden de stoffen zich weer. Het gips zakt naar de bodem en het water erboven blijft een beetje troebel.

Afzonderlijke moleculen kun je niet zien. Als er veel moleculen aan elkaar vast blijven zitten, kun je de stof wel zien. Bij het mengen van suiker met water raken alle suikermoleculen los van elkaar, daarom kun je ze niet meer zien. Bij mengen van gips met water blijven de 'gipsmoleculen' voor het merendeel aan elkaar zitten, zodat je het gips in het mengsel wel kunt zien.

Oplossing en troebel mengsel

Als er na het mengen een helder mengsel ontstaat, spreken we van een oplossing. De stoffen in een oplossing mengen dus goed met elkaar. Dit betekent dat de deeltjes van de betrokken stoffen zich homogeen (om en om gerangschikt) over de ruimte verdelen. Nog anders gezegd: de adhesiekrachten tussen de moleculen in het mengsel zijn groter dan de cohesiekrachten tussen de moleculen in de zuivere stoffen.
Als er een troebel mengsel ontstaat, wil dat zeggen dat de cohesiekrachten sterker zijn dan de adhesiekrachten. Als de cohesie maar een klein beetje sterker is dan de adhesie, blijven de stoffen wel een beetje gemengd, het mengsel heet dan colloïdaal. Als de cohesiekrachten veel sterker zijn dan de adhesiekrachten, scheiden de onderdelen weer. Dat heet dan een heterogeen mengsel.

De verschillende mengsels zijn schematisch getekend in figuur 3.1.

Figuur 3.1
Homogeen, colloïdaal en heterogeen mengsel.

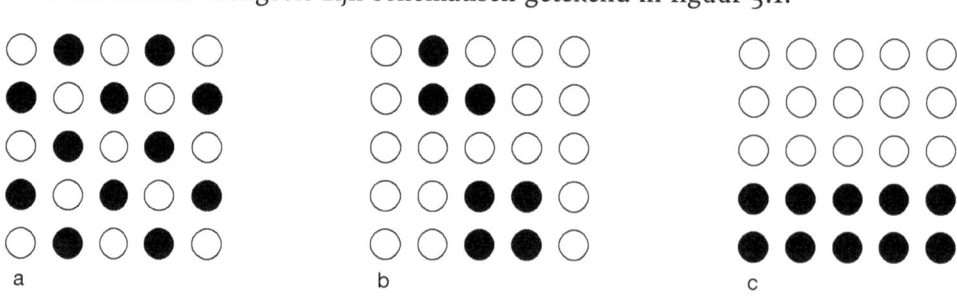

Homogene mengsels blijven uit zichzelf bestaan, zij zijn stabiel. Colloïdale mengsels blijven niet uit zichzelf bestaan, maar met toevoeging van hulpstoffen kunnen ze wel een behoorlijke tijd stabiel blijven. Heterogene mengsels zijn eigenlijk geen mengsels en zijn dus zeker niet stabiel.

Soorten mengsels

Er bestaan verschillende soorten mengsels:
- vaste mengsels, bijvoorbeeld een poedermengsel;
- halfvaste mengsels, bijvoorbeeld een gel;
- vloeibare mengsels, bijvoorbeeld een oplossing, een suspensie, een sol of een emulsie;
- gasvormige mengsels, bijvoorbeeld een aerosol.

We bespreken eerst enkele begrippen die van belang zijn als we het over mengsels hebben. Daarna volgen enkele voorbeelden van de verschillende soorten mengsels.

Dispersie

Een mengsel wordt ook wel een dispersie genoemd. Dispersie betekent letterlijk verdeling. De deeltjes van de stoffen die met elkaar mengen worden in elkaar verdeeld.
Een van de aanwezige stoffen, meestal de stof waarvan het meeste aanwezig is, treedt op als dispersiemiddel. Het dispersiemiddel heet ook wel de continue fase. Als het dispersiemiddel een vloeistof is, wordt dat het oplosmiddel genoemd. De aggregatietoestand van het dispersiemiddel bepaalt ook de aggregatietoestand van het mengsel.
De andere stof of stoffen zijn de gedispergeerde stof(fen) of de gedispergeerde fase(n). Als de dispersie vloeibaar is, noemen we dit de opgeloste stof(fen).

Hydrofiel of lipofiel, polair of apolair

Stoffen die zich in water thuis voelen, worden hydrofiel genoemd. Een ander woord voor hydrofiel is polair. Stoffen die zich niet thuis voelen in water, voelen zich wel thuis in een olie of vet. Deze stoffen noemen we lipofiel. Een ander woord voor lipofiel is apolair. (Zie ook paragraaf 2.5.)
Hoe weet je nu of een stof hydrofiel of lipofiel is?
- Ionogene stoffen zijn vanwege de aanwezigheid van lading hydrofiel. Watermoleculen hechten zich makkelijk aan een ion.
- Moleculaire stoffen die veel OH-groepen (hydroxygroepen) of COOH-groepen (zuurgroepen) bevatten, zijn ook hydrofiel. Watermoleculen hechten zich aan deze hydroxy- of zuurgroepen in een molecuul.

- Moleculaire stoffen die veel C-atomen bevatten en relatief weinig OH-groepen of O-atomen, zijn lipofiel. Watermoleculen hechten zich niet aan C-ketens.

Watermantel

Niet elke hydrofiele stof lost ook goed op in water. Oplossen wil namelijk zeggen dat de moleculen of ionen van de op te lossen stof volledig omringd worden door watermoleculen, waardoor de moleculen of ionen van elkaar losgeweekt raken. De opgeloste moleculen of ionen hebben dan een watermantel of hydratatiemantel gekregen.
Als de moleculen van de op te lossen hydrofiele stof heel erg lang zijn, lukt het de watermoleculen nooit om een complete watermantel om die moleculen te maken. Bovendien kan er vanwege de omvang van hele grote moleculen nooit een homogeen mengsel ontstaan.
Ook sommige ionogene stoffen lossen niet op in water, hoewel de watermoleculen zich goed hechten aan ionen. De bindingskracht tussen de ionen kan zo groot zijn dat het de watermoleculen niet lukt om ze uit het ionenrooster los te weken. De watermoleculen hechten zich wel aan de buitenkant, maar er blijven toch nog heel veel ionen aan elkaar zitten waardoor er geen homogene verdeling ontstaat. Een zout is pas opgelost als elk afzonderlijk ion omgeven is door water.
Dergelijke stoffen worden als droogmiddel gebruikt omdat ze water aantrekken en vasthouden. Stoffen die water aantrekken noemen we ook wel hygroscopische stoffen.

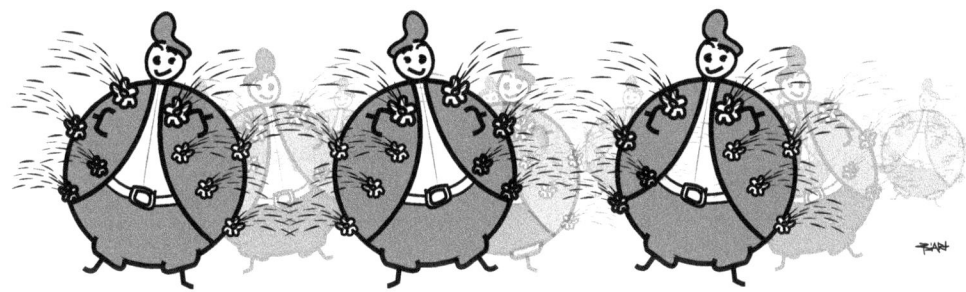

VRAGEN EN OPDRACHTEN

10 Welke aggregatietoestand heeft een mengsel met een vloeibare continue fase?

11 Wanneer noemt men de continue fase een oplosmiddel? En wanneer mag je de continue fase geen oplosmiddel noemen?

12 Geef twee andere benamingen voor gedispergeerde stof.

13 Hoe zijn de stoffen in een homogeen mengsel verdeeld?

14 Waarom is een colloïdale dispersie troebel?

15 Waaraan kun je een homogene, vloeibare dispersie herkennen?

16 Waarom is een heterogene dispersie eigenlijk geen mengsel meer?

17 Welke stof is in suikerwater de continue fase?

18
a Wat betekent het begrip hydrofiel? Geef een voorbeeld van een hydrofiele stof.
b Wat betekent lipofiel? Geef een voorbeeld van een lipofiele stof.

19
a Wat betekent polair? Is polair hetzelfde als lipofiel of als hydrofiel?
b Wat betekent apolair? Is apolair hetzelfde als lipofiel of als hydrofiel?

20 Lossen alle hydrofiele stoffen goed op in water? Waarom wel/niet?

21 Wat is een hygroscopische stof?

22
a Noem twee soorten stoffen die hydrofiel zijn.
b Welke soort stoffen is lipofiel?

23 Waarom kan een hydrofiele stof met heel grote moleculen nooit een homogeen mengsel vormen met water?

24 Wat is de functie van een watermantel? Hoe zorgt een watermantel ervoor dat een stof oplost in water?

25
a Leg uit waarom bepaalde zouten niet goed oplossen in water, hoewel ionen makkelijk watermantels vormen in water. Gebruik in je antwoord het woord ionbinding.
b Treedt het effect bij vraag a vooral op bij ionen met grote ladingen of juist bij ionen met kleine ladingen?
c Geef twee voorbeelden van zouten (naam en formule) die slecht oplossen in water. Schrijf van allebei de zouten ook op welke ionen (met de juiste lading) in deze zouten aanwezig zijn.

Vaste dispersies

Poeder

Het bekendste voorbeeld van een vaste dispersie is een poeder. In een poeder zijn twee of meer vaste stoffen met elkaar gemengd.
De kunst bij het maken van poeders is dat de aanwezige stoffen zo homogeen mogelijk in elkaar verdeeld zijn. De beide vaste stoffen moeten zo geroerd worden dat de deeltjes zich zoveel mogelijk om en om gaan rangschikken. Door te veel wrijven of roeren kunnen deeltjes statisch worden, waardoor ze weer aan elkaar gaan klitten en er klontjes of agglomeraten ontstaan. Daarbij zie je vaak dat de samenstelling van zo'n agglomeraat anders is dan de samenstelling van het goed gemengde deel.

Gel

Een ander voorbeeld van een vaste dispersie is een gel. In een gel is een vloeistof (disperse fase) gedispergeerd in een vaste stof (continue fase). Het mengsel in zijn totaliteit is vast, maar een gel is vrij zacht van substantie en heeft daardoor ook eigenschappen die aan een vloeistof doen denken. Een gel wordt soms ook wel bij de vloeibare dispersies ingedeeld.
De vorming van een gel gaat als volgt in zijn werk. Gelvormers zijn opgebouwd uit lange moleculen (macromoleculen). Je kunt je dit voorstellen als spaghettislierten. Spaghetti heeft in droge vorm nauwelijks binding met water, het laat zich slecht

bevochtigen. Als je de spaghetti kookt, worden de slierten beweeglijk en een beetje plakkerig. Laat je een pan gekookte spaghetti afkoelen, zonder de spaghetti met koud water af te spoelen, dan ontstaat er een grote, dikke kluwen van aan elkaar geplakte spaghettislierten. Het water waarin de spaghetti gekookt is, is vrijwel helemaal opgenomen in deze kluwen.
De vorming van een gel is in figuur 3.2 uitgebeeld.

Figuur 3.2
Gelvorming.

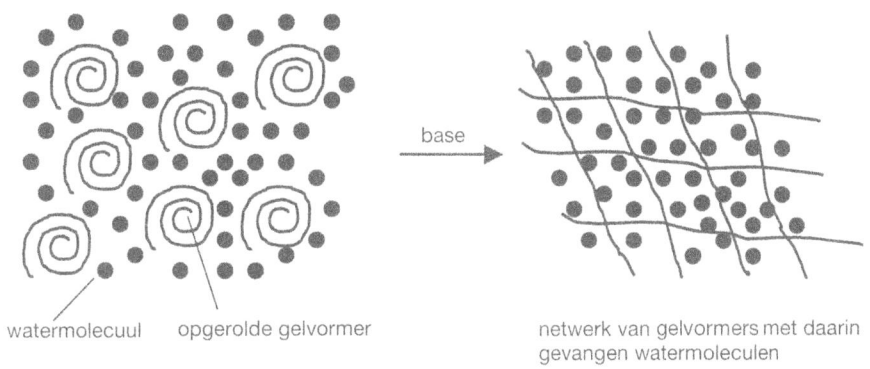

VRAGEN EN OPDRACHTEN

26
a Hoe heet een groepje moleculen dat aan elkaar geklit zit in een poedermengsel?
b Wat kan de oorzaak zijn van dit aan elkaar klitten van moleculen?
c Noem twee nadelen van het ontstaan van dergelijke aan elkaar geklitte moleculen.

27 Wat zijn macromoleculen?

28
a Leg uit hoe een gel gevormd wordt.
b Waarvoor worden gelvormers toegepast?

29 Gelatine is een heel bekende gelvormer, bijvoorbeeld om een pudding stijver te maken. Wat is in het geval van een met gelatine opgestijfde pudding de disperse fase en wat is de continue fase?

Vloeibare dispersies

Een vloeibare dispersie heeft een vloeistof als continue fase. De stoffen die in deze vloeistof gedispergeerd zijn, kunnen vast, vloeibaar of gasvormig zijn.

Ware oplossing

In een ware oplossing zijn de opgeloste stoffen moleculair verdeeld in het oplosmiddel. Er zijn ware oplossingen waarin vaste stoffen zijn opgelost (bijv. suiker in water), maar er zijn ook ware oplossingen waarin vloeistoffen (bijv. alcohol in water) of gassen (bijv. waterstofchloridegas opgelost in water, zoutzuur) zijn opgelost.
Een ware oplossing kan gekleurd zijn, als ze maar helder is. Voorbeelden zijn de paarse kaliumpermanganaatoplossing ($KMnO_4$ (aq)) en de geelgroene ijzer(III)chlorideoplossing ($FeCl_3$ (aq)).

In de gegeven voorbeelden is water telkens het oplosmiddel. Dat ligt voor de hand want water is verreweg het meest gebruikte oplosmiddel. Maar er zijn ook andere oplosmiddelen.
- Hydrofiele, polaire oplosmiddelen:
  - alcohol (bijv. spiritus dilitus, spiritus, spiritus fortior, absolute alcohol) wordt gebruikt voor het oplossen van organische stoffen zoals kamfer, menthol, salicylzuur, plantenbestanddelen en dergelijke, die niet zo goed in water oplossen;
  - glycolen (bijv. polyethyleenglycol (PEG), propyleenglycol) worden gebruikt voor het oplossen van barbituraten, antihistaminica, enkele soorten vitamine B, paracetamol en voor het bereiden van oordruppels;
  - glycerol wordt gebruikt als oplosmiddel in oordruppels en aanstipvloeistoffen, vanwege de grotere viscositeit (stroperigheid) dan water.
- Lipofiele, apolaire oplosmiddelen:
  - vette oliën (bijv. olijfolie, sesamolie) worden gebruikt om onder andere vitamine A en D op te lossen;
  - wassen (bijv. Cetiol V) worden gebruikt als basis voor zalf;
  - paraffinen (bijv. paraffine liquidum, paraffine perliquidum) worden gebruikt als laxeermiddel en als oplosmiddel in bepaalde neusdruppels.
- Oplosmiddelen die zowel hydrofiel als lipofiel zijn:
  - aceton (C_3H_6O) voelt zich zowel thuis in waterig als in vet milieu en wordt daarom veel gebruikt in laboratoria om glaswerk te reinigen van vet en van waterresten; aceton is erg vluchtig.

Bij het oplossen van vitamine A en D in olie vormen de moleculen van het oplosmiddel een mantel om de vitaminemoleculen. Dit lijkt op de hydratatiemantel bij een oplossing in water, maar in dit geval spreekt men van een solvatatiemantel (solvens = oplosmiddel).

Suspensie

Een suspensie is een colloïdale verdeling van een onoplosbare vaste stof in een vloeistof, die na enige tijd staan altijd uitzakt. De moleculen van de vaste stof blijven in groepjes bij elkaar. Deze klontjes of vlokken zijn met het blote oog waarneembaar. Een suspensie moet voor het gebruik altijd goed geschud worden. In de farmacie heet dit opschudden. Door het opschudden worden de vlokken vaste stof (met de werkzame stof) over de oplossing verdeeld. Na enige tijd zal de suspensie weer uitzakken. De vlokken zijn zwaarder dan het oplosmiddel en verzamelen zich op de bodem.
Als de vlokken na het uitzakken stevig samenklonteren, is de suspensie de volgende keer minder goed op te schudden (*caked*, gedeflocculeerd). Of de vlokken wel of niet samenklonteren, hangt af van de snelheid waarmee ze naar de bodem zakken, van hun grootte en hun vorm. Een goed op te schudden suspensie (*not caked*, gefloccu-leerd) is belangrijk in verband met een juiste dosering van het geneesmiddel bij elke keer dat de patiënt de suspensie inneemt of gebruikt.
Het oplosmiddel in een suspensie is vaak wat dikker (viskeuzer) dan water. Daarin kunnen de vlokken langer blijven zweven zodat de uitzaksnelheid vertraagt.
Om een waterige suspensie stabieler te maken, wordt vaak een slijmstof toegevoegd. Een slijmstof zwelt op in water, waardoor een viskeus, glibberig en kleverig mengsel ontstaat. Daardoor zakken de vlokken minder snel uit. Voorbeelden van natuurlijke slijmstoffen zijn: Arabische gom, gelatine, zetmeel en agaragar. Een voorbeeld van een synthetische slijmstof is carboxymethylcellulose (CMC).

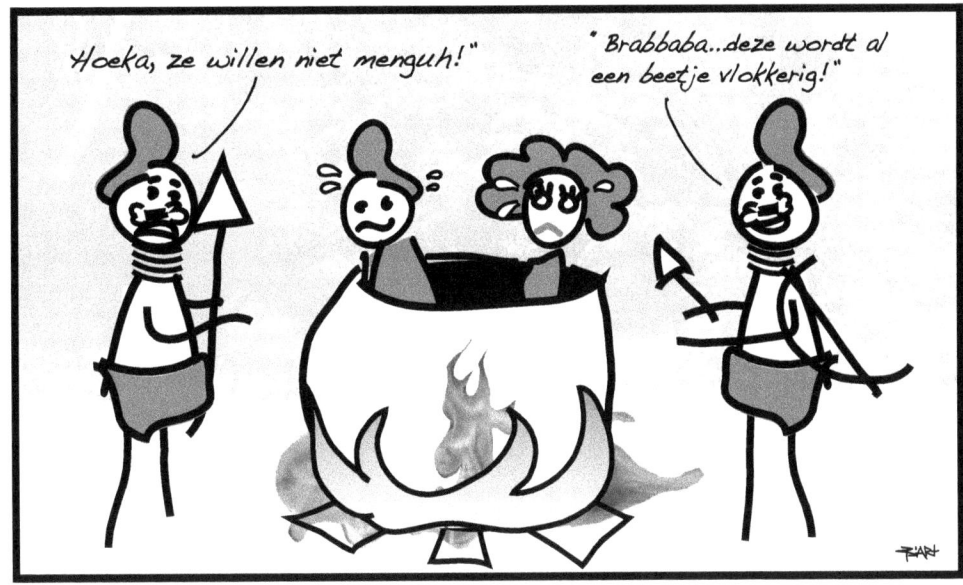

Sol

Als de deeltjes van een slecht in water oplosbare vaste stof erg klein zijn of klein gemaakt worden, kunnen deze deeltjes blijven zweven in het oplosmiddel. Dit gebeurt zeker als het oplosmiddel wat viskeuzer gemaakt wordt. Een mengsel van een slecht oplosbare vaste stof, waarvan de deeltjes in het oplosmiddel blijven zweven en niet uitzakken, heet een sol.

De deeltjes in een sol zijn veel kleiner dan de deeltjes in een suspensie. Om die reden is een sol vaak wazig in plaats van troebel, zoals een opgeschudde suspensie.

Emulsie

Een emulsie is een mengsel van twee vloeistoffen die uit zichzelf niet met elkaar mengen. Dat is het geval als de ene vloeistof hydrofiel is en de andere lipofiel. Om een stabiel mengsel te maken is een hulpstof nodig, een emulgator.

Een voorbeeld is het mengen van slaolie en water. Probeer je van deze beide vloeistoffen een mengsel te maken, bijvoorbeeld door hard te roeren, dan ontstaat een troebele oplossing waarin je druppels olie in het water ziet zweven. Als je stopt met roeren, 'breekt' het mengsel weer: de druppels slaolie vloeien samen en ook al het water komt weer bij elkaar. Voeg je nu voor het roeren wat zeep toe, dan ontstaat na het roeren weer een troebele oplossing, meestal met wat kleinere druppels slaolie, die in het water zweven. Het verschil is dat deze situatie blijft bestaan: de druppeltjes slaolie vloeien niet samen, maar blijven verdeeld in het water. Er is een stabiele emulsie ontstaan.

Emulgator

Een emulgator is een stof die zich thuis voelt in twee verschillende milieus. Daardoor kan de stof een lipofiele en een hydrofiele vloeistof aan elkaar koppelen. Emulgatoren zijn opgebouwd uit moleculen die een hydrofiele (polaire) kant en een lipofiele (apolaire) kant hebben. Dit kan als in één molecuul een lipofiel gedeelte met alleen C- en H-atomen gecombineerd is met een hydrofiel gedeelte, waarin veel OH-groepen of COOH-groepen voorkomen of waarin zelfs een lading aanwezig is (bijv. een COO$^-$-groep).

In figuur 3.3 zijn structuurformules van enkele emulgatormoleculen getekend. Hier is te zien dat in één molecuul een hydrofiel en een lipofiel deel voorkomen.

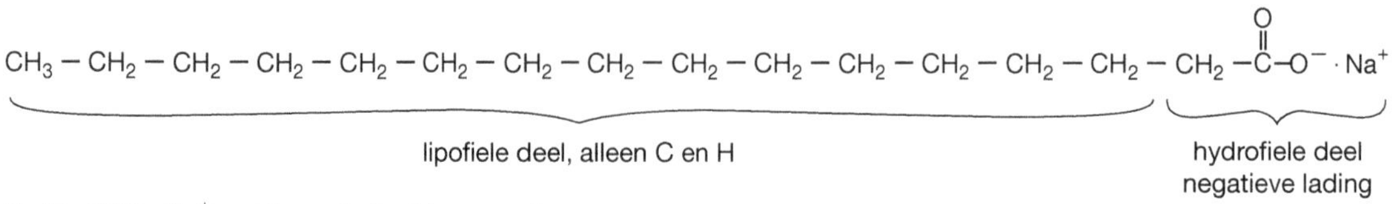

$CH_3-CH_2-CH_2-CH_2-CH_2-CH_2-CH_2-CH_2-CH_2-CH_2-CH_2-CH_2-CH_2-CH_2-CH_2-\overset{\overset{O}{\|}}{C}-O^- \cdot Na^+$

$\underbrace{\hspace{6cm}}_{\text{lipofiele deel, alleen C en H}}$ $\underbrace{\hspace{2cm}}_{\substack{\text{hydrofiele deel}\\\text{negatieve lading}}}$

$C_{15}H_{31}COO \cdot Na^+$, natriumpalmitaat (een zeep).

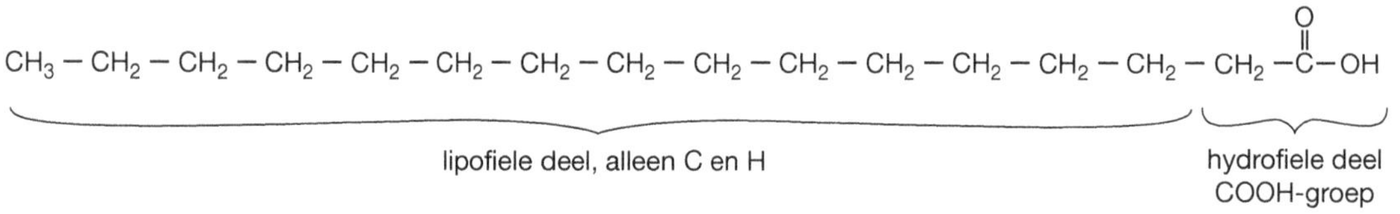

$CH_3-CH_2-CH_2-CH_2-CH_2-CH_2-CH_2-CH_2-CH_2-CH_2-CH_2-CH_2-CH_2-CH_2-CH_2-\overset{\overset{O}{\|}}{C}-OH$

$\underbrace{\hspace{6cm}}_{\text{lipofiele deel, alleen C en H}}$ $\underbrace{\hspace{2cm}}_{\substack{\text{hydrofiele deel}\\\text{COOH-groep}}}$

$C_{15}H_{31}COOH$, palmitinezuur (een vetzuur).

Figuur 3.3
Hydrofiel en lipofiel in één molecuul.

Zeep

Natriumpalmitaat is een ionogene emulgator. Natrium is het positieve ion, palmitaat het negatieve zuurrestion. Omdat natriumpalmitaat een zout is met natrium, lost het goed op in water. Dit betekent dat het hydrofiele deel in natriumpalmitaat het lipofiele deel overheerst. De stof is als geheel in water oplosbaar en dus hydrofiel. Een organisch zout met een lange koolstofketen, zoals natriumpalmitaat, noemt men een zeep.

Palmitinezuur is een niet-ionogene of een moleculaire emulgator. Palmitinezuur lost slecht op in water en veel beter in olie. Palmitinezuur is als geheel lipofiel. Nu overheerst het lipofiele deel (de C-keten of de 'staart' van de emulgator) het hydrofiele deel (de zuurgroep of de 'kop' van de emulgator).

Het verschillende gedrag van deze twee emulgatoren komt doordat palmitinezuur geen negatieve lading bezit.

Soorten emulgatoren

Emulgatoren worden ingedeeld in twee groepen: O/W-emulgatoren (spreek uit: olie in water) en W/O-emulgatoren (spreek uit: water in olie).
- In O/W-emulgatoren overheerst het hydrofiele deel, ze mengen dus het liefst met water. Voorbeelden zijn natriumpalmitaat en natriumlaurylsulfaat in lanettecrème. O/W-emulgatoren zijn vaak ionogene stoffen, maar er bestaan ook niet-ionogene O/W-emulgatoren, zoals Tweens.
- In W/O-emulgatoren overheerst het lipofiele deel, ze mengen dus het liefst met olie. Voorbeelden zijn palmitinezuur en Span 80. W/O-emulgatoren zijn meestal niet-ionogene stoffen. De moleculen hebben dan lange C-ketens en een paar OH-groepen, COOH-groepen of O-atomen bij elkaar in de buurt.

In figuur 3.4 is een emulgatormolecuul schematisch getekend en is weergegeven hoe emulgatormoleculen zich hechten op het grensvlak van twee stoffen die niet goed met elkaar mengen.

Als we emulgatormoleculen mengen met het oplosmiddel zonder dat de slecht oplosbare tweede vloeistof aanwezig is, ontstaan er micellen. Micellen zien er net zo uit als in figuur 3.4, maar dan zit er geen andere vlooeistof aan de binnenkant, alleen maar de staarten of de koppen.

Omdat er twee soorten emulgatoren zijn, zijn er ook twee soorten emulsies: O/W-emulsies en W/O-emulsies.

Figuur 3.4
Emulgatormole-
culen.

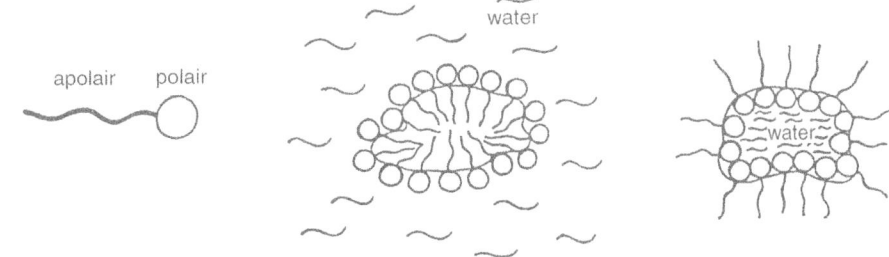

- In een O/W-emulsie is de hydrofiele vloeistof het oplosmiddel of de buitenste fase, de lipofiele vloeistof is daarin als kleine druppeltjes verdeeld (het middelste plaatje in figuur 3.4).
- In een W/O-emulsie is de lipofiele vloeistof het oplosmiddel ofwel de buitenste fase, de hydrofiele vloeistof is daarin als kleine druppeltjes verdeeld (het plaatje rechts in figuur 3.4).

Of een emulsie O/W of W/O is, hangt voor het grootste deel af van de gebruikte emulgator. Van welke vloeistof het meest aanwezig is, is minder belangrijk. Het overheersende deel van de emulgator richt zich altijd naar buiten. Als je een O/W-emulgator gebruikt, krijg je dus een O/W-emulsie als resultaat; een W/O-emulgator levert een W/O-emulsie op.

Stabiliteit

De stabiliteit van een emulsie wordt aangetast door het toevoegen van stoffen die invloed hebben op de emulgator. De twee belangrijkste zijn van H^+ (een zuur) en goed oplosbare zouten met meerwaardige metaalionen (zoals Ca^{2+} en Fe^{2+}). De COO^--groep in de emulgator hecht zich aan de positieve deeltjes en verliest zijn lading. Dan 'breekt' de emulsie. Dit effect speelt vooral een rol bij O/W-emulsies waarin ionogene O/W-emulgatoren voor de stabiliteit zorgen. Als de lading in de emulgator wordt afgedekt, neemt de emulgerende werking sterk af.

VRAGEN EN OPDRACHTEN

30 Kan een gas in een vloeistof oplossen? Zo ja, noem een voorbeeld.

31 Kan een ware oplossing paars zijn? Zo ja, noem een voorbeeld.

32 Noem vier voorbeelden van een hydrofiel oplosmiddel.

33 Noem drie voorbeelden van een lipofiel oplosmiddel.

34 Vitamine A wordt opgelost in sesamolie. Er ontstaat een homogeen mengsel. Hebben de vitaminemoleculen nu ook een hydratatiemantel? Leg je antwoord uit.

35
a Waarom zakt een suspensie uit?
b Wanneer noemt men een suspensie geflocculeerd of *not caked*?
c Welk soort suspensie is het betrouwbaarst in het gebruik, een geflocculeerde of een gedeflocculeerde? Leg uit waarom.

36 Waarom wordt in een suspensie meestal een verdikkingsmiddel toegepast?

37
a Noem twee verschillen tussen een suspensie en een sol.
b Wat is de overeenkomst?

38
a Wat gebeurt er met de aanwezige stoffen als een emulsie breekt?
b Hoe kun je het breken van een emulsie voorkomen?

39 Welke aggregatietoestanden hebben de stoffen in een emulsie?

40
a Aan welke eis moet een emulgatormolecuul voldoen?
b Noem een voorbeeld van een ionogene emulgator.
c Noem een voorbeeld van een niet-ionogene emulgator.
d Wat is het verschil tussen een ionogene en een niet-ionogene emulgator?

41 Wat is het verschil tussen een O/W-emulgator en een W/O-emulgator?

42 Wat is de continue of buitenste fase in een W/O-emulsie?

43 Veel O/W-emulgatoren zijn ionogeen. Waarom zijn O/W-emulgatoren meestal ionogeen?

44 Ionogene emulgatoren zijn gevoeliger voor toevoeging van zuren en zouten dan niet-ionogene emulgatoren. Hoe komt dat?

45 Worden O/W-emulsies meestal toegepast voor inwendig of voor uitwendig gebruik? Leg uit.

46
a Is een zeep een O/W- of een W/O-emulgator?
b Maakt een zeep een oplossing zuurder of basischer? Waarom?

3.3
Scheidingstechnieken

Scheiden is het tegenovergestelde van mengen. Bij scheiden haal je de gemengde stoffen weer uit elkaar.
Scheiden is net als mengen een natuurkundig proces. Er ontstaan bij scheiden geen nieuwe stoffen.
Je maakt bij het scheiden gebruik van een verschil in stofeigenschappen.

Het opbrengen van nagellak op nagels is een voorbeeld van een scheidingstechniek. Nagellak is een kleurstof die is opgelost in aceton. Doordat het mengsel vloeibaar is, is het mooi egaal op de nagels aan te brengen. Na het opbrengen verdampt het oplosmiddel aceton en hecht de kleurstof zich aan de nagel. De kleurstof is gescheiden van de aceton. Hierbij wordt het verschil in vluchtigheid tussen het oplosmiddel aceton en de kleurstof gebruikt. De aceton verdampt veel sneller dan de kleurstof.

We bespreken achtereenvolgens decanteren, filtreren, adsorberen, extraheren, indampen/droogdampen, centrifugeren en destilleren. In figuur 3.5 en 3.6 zijn deze scheidingstechnieken uitgebeeld.

Figuur 3.5
Scheidingstechnieken uitgebeeld.

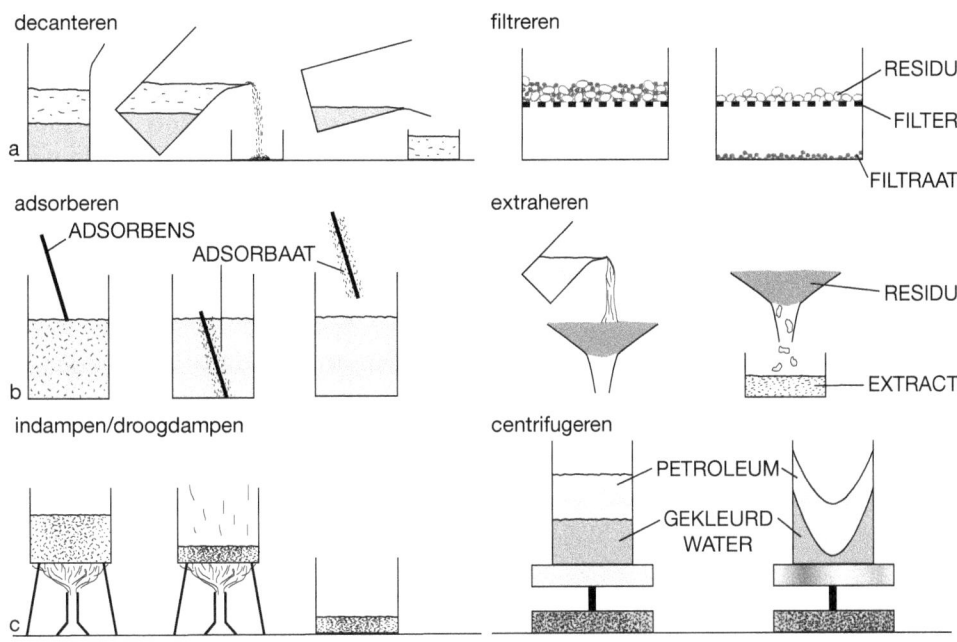

Decanteren

Decanteren of afschenken gebruik je om een heterogene dispersie (bijv. een gebroken emulsie) te scheiden. De twee componenten zijn in twee lagen aanwezig en kunnen door afgieten makkelijk van elkaar gescheiden worden. Alleen op het laatst kan er makkelijk iets van de tweede stof meekomen of er blijft een restje van de eerste stof achter.
Bij decanteren gebruik je het verschil in dichtheid tussen de componenten.

Filtreren

Filtreren gebruik je om een mengsel te scheiden waarin de afmetingen van de aanwezige deeltjes van elkaar verschillen. Zeven is een vorm van filtreren. De grote deeltjes blijven achter op de zeef, de kleine deeltjes vallen door de gaatjes. In de receptuur worden filters (zeven) met heel kleine openingen gebruikt, zogenaamde microfilters.
Filtreren wordt meestal toegepast om vloeibare colloïdale mengsels te scheiden, zoals een suspensie of een sol.
We gebruiken hierbij vaak hulpmiddelen: een papieren filter en een trechter. Het vloeibare oplosmiddel met eventueel nog daarin opgeloste stoffen passeert het filter, de niet-opgeloste componenten blijven op het filter achter. De stoffen die door het filter heen gaan, noemen we het filtraat. De stoffen die op het filter achterblijven, noemen we het residu.

Adsorberen

Bij adsorberen gebruik je een vaste hulpstof (het adsorptiemiddel of adsorbens) om een component uit het mengsel te halen. De stof die uit het mengsel gehaald moet worden (het adsorbaat), hecht zich aan het oppervlak van het adsorbens.
Adsorptie wordt meestal toegepast om verontreinigingen uit een vloeibaar mengsel te verwijderen.
Een nadeel is dat het adsorbens met het adsorbaat in het mengsel aanwezig blijft. Om

die reden wordt adsorptie vaak gevolgd door filtratie, waarbij het adsorbens met adsorbaat als residu op het filter achterblijft.

Een voorbeeld van adsorptie is het gebruik van norit (actieve kool) bij een opgeblazen gevoel. In de maag en darm aanwezige gassen hechten zich aan het oppervlak van de koolstof waardoor de oorzaak van het opgeblazen gevoel (het aanwezige gas in vrije vorm) verdwijnt.

Extraheren

Bij extraheren gebruik je een vloeibare hulpstof (het extractiemiddel) om een component uit een mengsel te halen. Extraheren betekent letterlijk uittrekken.

Een voorbeeld van extraheren is thee zetten. Door heet water over theebladeren te gieten, worden er geur en smaakstoffen uit de theebladeren getrokken, die oplossen in het water. Het extract (de thee) kan vervolgens afgeschonken worden van de overblijvende bladeren (het residu).

Ook bij koffiezetten gebeurt iets soortgelijks. Daarbij wordt het extract (gemalen koffiebonen) van het residu gescheiden door filtratie. Zonder een filter komt het niet-opgeloste deel van de gemalen koffie toch mee met het hete water.

Net als bij adsorberen gebruik je bij extraheren vaak meerdere scheidingstechnieken na elkaar of tegelijkertijd om de componenten van het mengsel van elkaar te scheiden.

Indampen/droogdampen

Indampen of droogdampen gebruik je om een opgeloste stof vrij te maken uit een oplossing door het oplosmiddel te laten verdampen. Bij indampen gebeurt dit spontaan, doordat het oplosmiddel vluchtig is en bij kamertemperatuur makkelijk verdampt. Bij droogdampen wordt de oplossing opgewarmd totdat het oplosmiddel verdampt. In beide gevallen blijft de opgeloste stof achter.

Bij het opbrengen van nagellak is sprake van indampen. Dit gebeurt ook bij de winning van zout uit zeewater in zogenaamde zoutpannen. Het water verdampt door de warmte van de zon en het zout blijft achter.

Als je suikerwater weer wilt scheiden in de componenten, dan gebruik je droogdampen. Je verwarmt het suikerwater voorzichtig totdat het gaat koken en als al het water verdampt is, heb je de suiker weer terug.

Centrifugeren

Centrifugeren gebruik je om vaste bestanddelen uit een colloïdaal mengsel te verwijderen. Voorbeelden zijn het maken van een urinesediment of het maken van bloedserum. Het mengsel (urine of bloed) wordt in een buisje gedaan en in de centrifuge zeer snel rondgedraaid. De vaste bestanddelen (de bestanddelen met de grootste dichtheid) worden door de hoge snelheid naar buiten geslingerd en plakken tegen de wand van de buis aan. Wat aan de wand plakt, heet het sediment. De bovenstaande vloeistof kan vervolgens afgeschonken worden.

Bij een urinesediment is men geïnteresseerd in het sediment, bij bloedserum juist in de bovenstaande vloeistof.

Ook een wasmachine heeft een centrifugefunctie. Alleen wordt in een wasmachine de vloeistof (het water met sopresten) naar de buitenkant gedrukt en blijven de vaste bestanddelen (het wasgoed) in het midden zitten. In een wasmachine zijn weer twee scheidingstechnieken gecombineerd, namelijk centrifugeren en filtreren. De trommel met gaatjes (het filter) houdt het wasgoed tegen en het water niet. Zonder de gaatjes zou het wasgoed (de vaste bestanddelen) verder naar buiten geslingerd worden dan het water (de vloeistof), maar door het filter draait dit proces nu net om.

Destilleren

Destilleren gebruik je om twee gemengde vloeistoffen van elkaar te scheiden. Je maakt daarbij gebruik van het verschil in kookpunt van de aanwezige vloeistoffen. Hoe dichter de kookpunten bij elkaar liggen, hoe moeilijker de scheiding is.
Het mengsel wordt verwarmd in een kolf. De component met het laagste kookpunt gaat als eerste koken. Deze stof verlaat in de gasvorm het mengsel, wordt door een buizenstelsel naar een koeler geleid en condenseert in een ander vat, zie figuur 3.6. De vloeistof die als eerste overgeheveld wordt naar het opvangvat, is het destillaat. De vloeistof die achterblijft in de kolf waar het mengsel in gedaan is, heet het residu.

Figuur 3.6
Destillatieopstelling.

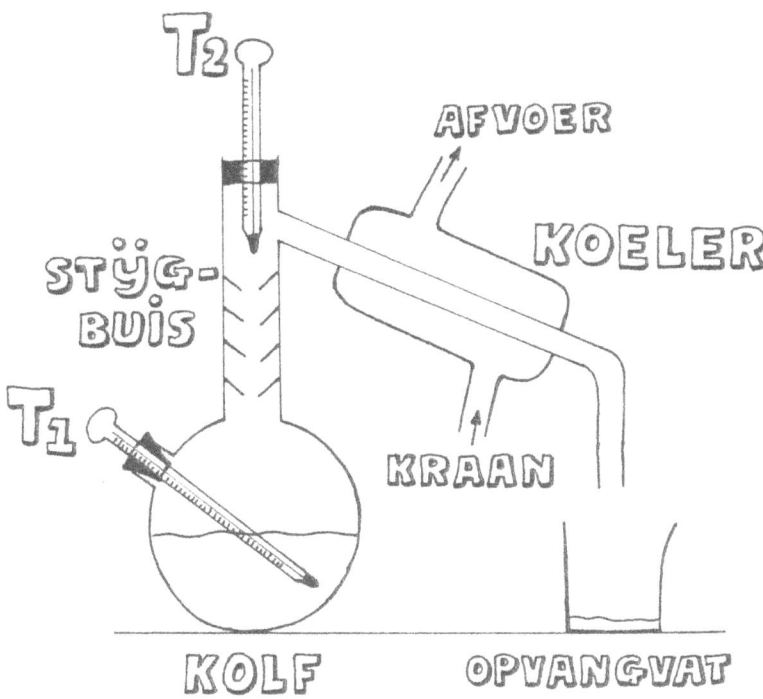

VRAGEN EN OPDRACHTEN

47 Welke twee scheidingstechnieken kun je gebruiken om een opgeloste stof uit een mengsel te halen?

48 Is zeven een geschikte scheidingstechniek om een mengsel van suiker en zand te scheiden? Waarom wel/niet?

49 Waarvoor heb je een fijner filter nodig, voor het filtreren van een sol of van een suspensie?

50 Wat is het residu en wat is het filtraat bij het filtreren in de volgende gevallen?
a een mengsel van zand, zout en water
b percolatorkoffie (een mengsel van water, koffiepoeder en koffie-extract)
c een mengsel van tennisballen en voetballen (het filter is een plank met gaten ter grootte van de tennisballen)

51
a Olie heeft een kleinere dichtheid dan water. Welke component komt aan de buitenkant te zitten als je een olie-watermengsel centrifugeert, olie of water?
b Is centrifugeren een goede scheidingstechniek om een olie-watermengsel te scheiden? Waarom wel/niet?
c Hoe heet bij centrifugeren de stof die aan de wand van de centrifugebuis plakt?

52 Theezetten is in feite een vorm van extractie.
a Wanneer verloopt het proces sneller, als je hele theebladeren of in kleine stukjes gebroken theebladeren gebruikt? Leg je antwoord uit.
b Wanneer verloopt het proces sneller, als je koud water of heet water gebruikt? Leg je antwoord uit.

53 Als je last hebt van een opgeblazen gevoel, kun je bijvoorbeeld norit gebruiken. Norit is koolstof die in staat is gassen die in je maag of darmen aanwezig zijn te adsorberen.
a Waarom moet je het norittabletje opzuigen en niet heel doorslikken?
b Wat is in dit voorbeeld het adsorbens?
c Wat is in dit voorbeeld het adsorbaat?

54 Zowel bij adsorptie als bij extractie worden stoffen uit een mengsel getrokken.
a Van welk verschil in stofeigenschap maak je gebruik bij extractie? En bij adsorptie?
b Wat is nog een verschil tussen adsorptie en extractie als je let op het adsorbens in vergelijking met het extractiemiddel?

55 Zowel bij droogdampen als bij destilleren wordt het mengsel gescheiden door opwarmen.
a Bij wat voor soort mengsels gebruik je destilleren en bij wat voor soort mengsels droogdampen?
b Bij destilleren wordt het destillaat opgevangen. Wat gebeurt er bij droogdampen met de verdampte vloeistof?

3.4
Hygroscopie

Hygroscopie betekent letterlijk: water aantrekkend (*hygros* is Grieks voor water). Heel veel stoffen trekken water aan. In hoofdstuk 2 is al opgemerkt dat sterk geconcentreerde zuren en sterk geconcentreerde basen water aantrekken. Ook heel veel zouten trekken water aan. Voorbeelden van vaste stoffen die bekend zijn vanwege hun hygroscopische eigenschap:
- natriumcarbonaat (Na_2CO_3);
- magnesiumchloride ($MgCl_2$);
- silicagel (H_2SiO_3).

Aangetrokken watermoleculen kunnen op twee plaatsen vastgehouden worden door een kristallijne hygroscopische stof:
- aan het oppervlak van of op open plekken in de kristallen (natte hygroscopie);
- als onderdeel van het kristalrooster in de kristallen (droge hygroscopie).

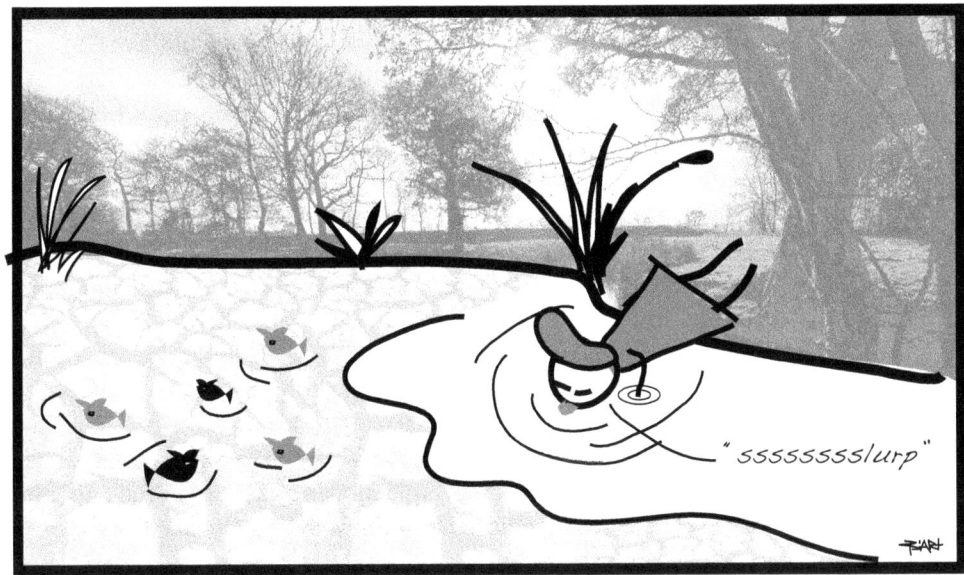

Bij natte hygroscopie vormt zich een waterlaagje aan de buitenkant van de kristallen. Die worden vochtig. Als er veel water aangetrokken is, kan het kristal zelfs oplossen in het aangetrokken water. Je zegt dan dat het kristal vervloeit. Door het voorzichtig verwarmen van een natte hygroscopische stof kan het aangetrokken water verdampen en wordt het zout weer droog. Veel droogmiddelen zoals silicagel en magnesiumchloride zijn natte hygroscopische zouten.

Kristalwater

Bij droge hygroscopie krijgen de watermoleculen een plaatsje in het kristalrooster van de kristallijne stof. Dit betekent dat een watermolecuul de plaats inneemt van een bouwsteen (een ion) van de kristallijne stof. Het watermolecuul komt op een roosterplaats te zitten en zit vast in het kristal. In feite is het watermolecuul een roosterfout of een opgenomen verontreiniging. De stof als geheel blijft wel droog. Het water dat in het kristalrooster van een zout wordt opgenomen en ingebouwd, noem je kristalwater. Voorbeelden zijn de volgende.
- $Na_2CO_3 \cdot 10\ H_2O$: natriumcarbonaat decahydricus ofwel soda. Per 'molecuul' Na_2CO_3 zijn tien watermoleculen in het rooster ingebouwd.
- $CoCl_2 \cdot 6\ H_2O$: kobaltchloride hexahydricus. Per 'molecuul' $CoCl_2$ zijn zes watermoleculen in het rooster ingebouwd.
- $CaSO_4 \cdot 2\ H_2O$: calciumsulfaat dihydraat, dit is een vorm van gips. Per 'molecuul' zijn twee watermoleculen in het rooster ingebouwd.

Bij zouten met kristalwater moet je er rekening mee houden dat een deel van het gewicht water is. Als je bijvoorbeeld 1 gram Na_2CO_3 nodig hebt, maar je gebruikt de waterhoudende kwaliteit, dan moet je meer afwegen om 1 gram zuivere Na_2CO_3 te krijgen.

Kristalwater kan vrijkomen uit het rooster van een waterhoudend zout. Dit kan gebeuren bij het bewerken (bijv. verwarmen of fijnwrijven) of tijdens het bewaren. De watermoleculen verlaten dan het kristalrooster en laten daarin open plekken achter. Het uittredende water zorgt ervoor dat het zout nat en plakkerig wordt. Het zout kan zelfs oplossen in het vrijkomende kristalwater. Dit heet vervloeien, net als bij natte hygroscopische zouten kan gebeuren.
Bij sterkere verwarming van een waterhoudend zout verloopt het uittreden van het kristalwater sneller en heftiger. Het uittredende kristalwater verdampt direct en laat

ook open plekken in het rooster achter. Maar doordat het nu heftiger gebeurt, kan het kristal zijn structuur verliezen en instorten. Dan blijft er een amorf poeder over. Een ander effect kan zijn dat de kristalstructuur van het achterblijvende kristal zich aanpast. De opengevallen roosterplaatsen worden dan vaak dichtgedrukt door de omringende ionen, het kristal klinkt als het ware in en wordt erg hard. Als dit gebeurt, spreekt men van verweren. Dit komt vooral voor bij zeer droge omstandigheden, zoals bij strenge vorst of langdurige droge hitte.

Een zout dat zijn kristalwater is kwijtgeraakt, geef je aan met de term *anhydricus* (*an* = zonder, *hydricus* = water) of *exsiccatus* (*ex* = uit, *siccatus* = getrokken). Voorbeelden zijn:
- *natrii sulfas anhydricus* is gedroogd natriumsulfaat decahydricus;
- *ferrosi sulfas exsiccatus* is gedroogd ferrosi sulfas (*ferrosi sulfas* is volgens de Farmacopee de stof $FeSO_4 \cdot 7\ H_2O$);
- calciumsulfaat hemihydraat ($CaSO_4 \cdot \frac{1}{2}\ H_2O$) ontstaat uit calciumsulfaat dihydraat ($CaSO_4 \cdot 2\ H_2O$) door drogen. Bij drogen onder hoge druk ontstaat alfahemihydraat, grondstof voor steengips, bij drogen aan de lucht ontstaat btahemihydraat, grondstof voor uitgietgips.

VRAGEN EN OPDRACHTEN

56 Wat betekent hygroscopisch?

57 Wat is het verschil tussen droge hygroscopie en natte hygroscopie?

58 Wat wordt verstaan onder kristalwater?

59 Leg uit waarom sterk geconcentreerde zuren of basen hygroscopisch zijn.

60
a Wat is de aggregatietoestand van de stof silicagel?
b Waar kom je silicagel vaak tegen?

61 Wat betekent $FeSO_4 \cdot 7\ H_2O$?

62 Wat betekenen de begrippen anhydricus en exsiccatus? Wat is het verschil tussen deze twee begrippen?

63 Je weegt 10 gram $Na_2CO_3 \cdot 10\ H_2O$ af. Leg uit of je nu precies 10 gram of minder dan 10 gram zuivere Na_2CO_3 in handen hebt.

64 In een stukje gips ($CaSO_4 \cdot 2\ H_2O$) zitten 3000 $CaSO_4$-'moleculen'.
a Hoeveel watermoleculen bevat dit stukje gips?
b Waarom staat het woord moleculen in $CaSO_4$-'moleculen' tussen aanhalingstekens?

65 In heel droge lucht (luchtvochtigheidsgraad onder de 50%) verweert het zout $MgSO_4 \cdot 7\ H_2O$ (magnesiumsulfaat heptahydricus). In een vochtige lucht (luchtvochtigheid boven de 80%) vervloeit dit zout.
a Leg uit wat de begrippen verweren en vervloeien betekenen.
b Geef de formule en de naam van het zout dat na verweren overblijft.
c Geef de formule van het mengsel dat na vervloeien ontstaat.

66 In een laboratorium wordt wel eens een exsiccator gebruikt. Leg uit waarvoor dit apparaat gebruikt wordt. (De naam van dit apparaat geeft een belangrijke aanwijzing voor het gebruik ervan.)

67 Is het aantrekken van water (hygroscopie) een natuurkundig of een scheikundig proces? Waarom?

68
a Is het vervloeien van een zout dat kristalwater bevat een natuurkundig proces? Waarom wel/niet?
b Is verweren van een zout dat kristalwater bevat een natuurkundig proces? Wat kan er bij verweren veranderen en wat verandert er niet?

3.5
Dichtheid en concentratie

Dichtheid is de hoeveelheid (of massa) van een stof uitgedrukt in kilogram (kg), die bij een temperatuur van 20 °C past in een ruimte (of volume) van 1 kubieke meter (m^3). Dichtheid wordt ook wel soortelijke massa genoemd.

Het symbool voor dichtheid is de kleine letter d. De officiële standaardeenheid van dichtheid is kg/m^3 (kilogram per kubieke meter). Vaak gebruikt men ook g/l (gram per liter), g/ml (gram per milliliter) of g/cm^3 (gram per kubieke centimeter). In tabel 3.1 zijn de dichtheden van enkele stoffen gegeven.

Tabel 3.1 Dichtheid van enkele stoffen

stof	dichtheid in kg/m^3	stof	dichtheid in kg/m^3
alcohol (ethanol)	800	kwik	13.500
aluminium	2.700	olijfolie	920
benzine	720	water	1.000
eikenhout (een mengsel)	780	ijzer	7.900
glas	2.600	zand (een mengsel)	1.600
goud	19.300	zeewater (een mengsel)	1.020
keukenzout	2.170	zilver	10.500

In tabel 3.1 staan dichtheden van zuivere stoffen en van mengsels. Bij zuivere stoffen geldt dat de dichtheid een stofeigenschap is. De dichtheid heeft te maken met de afstand tussen de deeltjes en met de samenstelling van de deeltjes van de stof. De temperatuur is daarbij van grote invloed, want als de temperatuur stijgt gaan de deeltjes verder uit elkaar zitten en is er dus meer ruimte nodig. Vandaar dat de dichtheid altijd opgegeven wordt bij een temperatuur van 20 °C.

In een mengsel zijn altijd verschillende soorten deeltjes aanwezig. De dichtheid geeft informatie over alle deeltjes samen. In zeewater bijvoorbeeld zit water en zout. De dichtheid van zeewater is groter dan die van zuiver water. In 1 liter zeewater is totaal meer stof aanwezig dan in 1 liter zuiver water. Zuiver water bevat immers maar één soort deeltjes: watermoleculen, terwijl er in zeewater twee soorten deeltjes zitten: watermoleculen en zoutionen.

De dichtheid van een mengsel is dus de dichtheid van alle stoffen van het mengsel bij elkaar. We geven een paar voorbeelden.
- De dichtheid van water is 1.000 kg/m^3. Dit betekent dat in een ruimte van 1 m^3 (een bak van 1 meter lang, 1 meter breed en 1 meter hoog) precies 1.000 kg water past.
- Als je een bak van 6 m^3 vult met water, dan kan er 6 m^3 × 1.000 kg/m^3 = 6.000 kg water in.
- Vul je diezelfde bak van 6 m^3 helemaal met zand, dan gaat er 6 m^3 × 1.600 kg/m^3 = 9.600 kg zand in.
- Een stuk eikenhout van 390 kg neemt een ruimte in van 390 kg : 780 kg/m^3 = 0,5 m^3.

– Een blokje goud meet 5 cm bij 5 cm bij 5 cm. Als je gaat berekenen hoeveel gram goud dat is, moet je even goed op de gebruikte eenheden letten. Het volume is 5 cm × 5 cm × 5 cm = 125 cm^3 (kubieke centimeter) = 125 ml (milliliter) = 0,125 l (liter). 1 m^3 goud = 1.000 l (liter) weegt 19.300 kg. Dan weegt 1 liter goud dus 19.300 kg : 1.000 = 19,3 kg. Dan weegt 0,125 l dus 0,125 × 19,3 kg = 2,4125 kg = 2.412,5 g (gram).

Uit de voorbeelden blijkt het volgende:

$$d = \frac{m \text{ (totaal)}}{V \text{ (totaal)}}$$

Dichtheid is de massa van de totale stof gedeeld door het volume van die totale stof (m is het symbool voor massa, V is het symbool voor volume). Andersom geldt dan ook m = d × V of V = m : d. Massa, dichtheid en volume noemen we grootheden. Een grootheid is iets dat je kunt meten.

Eenheden

Massa wordt standaard uitgedrukt in de eenheid kilogram, het kan ook in gram: 1 kg = 1.000 g. Ook de eenheid milligram (mg) wordt gebruikt: 1 g = 1.000 mg.
Het rijtje wordt dan: 1 kg = 1.000 g = 1.000.000 mg of andersom: 1 mg = 0,001 g = 0,000.001 kg.
Volume kan uitgedrukt worden in m^3 (kubieke meter) en in cm^3 (kubieke centimeter), maar ook in liter en in milliliter. Daarnaast komen ook nog de maten mm^3 (kubieke millimeter) en dm^3 (kubieke decimeter) voor.
Er geldt: 1 m^3 = 1.000 dm^3 = 1.000.000 cm^3 = 1.000.000.000 mm^3 (telkens factor 1000).
Er geldt ook 1 dm^3 = 1 liter en 1cm^3 = 1 ml. Zoals bekend is 1 l = 1.000 ml.
Let bij het gebruik van formules goed op eenheden. Gebruik in een formule steeds dezelfde eenheid voor dezelfde grootheid.

VRAGEN EN OPDRACHTEN

69 Reken de volgende hoeveelheden om in de gevraagde eenheid.
a 30 g = ... kg
b 200 mg = ... g
c 0,65 g = ... mg
d 1.730 g = ... kg
e 4,6 kg = ... mg
f 15.000 mg = ... kg
g 25 kg = ... mg
h 4 g = ... kg
i 25.050 g = ... mg
j 0,04 g = ... mg
k 20,65 mg = ... g
l 9,4 mg = ... kg

70 Reken de volgende hoeveelheden om in de gevraagde eenheid.
a 45 l = ... ml
b 83,5 ml = ... l
c 340 m^3 = ... dm^3
d 0,73 cm^3 = ... mm^3
e 1405 mm^3 = ... dm^3
f 85.000 cm^3 = ... m^3
g 67,75 ml = ... cm^3
h 4,9 ml = ... dm^3
i 0,085 m^3 = ... ml
j 21.000 mm^3 = ... ml
k 5.450 dm^3 = ... l
l 3,12 m^3 = ... l

71 Reken de volgende dichtheden om in de gevraagde eenheid. Tip: de dichtheid 1.600 kg/m³ kun je schrijven als 1.600 kg : 1 m³. Het omzetten in bijvoorbeeld g/cm³ gaat als volgt:

1.600 kg = ... g = 1.600.000 g en 1 m³ = ... cm³ = 1.000.000 cm³.
1.600 kg/m³ = 1.600 kg : 1 m³ = 1.600.000 g : 1.000.000 cm³ = 1,6 g/cm³.

a 455 kg/m³ = ... g/l
b 0,9 g/cm³ = ... kg/m³
c 200 g/l = ... g/ml
d 0,98 g/cm³ = ... g/l

72 Wat is zwaarder?
a 1 kg water of 1 kg olijfolie
b 2 m³ alcohol of 2 m³ glas
c 0,5 m³ eikenhout of 300 kg kurk

73 Welk metaal in tabel 3.1 heeft de grootste dichtheid?

74 Van welk materiaal past de meeste massa in een doos van 6,5 liter: van zand of van olijfolie?

75
a Wat is een grootheid? Welke drie grootheden zijn in deze paragraaf besproken?
b Noem nog drie andere grootheden.
c Wat zijn eenheden? Welke eenheden horen bij de grootheden van vraag a?
d Noem ook de eenheden die horen bij de grootheden die je in **b** genoemd hebt.

76 De afkorting m komt in deze paragraaf in drie verschillende betekenissen voor. Noem ze alle drie.

77 Bereken de dichtheid van de volgende stoffen in de eenheid kg/m³ en in de eenheid g/ml.
a 425 gram messing neemt een volume in van 50 ml.
b 1500 ml suikeroplossing weegt 1,8 kg.
c Een blok wilgenhout neemt een volume in van 1,2 liter. Het blok weegt 720 gram.

78 Bereken met behulp van tabel 3.1 het volume in ml van de volgende hoeveelheden stof.
a 52 kg glas
b 158 g ijzer
c 13.500 mg aluminium
d 41,6 kg alcohol

79 Bereken met behulp van tabel 3.1 de massa in g van de volgende hoeveelheden stof.
a 40 ml olijfolie
b 250 ml alcohol
c 1,5 m³ zand
d 2   l kwik

Concentratie

De concentratie geeft aan hoeveel er van een opgeloste stof aanwezig is in een volume-eenheid van de oplossing. Een ander woord voor concentratie is gehalte. De concentratie of het gehalte van een stof geeft informatie over één van de componenten in het mengsel. We geven een paar voorbeelden.
- De zoutconcentratie in zeewater is 20 g/l. Dit betekent dat er in 1 liter zeewater 20 gram zout zit. In 2 liter zeewater zit dus 40 gram zout, in een halve liter 10 gram zout, enzovoort. Maar of er behalve zout en water nog andere stoffen aanwezig zijn, daar hebben we geen gegevens over.

- We voegen 500 g water en 500 g alcohol bij elkaar. Het enige wat we nu met zekerheid kunnen zeggen is dat we 1.000 g mengsel hebben gekregen. Maar we weten het volume van het mengsel niet. Het volume is te berekenen als we de dichtheden van water (1 g/ml) en alcohol (0,8 g/ml) erbij betrekken.
  - 500 g water neemt 500 ml volume in;
  - 500 g alcohol heeft een volume van 500 g : 0,8 g/ml = 625 ml;
  - 500 ml water + 625 ml alcohol = 1.125 ml oplossing.

  De alcoholconcentratie is dan 500 g : 1.125 ml = 0,44 g/ml. (In de praktijk blijkt dat bij het mengen van alcohol en water het totale volume van het mengsel minder is dan de optelsom van de afzonderlijke volumes. Door het mengen worden de ruimten tussen de moleculen wat kleiner, waardoor het mengsel wat krimpt. Dit verschijnsel heet contractie. Als je vloeistoffen met elkaar mengt, kun je de volumes dus niet zomaar bij elkaar optellen, massa's mag je altijd wel optellen.)
- We kunnen in het laatste voorbeeld wel het massapercentage alcohol berekenen, dat is namelijk 50% (500 g alcohol : 1.000 g totaal × 100%). In de farmacie gebruikt men heel vaak massaprocenten (%g/g of %m/m), volumeprocenten (%v/v) of massa/volumeprocenten (%g/v of %m/v) om het gehalte van een stof in een mengsel aan te geven. In de natuur- en scheikunde wordt voor de concentratie meestal g/ml gebruikt als eenheid.

Om de concentratie van een bestanddeel te berekenen, heb je de volgende gegevens nodig.
- Je moet weten hoeveel massa (meestal in gram) van de opgeloste stof aanwezig is.
- Je moet weten welk volume oplossing (meestal in milliliter) er totaal aanwezig is.

Natuurlijk kun je de benodigde gegevens ook in een andere eenheid opgeven, dat kun je altijd omrekenen.

Meestal is de concentratie van een oplossing wel bekend. Je moet dan uitrekenen hoeveel oplossing je moet gebruiken om een bepaalde hoeveelheid van het gewenste bestanddeel te krijgen. We geven weer enkele voorbeelden.
- Je hebt een suikeroplossing van 60 g/l. Hoeveel van deze oplossing heb je nodig om 3 gram suiker te krijgen?
  60 g/l betekent 60 g suiker in 1 l oplossing.
  Voor 3 g suiker is 3 g : 60 g × 1 l = 0,05 l oplossing nodig.
- Een zoutoplossing heeft een concentratie van 45 g/l. Je hebt 400 ml van deze oplossing in een fles zitten. Hoeveel gram zout zit er dan in die fles?
  45 g/l betekent 45 g zout in 1 liter oplossing.
  400 ml oplossing = 0,4 liter oplossing. Dit bevat 0,4 liter : 1 liter × 45 g = 18 g zout.

Concentratie wordt aangegeven met de letter c:

$$c = \frac{m \text{ (opgeloste stof)}}{V \text{ (totale oplossing)}}$$

Concentratie is ook een grootheid. De bijbehorende eenheid is dus g/ml.
Deze formule lijkt erg op die voor dichtheid. Het verschil is dat bij de concentratie in de teller alleen de massa van de opgeloste stof staat, terwijl bij de dichtheid in de teller de massa van de totale oplossing staat.
Net als bij dichtheid kun je de formule ook in twee andere vormen schrijven:
$V = m : c$ of $m = V \times c$.

Mol

In de scheikunde wordt voor concentratie ook vaak de eenheid mol/l (mol per liter) gebruikt. Dit heet de molariteit. Mol is een maat voor het aantal deeltjes van een stof. 1 mol = 602.000.000.000.000.000.000.000 deeltjes. Bijvoorbeeld:
- 18 gram water bevat precies 1 mol watermoleculen, dit komt omdat de moleculmassa van water 18 is;
- 58,5 gram natriumchloride is precies 1 mol 'moleculen' want de 'molecuul'-massa van NaCl is 58,5.

Kortom: als de moleculmassa van een stof X bedraagt, dan bevat X gram van die stof precies 1 mol moleculen en dan weegt 1 mol van die stof ook X gram.
De moleculmassa van een stof kun je met behulp van de formule en het Periodiek Systeem der Elementen berekenen. Uit de volgende voorbeelden blijkt ook dat de eenheid van moleculmassa gram per mol (g/mol) moet zijn.
- De moleculmassa van de stof $Na_2CO_3 \cdot 10\ H_2O$ is $((2 \times 23) + (1 \times 12) (3 \times 16)) + (10 \times 18) = 106 + 180 = 286$ g/mol. 1 mol natriumcarbonaat decahydricus weegt dus 286 gram.
- De moleculmassa van suiker ($C_{12}H_{22}O_{11}$) is $(12 \times 12) + (22 \times 1) + (11 \times 16) = 342$ g/mol. 1 mol suiker weegt dus 342 gram.

In plaats van 'de NaCl-concentratie is 58,5 g/l' kun je ook zeggen: 'de NaCl-concentratie is 1 mol/l' of 'de molariteit van deze NaCl-oplossing is 1'. Nog anders gezegd: je hebt hier een 1 molair NaCl-oplossing of 1 M NaCl (aq).
In plaats van 'de $C_6H_{12}O_6$-concentratie is 18 g/l' kun je ook zeggen: 'de $C_6H_{12}O_6$-concentratie is 0,1 mol/l', 'de molariteit van deze $C_6H_{12}O_6$-oplossing is 0,1', 'dit is een 0,1 molair glucoseoplossing' of '0,1 M glucose (aq)'.

VRAGEN EN OPDRACHTEN

80 Wat is het verschil tussen concentratie en dichtheid? Is er ook een overeenkomst?

81 Wat verstaan we onder contractie? Wanneer treedt het op? Waardoor wordt contractie veroorzaakt?

82 Bereken telkens de concentratie van de opgeloste stof in de eenheid gram per milliliter (g/ml). Maak indien nodig gebruik van de gegevens in tabel 3.1.
a Je lost 13 gram keukenzout op in water. Je maakt precies 500 ml oplossing.
b Je lost 6 gram suiker op in water. Je maakt precies 150 ml oplossing.
c In 0,8 liter oplossing is 300 g salmiak opgelost.
d In 250 ml oplossing is 40 gram alcohol opgelost.
e Je mengt 20,2 g keukenzout met 500 g water. De dichtheid van de oplossing die ontstaat is 1,02 g/ml. Bereken met deze dichtheid eerst het volume in ml van de totale oplossing en dan de zoutconcentratie.
f Je mengt 400 ml water met 250 ml alcohol. Er ontstaat door contractie 625 ml oplossing. Bereken de alcoholconcentratie in het mengsel.

83 Bereken ook de dichtheid van de oplossing die is ontstaan in opdracht 82f.

84 In een drank moet je 9 g glucose ($C_6H_{12}O_6$) toevoegen. Je kunt kiezen uit vier glucoseoplossingen. Bereken voor elke glucoseoplossing hoeveel je daarvan moet gebruiken om 9 g glucose te krijgen.
a Een oplossing met concentratie van 30 g/l.
b Een oplossing met concentratie van 0,5 mol/l.
c Een oplossing met concentratie 450 g/m³.
d Een oplossing met concentratie 0,1 mol/l.
e Welke van deze vier oplossingen is het meest geschikt om te gebruiken als je totaal 500 ml drank moet maken?

85 Bereken van de volgende stoffen de molecuulmassa.
a O_2 (g)
b CO_2 (g)
c $C_6H_{12}O_6$ (s)
d H_2SO_4 (l)
e MgO (s)
f $Ca(OH)_2$ (s)
g $C_{17}H_{35}COONa$ (s)
h N_2O_5 (g)
i $Zn(NO_3)_2$ (s)
j Cl_2 (g)
k C_6H_6 (l)
l C_2H_5OH (l)

86 Bereken voor de stoffen in opdracht 85 hoeveel gram gelijk is aan:
a 2,5 mol
b 15   mmol

87 Reken de volgende hoeveelheden stof om in de gevraagde eenheid.
a 1 mol NH_3 (g) weegt ... g, dus 25 mmol NH_3 (g) weegt ... mg.
b 1 mol $CaCO_3$ (s) weegt ... g, dus 0,4 mol $CaCO_3$ (s) weegt ... g.
c 1 mol $AgNO_3$ (s) weegt ... g, dus 75 mmol $AgNO_3$ (s) weegt ... mg.
d 1 mol H_2O_2 (l) weegt ... g, dus 119 mg H_2O_2 (l) bevat ... mol.
e 1 mol C_2H_6O (l) weegt ... g, dus 1,15 g C_2H_6O (l) bevat ... mmol (millimol = 0,001 mol).
f 1 mol HCl (g) weegt ... g, dus 8,03 g HCl (g) bevat ... mol.

88
a Wat betekent de volgende uitspraak? De molariteit van de NaCl-oplossing is 0,5.
b Schrijf deze uitspraak nog op drie andere manieren op, en gebruik daarbij de begrippen molair, M en mol/l.
c Hoeveel mol NaCl zit er in 1 liter van deze oplossing?
d Hoeveel gram NaCl zit er in 2 liter van deze oplossing?
NaCl splitst in ionen. Uit één NaCl-'molecuul' komen één Na^+-ion en één Cl^--ion, totaal dus twee ionen.
e Hoeveel mol Na^+-ionen zit er in 1 liter van deze 0,5 molair NaCl-oplossing?
f Hoeveel mol Cl^--ionen zit er in 1 liter van deze 0,5 molair NaCl-oplossing?
g Hoeveel mol ionen zit er totaal in 1 liter van deze 0,5 molair NaCl-oplossing?

3.6
Diffusie en osmose

Diffusie is een natuurkundig proces waarbij deeltjes van een stof op basis van hun bewegingssnelheid de beschikbare ruimte volledig proberen te vullen. Het effect is dat de concentratie van elke stof in de hele beschikbare ruimte gelijk wordt. Elke stof is homogeen verdeeld over de beschikbare ruimte.
Bij gassen treedt diffusie het makkelijkst en het snelst op, omdat de deeltjes van een gas volledig vrij zijn om te bewegen en dat ook het snelst doen. Als bijvoorbeeld in de keuken de aardappels aanbranden, dan ruik je na enige tijd boven op zolder ook een aangebrande geur. De geur heeft zich door het hele huis verspreid.

In vloeistoffen treedt ook diffusie op. Als je heel voorzichtig een druppel koffie in een glas water laat vallen, zie je dat de bruine kleur zich langzaam door het hele glas verspreidt. Eerst zie je nog strepen koffie, maar op den duur wordt de bruine kleur steeds vager en verdeelt de koffie zich door het hele glas.

Zelfs in vaste stoffen komt diffusie voor. Een voorbeeld daarvan is de fluoridering van het tandglazuur door het regelmatig opzuigen van fluortabletjes. Het speeksel heeft dan een bepaalde fluorideconcentratie en vanuit het speeksel diffunderen fluoride-ionen in het glazuur. Daar nemen ze de plaats in van hydroxide-ionen, die dan uit het glazuur diffunderen. (De opname van fluoride in het tandweefsel gebeurt ook via het bloed, fluoridering via diffusie levert een kleine, maar niet onbelangrijke, bijdrage.) Diffusie in vaste stoffen duurt uiteraard erg lang.

Diffusie is gebaseerd op vrije beweging van deeltjes. De deeltjes bewegen daarbij altijd van een plaats met hoge concentratie naar een plaats met lage concentratie. Het resultaat is dat de concentratie van elke aanwezige stof op den duur overal gelijk wordt. In figuur 3.7 is uitgebeeld hoe diffusie in een oplossing uiteindelijk leidt tot een homogene verdeling van de stoffen over de totale ruimte. Hierbij treden twee stromen tegelijkertijd op:
- er bewegen deeltjes van de opgeloste stof van ruimte II naar ruimte I;
- er bewegen tegelijkertijd oplosmiddelmoleculen van ruimte I naar ruimte II.

In de beginsituatie is in ruimte I de concentratie van het oplosmiddel 100% en in ruimte II kleiner dan 100%. De oplosmiddelmoleculen bewegen daarom van ruimte I (hoge concentratie oplosmiddel) naar ruimte II (lage concentratie oplosmiddel), dat is dus precies de andere kant op dan de deeltjes van de opgeloste stof. Beide stromen leiden ertoe dat de concentraties van alle aanwezige stoffen, opgeloste stof(fen) en oplosmiddel(en) in de totale ruimte gelijk worden. Dit geldt voor elke stof afzonderlijk.

Figuur 3.7
Diffusie.
a Beginsituatie.
b Eindsituatie.

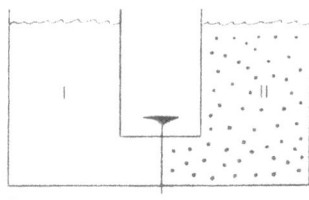
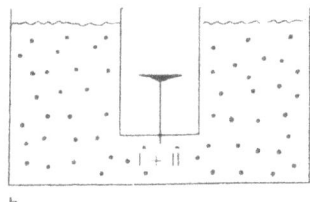

VRAGEN EN OPDRACHTEN

89 Wat is diffusie? Wat betekent diffunderen?

90 Welke invloed heeft de temperatuur op de snelheid waarmee diffusie plaatsvindt? Leg je antwoord uit.

91 Hoe kun je in een vloeibaar mengsel zorgen dat de opgeloste stoffen sneller over het hele mengsel zijn verdeeld?

92 Waarom is in figuur 3.7 in de beginsituatie de concentratie van het oplosmiddel in ruimte I 100%?

93 Waarom bewegen in figuur 3.7 na het opendraaien van de kraan tussen ruimte I en ruimte II de oplosmiddelmoleculen van I naar II en de opgeloste stoffen van II naar I?

94 Na verloop van jaren kan er kwik weglekken uit een amalgaamvulling. Gelukkig gaat dit heel erg langzaam zodat er maar heel kleine hoeveelheden kwik vrijkomen. Leg uit waarom dit gebeurt en zeg hoe dit proces heet.

95 Waarom duurt diffusie in vaste stoffen erg lang?

96 Leg uit waarom diffusie een natuurkundig verschijnsel is.

Osmose

Osmose is een proces op basis van diffusie waarbij het vrij bewegen van (sommige) opgeloste stoffen niet mogelijk is.
In figuur 3.7 is de scheiding tussen ruimte I en ruimte II een kraan die opengedraaid wordt. In de eindsituatie kunnen alle aanwezige deeltjes vrij bewegen, er zijn geen belemmeringen. In figuur 3.8 is de scheiding tussen ruimte I en ruimte II een semipermeabele membraan. Een semipermeabele membraan is een halfdoorlaatbare wand, eigenlijk een heel fijn filter. Hoe fijner het filter, hoe minder opgeloste stoffen erdoorheen kunnen. Het effect is dat de deeltjes van de opgeloste stof (bijv. colloïdaal opgeloste stoffen zoals eiwitmoleculen, maar ook opgeloste glucosemoleculen en bij heel fijne filters zelfs opgeloste ionen) niet van ruimte II naar ruimte I kunnen diffunderen. Ze willen dat wel, ze bewegen in de richting van ruimte I, botsen tegen de membraan en zorgen ervoor dat de membraan bol gaat staan in de richting van ruimte I. De deeltjes die de membraan niet kunnen passeren, oefenen druk uit op het membraan.
Watermoleculen (het meest gebruikte oplosmiddel) zijn zo klein dat ze elk filter en elke membraan kunnen passeren. De watermoleculen bewegen van ruimte I (hoge waterconcentratie) naar ruimte II (lage waterconcentratie), zij gaan door het filter heen. Ruimte II wordt nu voller en het vloeistofpeil in ruimte II komt hoger dan in ruimte I. Ook dit veroorzaakt druk van ruimte II op ruimte I.

Figuur 3.8
Osmose.
a Beginsituatie.
b Eindsituatie.

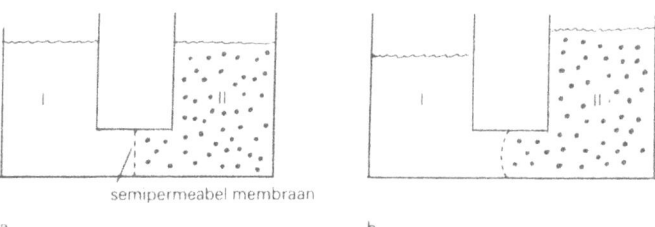

In de eindsituatie zijn de stoffen niet gelijkmatig over de totale ruimte verdeeld. De concentratie opgeloste stoffen is in ruimte II nog steeds hoger dan in ruimte I en de concentratie oplosmiddel in ruimte I is nog steeds hoger dan in ruimte II. Toch stabiliseert deze situatie. Er moet dus ook een druk van ruimte I op ruimte II zijn die de druk van de botsende moleculen plus de druk van het volumeverschil compenseert. Die druk is de osmotische waarde van oplossing II. De osmotische waarde of osmotische druk zorgt ervoor dat de opname van water in ruimte II stopt ondanks het feit dat de concentraties in beide ruimten nog niet gelijk zijn. Als er geen osmotische druk zou zijn, dan zou de membraan uiteindelijk knappen omdat ruimte II dan oplosmiddel zou blijven aanzuigen.

Hypotoon, isotoon en hypertoon

Hypo betekent onder, *iso* betekent gelijk en *hyper* betekent boven. *Toon* komt van tonus en betekent druk, spanning.
Als we twee oplossingen met elkaar vergelijken, kunnen de volgende situaties zich voordoen.

- Oplossing I heeft een lagere osmotische waarde dan oplossing II. Oplossing I is dan hypotoon ten opzichte van oplossing II, andersom is oplossing II hypertoon ten opzichte van oplossing I.
- Oplossing I heeft dezelfde osmotische waarde als oplossing II. Beide oplossingen zijn isotoon ten opzichte van elkaar.

Een hypotone oplossing staat altijd oplosmiddel af en neemt opgeloste stoffen op, mits deze door de semipermeabele wand heen kunnen.
Een hypertone oplossing trekt altijd oplosmiddel aan en staat opgeloste stoffen af, mits deze door de semipermeabele wand heen kunnen.

Voor de osmotische waarde van een oplossing maakt het niet uit wat voor deeltjes er aanwezig zijn. De osmotische waarde wordt bepaald door het totale aantal deeltjes. Je mag alle deeltjes gewoon bij elkaar optellen. Ionen worden daarbij als aparte deeltjes gezien. In een oplossing zijn positieve en negatieve ionen los van elkaar aanwezig, elk telt apart mee voor het totale aantal deeltjes.
Osmose is een colligatieve eigenschap. Colligatief betekent dat het alleen afhangt van het totaal aantal opgeloste deeltjes, de soort maakt niet uit.

We geven enkele voorbeelden van osmose in het menselijk lichaam. In figuur 3.9 is schematisch uitgebeeld wat er allemaal gebeurt bij de uitwisseling van stoffen tussen bloed, lichaamsvocht en cellen.

Bloed

In het bloed komen veel hoogmoleculaire stoffen (stoffen met grote moleculen) voor, zoals eiwitten (albumine) en vetten. Verder komen in bloed ook veel laagmoleculaire stoffen (kleine moleculen) voor, zoals glucose, zuurstof, aminozuren, ionen, kooldioxyde, ureum en uiteraard water. Bloed heeft een hoge osmotische waarde en is hypertoon ten opzichte van het lichaamsvocht. De wanden van de bloedvaten zijn permeabel voor de genoemde laagmoleculaire stoffen. Omdat het bloed hypertoon is, diffunderen deeltjes die door de wand heen kunnen, zoals glucose en zuurstof, gedwongen naar het lichaamsvocht.

Lichaamsvocht

Het lichaamsvocht omgeeft alle organen, bloedvaten en spieren. In het lichaamsvocht komen veel opgeloste stoffen voor, maar geen eiwitten en vetten. Het lichaamsvocht treedt op als doorgeefluik voor stoffen tussen het bloed en de cellen. Het lichaamsvocht is isotoon met de cellen. Dat is maar goed ook, want als het lichaamsvocht hypertoon zou zijn ten opzichte van de cellen dan zouden de cellen doorlopend water afgeven aan het lichaamsvocht en in elkaar schrompelen (plasmolyse). Als het lichaamsvocht hypotoon zou zijn ten opzichte van de cellen dan zouden de cellen doorlopend water opnemen uit het lichaamsvocht, waardoor ze zwellen en uiteindelijk kunnen barsten.
Het transport van stoffen tussen cellen en lichaamsvocht is dus gebaseerd op concentratieverschillen (diffusie), tenzij in de celwanden voorzieningen zijn opgenomen voor actief transport van stoffen. Het actief transport van stoffen kost het lichaam energie, terwijl osmose en diffusie vanzelf gaan.

Celinhoud

In de cellen vindt onder andere verbranding plaats. Glucose en zuurstof zijn nodig voor de verbranding. De concentratie van glucose en zuurstof in de cellen is laag, omdat beide stoffen na aankomst in de cellen verbruikt worden bij de verbranding.

De concentratie van deze beide stoffen in het lichaamsvocht is dus voortdurend hoger dan in de cellen, zodat het transport naar de cellen continu doorgaat (tenzij er te weinig zuurstof en glucose vanuit het bloed in het lichaamsvocht terechtkomt).

Transport van stoffen

Bij de verbranding en andere processen in de cellen komen afvalstoffen vrij, zoals kooldioxide en ureum. De concentratie van deze stoffen is in de cellen hoger dan in het lichaamsvocht, dus vindt transport door middel van diffusie plaats naar het lichaamsvocht. Maar het bloed is hypertoon ten opzichte van het lichaamsvocht en dat remt de diffusie van de afvalstoffen naar het bloed. Hier heeft het lichaam ook weer een slimme oplossing voor gevonden. In de haarvaten aan het einde van de slagaders is de bloeddruk hoog. Door de druk wordt er water met daarin glucose en zuurstof (in een slagader zit veel zuurstof en glucose en weinig afvalstoffen) uit het bloedvat geperst, ondanks de hogere osmotische waarde van het bloed ten opzichte van het lichaamsvocht. Even verderop komen de haarvaten weer bij elkaar in aders, maar daar is de bloeddruk een stuk lager. Nu heeft de osmotische waarde van het bloed weer de overhand, waardoor er op de plek waar de aders beginnen water met daarin opgeloste afvalstoffen uit het lichaamsvocht wordt getrokken. Op deze wijze zorgt het samenspel tussen osmotische waarde en bloeddruk ervoor dat de aanvoer van glucose en zuurstof en de afvoer van afvalstoffen vanzelf gaat (zonder dat het extra energie kost).

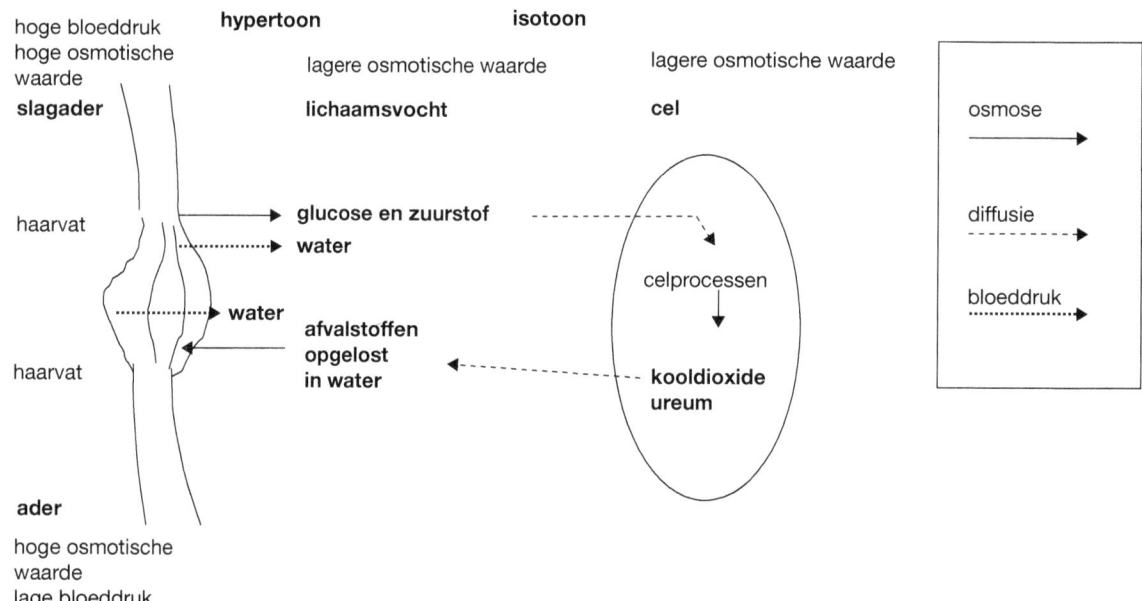

Figuur 3.9
Transport van stoffen in het lichaam door middel van osmose en diffusie.

Dialyse

Cellofaan wordt veel gebruikt als semipermeabel materiaal, bijvoorbeeld om oplossingen met hoogmoleculaire stoffen (zoals eiwitten, vetten, stoffen met grote moleculen) te reinigen van laagmoleculaire stoffen (opgeloste zouten, glucose en andere kleinere moleculen). De eiwitoplossing gaat in een slang van cellofaan, die aan beide uiteinden dichtgeknoopt wordt. De gevulde slang wordt in een bak met zuiver water (spoelvloeistof) gelegd. Het water gaat de slang in, de oplosbare verontreinigingen gaan uit de slang naar de spoelvloeistof. Door de spoelvloeistof regelmatig te verversen, verdwijnen de verontreinigingen steeds meer uit de eiwitoplossing. De slang van cellofaan mag niet te vol gedaan worden met eiwitoplossing, er moet nog ruimte zijn om oplosmiddel op te nemen.

Nierdialyse is een medische toepassing van dit principe. Het bloed van de patiënt wordt via cellofaanslangen door een spoelvloeistof geleid. De oplosbare verontreinigingen zoals ureum gaan door het cellofaan heen en komen in de spoelvloeistof terecht, terwijl de bloedeiwitten in het bloed blijven. Maar ook glucose en opgeloste mineralen die nuttig zijn voor het lichaam, komen in de spoelvloeistof terecht. Deze nuttige stoffen moet de patiënt dus na de dialyse weer toegediend krijgen of de spoelvloeistof moet deze stoffen al bevatten in dezelfde concentratie als in het bloed, zodat ze niet uit het bloed diffunderen. Een nadeel van deze laatste optie is dat de diffusie van andere verontreinigingen langzamer verloopt omdat het verschil in osmotische waarde tussen spoelvloeistof en bloed kleiner is geworden.

In de nieren zelf worden alle opgeloste stoffen uit het bloed geperst, doordat het bloed hypertoon is ten opzichte van de voorurine. De hogere osmotische waarde van het bloed zorgt er dus voor dat dit gebeurt. Maar ook de nuttige stoffen, zoals glucose en opgeloste zouten, verdwijnen uit het bloed. Daarom vindt in de nieren resorptie (terug-opname) van deze stoffen plaats. Dit resorptieproces kost wel energie.

Zwel en krimp van gebitsafdrukken

Veel afdrukmaterialen in de tandheelkunde zijn scheikundig gezien een gel. In de gel zit water gevangen in een kluwen van grote moleculen. Bij hoge luchtvochtigheid kan het zijn dat de waterconcentratie in de lucht hoger is dan de waterconcentratie in de afdruk. De afdruk neemt dan water op uit de lucht en zwelt op (imbibitie). Bij een lage luchtvochtigheid gebeurt het omgekeerde: de afdruk geeft water af aan de lucht en krimpt (syneresis).

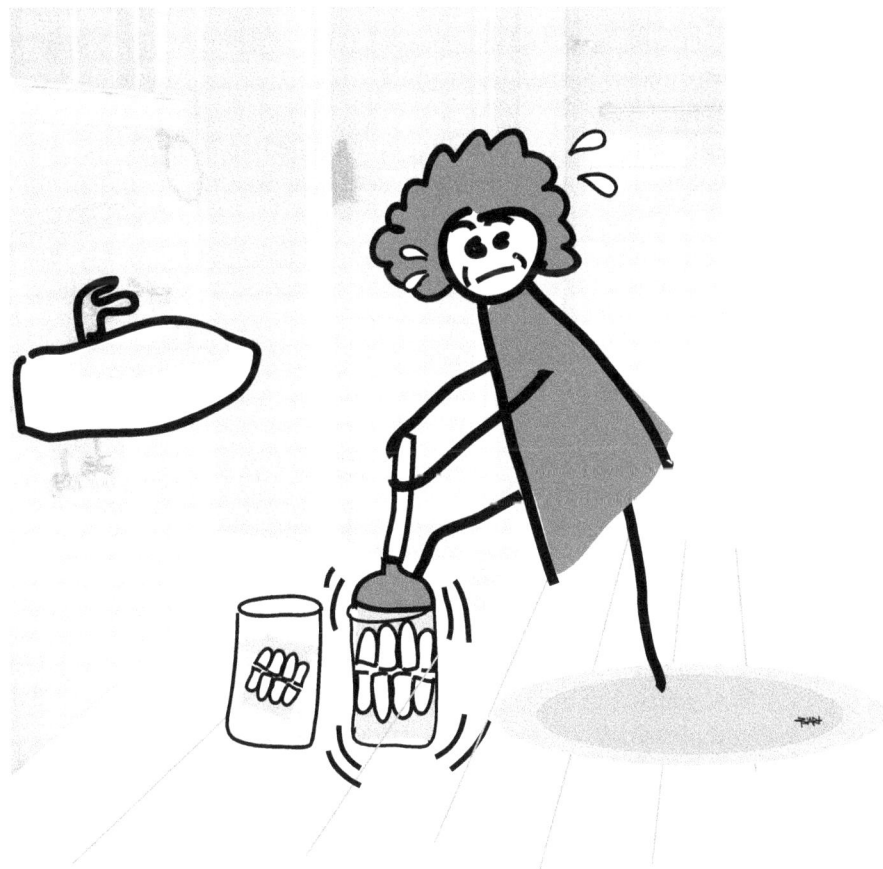

VRAGEN EN OPDRACHTEN

97 Iemand zegt dat diffusie gaat over de beweging van opgeloste stoffen en dat osmose de beweging van oplosmiddel is. Ben je het met deze uitspraak eens? Waarom wel/niet?

98 Kan elke opgeloste stof altijd door een semipermeabele membraan heen? Waarvan is het afhankelijk of dit wel of niet kan?

99 Door welke twee factoren wordt het bol staan van de membraan in figuur 3.8 veroorzaakt?

100 Gegeven zijn de volgende oplossingen.
a 1 molair glucoseoplossing
b 1 molair suikeroplossing
c 1 molair NaCl-oplossing
d 0,6 M glucoseoplossing
e 0,6 M suikeroplossing
f 0,6 M NaCl-oplossing

a Wat betekent molair en wat betekent M?
b Wat is in oplossing C de totale concentratie van alle opgeloste deeltjes bij elkaar?
c Wat is in oplossing F de totale concentratie van alle opgeloste deeltjes bij elkaar?

101 Vul in de volgende zinnen het woord isotoon, hypertoon of hypotoon in. De oplossingen zijn dezelfde als in vraag 100.
a Oplossing A is ... t.o.v. oplossing B.
b Oplossing C is ... t.o.v. oplossing B.
c Oplossing A is ... t.o.v. oplossing E.
d Oplossing B is ... t.o.v. oplossing F.

102 Een kind heeft tijdens het spelen uit de zoutpot zitten eten en minstens enkele scheppen zout binnengekregen. Dit is voor de arts aanleiding het kind met spoed op te nemen.
a Wat is het effect van veel zout in het bloed op de osmotische waarde van het bloed?
b Welk effect heeft een te hoge osmotische waarde van bloed voor het lichaamsvocht? Noem twee dingen.
c Na enige tijd komt het zout ook in het lichaamsvocht terecht. Welk effect heeft dit op de osmotische waarde van het lichaamsvocht? Wat gebeurt er dan vervolgens met de cellen?
d Wat verstaan we onder plasmolyse van een cel?

103
a Wat zijn hoogmoleculaire stoffen? Geef een voorbeeld.
b Wat zijn laagmoleculaire stoffen? Geef twee voorbeelden.
c Welke van deze stoffen kunnen zeker niet door een semipermeabele membraan?

104
a Leg uit hoe dialyse in zijn werk gaat.
b Wat is het nut van het regelmatig verversen van de spoeloplossing bij een dialyse?
c Wat gebeurt er als je de cellofaanslang bij het begin van de dialyse te vol doet met eiwitoplossing?

105 Men wil een NaCl-oplossing maken die isotoon is met het lichaamsvocht. De concentratie deeltjes in het lichaamsvocht is ongeveer 0,3 mol/l. Dit heet een fysiologische zoutoplossing.
a Hoeveel mol NaCl komt overeen met 0,3 mol deeltjes?
b Wat is de concentratie van een fysiologische zoutoplossing in mol/l?

c Bereken de concentratie van een fysiologische zoutoplossing ook in g/l.
d Hoeveel gram NaCl moet je afwegen om 150 ml fysiologische zoutoplossing te maken?

106 Injectievloeistoffen, afdrukmaterialen, zalven, oogdruppels en andere medicamenten of hulpstoffen die in rechtstreeks contact komen met het menselijk lichaam, zowel inwendig als uitwendig, moeten isotoon zijn met het lichaam.
a Wat is het effect op het lichaam, bijvoorbeeld de huid, als het gebruikte materiaal hypertoon is?
b Wat is het effect op het lichaam als het gebruikte materiaal hypotoon is?

107 Het bloed is hypertoon ten opzichte van het lichaamsvocht. Toch wordt er bij het begin van de haarvaten water uit het bloed geperst om het lichaamsvocht van water te voorzien.
a In welke richting zou het water eigenlijk stromen op grond van het verschil in osmotische waarde tussen bloed en lichaamsvocht? Van bloed naar lichaamsvocht of van lichaamsvocht naar bloed?
b Welke druk zorgt ervoor dat er water naar het lichaamsvocht stroomt?
c Waarom stroomt er dan bij het einde van de haarvaten weer water vanuit het lichaamsvocht terug naar het bloed? Welke druk zorgt daarvoor?

3.7
Druk

Druk is de kracht die per oppervlakte-eenheid wordt uitgeoefend. Hieruit is meteen af te leiden hoe je de druk kunt berekenen, namelijk de kracht gedeeld door het oppervlak:

$$p = \frac{F}{A}$$

Hierin is:
- F het symbool voor de grootheid kracht, de eenheid van kracht is Newton (N);
- A het symbool voor de grootheid oppervlak, de eenheid van oppervlak is vierkante meter (m^2);
- p het symbool voor de grootheid druk, de bijbehorende eenheid is N/m^2.

Voorbeeld 1

Er ligt een dun laagje ijs op een vijver. Pieter wil proberen of het al stevig is. Hij pakt eerst een balk van 5 bij 5 cm en duwt voorzichtig met de platte bovenkant op het ijs. Hij oefent een kracht uit van 50 N (dit is te vergelijken met het gewicht van een zak aardappels van 5 kg).
De druk op het ijs is nu 50 N : 25 cm^2 = 50 N : 0,0025 m^2 = 20.000 N/m^2. Het ijs breekt niet.
Dan pakt hij een dunnere stok met aan het uiteinde een oppervlak van 5 cm^2. Hij duwt weer met een kracht van 50 N op het ijs.
Nu breekt het ijs wel. De druk op het ijs is nu 50 N : 0,0005 m^2 = 100.000 N/m^2.

Voorbeeld 2

Chantal (60 kg) draagt schoenen met naaldhakken. De hakken meten op de grond 2 cm × 2 cm = 4 cm^2, terwijl het deel van de zolen dat de grond raakt per schoen nog eens 8 cm^2 bedraagt.

Als Chantal met beide schoenen gewoon op de grond staat, dan rust haar hele gewicht op een oppervlak van totaal 24 cm² (elke schoen heeft 4 cm² hak + 8 cm² zool = 2 × 12 cm²).

60 kg oefent op aarde een kracht uit van 600 N. (Het gewicht is de zwaartekracht die een massa uitoefent op de ondergrond. Op aarde geldt dat het gewicht uitgedrukt in Newton tien keer de massa in kg is.)

Chantal oefent op haar hakschoenen een druk uit van 600 N : 0,0024 m² = 250.000 N/m².

Als Chantal loopt en haar hele gewicht tijdens een pas op de zool van één schoen rust, is op dat moment de druk op de grond 600 N : 0,0008 m² = 750.000 N/m².

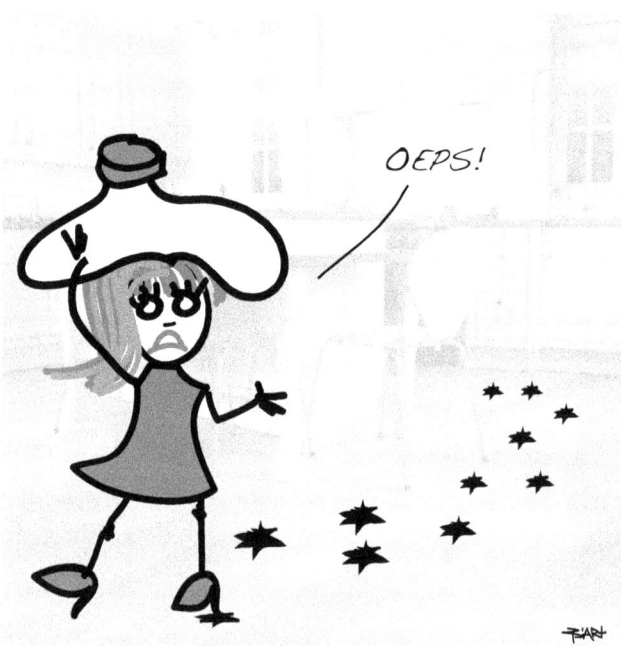

Uit deze voorbeelden blijkt dat de sterkte van materialen meer te maken heeft met de druk die erop uitgeoefend wordt dan met de totale kracht. IJs kan best zware dingen dragen als het gewicht verdeeld is over een groot oppervlak. Maar als het gewicht op een heel klein oppervlak rust, dan breekt het ijs snel.

Voorbeeld 3

Het gebit krijgt ook enorme druk te verwerken. Een snijtand heeft een dun snijvlak, een klein oppervlak van ongeveer 1 cm × 1 mm = 0,01 m × 0,001 m = 0,00001 m². Met je kaak kun je makkelijk een kracht van 30 N uitoefenen.

Het voorwerp waarop je bijt, krijgt dan een druk te verduren van 30 N : 0,00001 m² = 3.000.000 N/m². Maar de tand zelf moet die druk natuurlijk ook kunnen weerstaan. Bij een hoektand is de druk nog groter, omdat een hoektand uitloopt in een punt. Ook de kiezen kunnen enorm hoge druk te verduren krijgen. Snijtanden en hoektanden ondervinden vooral druk recht op het kaakbeen, op de kiezen wordt door de kauwbewegingen ook zijwaartse druk uitgeoefend. Dit stelt natuurlijk ook hoge eisen aan de stevigheid van tandheelkundige materialen en de hechting daarvan aan het natuurlijk tandweefsel.

Eenheden

Voor druk zijn heel veel verschillende eenheden in gebruik, afhankelijk van het vakgebied. In de weerkunde (meteorologie) gebruikt men vaak bar en millibar (mbar) en ook wel atmosfeer (atm). Op weerkaarten (bijv. in de krant of tijdens het weerbericht op tv) zijn de hoge en lage drukgebieden aangegeven in mbar. De normale luchtdruk is 1013 mbar = 1 atm.
Er geldt: 1 bar = 100.000 N/m^2, 1 mbar = 0,001 bar = 100 N/m^2 en
1 atm = 101.325 N/m^2.
De standaardeenheid N/m^2 wordt ook vaak Pascal genoemd, afgekort Pa.
1 N/m^2 = 1 Pa.
Ten slotte is er ook nog de eenheid centimeter kwikdruk (cmHg) of millimeter kwikdruk (mmHg). Deze eenheid is bij de meting van bloeddruk in gebruik. Men meet druk vaak met instrumenten waarin kwik in een glazen buis aangeeft hoe hoog de druk is.
Er geldt: 1 cmHg = 1333 Pa. En 1 mmHg = 0,1 cmHg = 133,3 Pa.

Luchtdruk

Luchtdruk is het gevolg van de beweging van de moleculen die in de lucht aanwezig zijn (ca. 78% N_2 (g), ca. 20% O_2 (g), ca. 1% waterdamp (H_2O (g)) en circa 1% overige gassen waaronder edelgassen (He (g), Ne (g), Ar (g)), kooldioxide (CO_2 (g)) en zuurvormende oxiden (uitlaatgassen zoals NO_2 (g), SO_3 (g) en dergelijke). Al die moleculen botsen met een bepaalde snelheid tegen de aarde of voorwerpen op de aarde aan en veroorzaken zo de luchtdruk. De druk hangt daarbij af van de concentratie van de luchtdeeltjes. Dicht bij de aarde is de lucht compacter, er zijn meer moleculen per liter lucht dan hoger in de atmosfeer. Dicht bij de aarde is de luchtdruk daarom hoger dan in de bergen.
Normaal gesproken merken we niets van de luchtdruk. Dit komt doordat de lucht aan alle kanten om ons heen is en de moleculen van links naar rechts, van rechts naar links, van boven en van onderen tegen voorwerpen aan botsen. Van alle kanten is die druk even groot, dus netto merk je er niets van. Dat wordt anders in situaties met luchtdrukverschillen. Een goed voorbeeld is met een auto een berg op rijden of het opstijgen in een vliegtuig. In het binnenoor zit dan nog lucht zoals die laag bij de grond is, terwijl de samenstelling en dus de druk van de lucht aan de buitenkant van het trommelvlies verandert door het stijgen. Hoe hoger je komt of hoe sneller je stijgt, hoe meer druk je op je trommelvlies voelt. Als je slikt, wordt de luchtdruk in het binnenoor dezelfde als de luchtdruk buiten en verdwijnt het drukverschil.
Van dit principe wordt ook gebruik gemaakt bij het meten van de luchtdruk. De volgende meting wordt de proef van Torricelli genoemd. Je neemt een glazen buis van circa 80 cm lang. Die vul je helemaal met kwik. Dan sluit je de bovenkant goed af zodat er geen lucht meer bij kan. Vervolgens zet je de buis op zijn kop in een bak met kwik en je haalt de dop eraf, waarbij je zorgt dat de opening van de buis onder het kwikoppervlak blijft. Je ziet dan dat het kwik in de buis wel een beetje zakt, maar de buis loopt niet helemaal leeg. Dit is uitgebeeld in figuur 3.10. Boven in de buis zit namelijk geen lucht, het is vacuüm. De lucht drukt wel op het kwikoppervlak in de bak, maar er drukt geen lucht op het kwik boven in de buis. Een kolom van circa 76 cm kwik is dus kennelijk even sterk als de luchtdruk. 76 cmHg is de luchtdruk op het aardoppervlak onder standaardomstandigheden. De standaardluchtdruk wordt ook wel 1 atm genoemd. 1 atm = 76 cmHg = 1013 mbar = 101.325 Pa.
Bij andere weersomstandigheden kan de luchtdruk ook minder (lagedrukgebied) of meer (hogedrukgebied) zijn dan 76 cmHg. Hoog in de bergen is de luchtdruk altijd minder dan 76 cmHg.

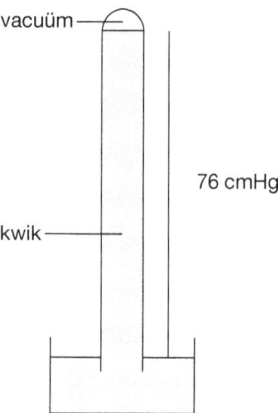

Figuur 3.10
Meten van luchtdruk.

De standaardluchtdruk van 101.325 N/m² is vergelijkbaar met de druk die een vrachtwagen met een massa van 10.000 kg (10 ton) uitoefent op een oppervlak van 1 m².

Bloeddruk

De bloeddruk wordt gemeten met een opblaasbare manchet. Die wordt meestal om de bovenarm gedaan en opgepompt totdat het kloppen van de slagader niet meer te horen is. Een stethoscoop wordt gebruikt om het kloppende geluid waar te nemen. De manchet drukt het bloedvat dicht zodat er geen bloed meer doorheen loopt en de slagader ook niet meer kan kloppen. Vervolgens laat men de manchet langzaam leeglopen totdat het kloppen weer voor het eerst hoorbaar is. Die druk is af te lezen op de manometer (drukmeter) die met de manchet is verbonden. Dit is de bovendruk of de systolische waarde. Als de manchet nog verder leegloopt, wordt de doorstroming van de slagader steeds beter. Vanaf het moment dat de manchet de slagader helemaal niet meer indrukt en het bloed weer normaal stroomt, is het kloppen van de slagader ook niet meer te horen. Die druk wordt ook afgelezen op de manometer. Dit is de onderdruk of de diastolische waarde.

De bloeddruk wordt dus altijd in twee waarden gegeven, bijvoorbeeld: 120 boven 70. De standaardwaarden voor de bovendruk liggen tussen de 120 en 130 mmHg en voor de onderdruk tussen de 70 en 80 mmHg.

De eenheid van bloeddruk is mmHg. Dit betekent dus dat het bloed een maximale druk op de bloedvatwanden uitoefent van bijvoorbeeld 120 mmHg = 120 × 133,3 Pa = 15.996 Pa of 15.996 N/m². Op elke cm² van de wand van het bloedvat staat dus een kracht van 1,6 N (afgerond), dit is vergelijkbaar met een gewicht van 160 g.

Bij langdurige bloeddrukwaarden van 140 boven 90 of meer spreekt men van hypertensie.

In de haarvaten daalt de bloeddruk tot ongeveer 15 mmHg, in de aderen is de bloeddruk nog maar 8 à 12 mmHg. (Zie ook figuur 3.9.)

VRAGEN EN OPDRACHTEN

108 De eenheid van oppervlak is vierkante meter (m²). Maar we kennen ook mm², cm² en dm². Er geldt: 1 m² = 100 cm² = 10.000 dm² = 1.000.000 mm² (dus telkens honderd keer zoveel). In paragraaf 3.5 is al gesproken over de eenheden van volume, de kubieke meter en afgeleiden daarvan. Reken de gegeven hoeveelheden om in de gevraagde eenheid.

a	25 dm²	= ... cm²		g	17,75 dm²	= ... m²
b	73,5 mm²	= ... cm²		h	4,9 dm²	= ... mm²
c	325 m²	= ... dm²		i	0,085 m²	= ... cm²
d	0,78 cm²	= ... mm²		j	21.000 mm²	= ... m²
e	8.405 mm²	= ... dm²		k	5.450 cm³	= ... dm³(!)
f	65.000 cm²	= ... m²		l	3,12 dm³	= ... mm³(!)

109 Het gewicht van een voorwerp uitgedrukt in Newton kun je berekenen uit de massa in kg.
Op aarde geldt: gewicht = massa × 10. De massa moet wel in de eenheid kg staan.
Wat is het gewicht of de zwaartekracht van de volgende voorwerpen in N?
a een pak melk van 1,2 kg
b een auto van 1250 kg
c een mortier van 550 g
d een propje papier van 3 g

110 Bereken de druk die wordt uitgeoefend in de volgende situaties in de gevraagde eenheden.
a Een injectienaald heeft een spuitopening met een oppervlak van 0,01 mm². De verpleegkundige oefent een kracht uit van 10 N. Bereken de uitgeoefende druk op de huid in de eenheden Pa, N/m² en mbar.
b Een voorwerp van 1.000 kg staat op vier poten op de vloer. Elke poot heeft een oppervlak van 25 cm². Bereken de druk van elke poot afzonderlijk op de vloer in bar en in cmHg.
c Hetzelfde voorwerp als in vraag b ligt nu op een van de zijkanten op de vloer. Het oppervlak van de zijkant is 2 m × 1 m. Bereken de druk die het voorwerp nu uitoefent op de vloer in bar en in N/m².

111 Als iemand door het ijs is gezakt en gered moet worden uit het wak, gebruiken de redders vaak een plank of een ladder die ze op het ijs leggen. Waarom doen ze dat, wat is daar het nut van?

112 Je bent met een stanleymes vloerbedekking aan het snijden. Je merkt dat je na verloop van tijd meer kracht moet zetten om een snee te maken. Wat is er met het stanleymes gebeurd waardoor dit nodig is? Wat heeft dit met druk te maken?

113 Met een hoektand kun je meer druk uitoefenen dan met een snijtand omdat een hoektand uitloopt in een punt. In de tekst is uitgerekend dat je met een kaakkracht van 30 N met je snijtand een druk kunt genereren van 3.000.000 N/m². Stel nu dat de hoektand uitloopt in een puntje met een oppervlak van 4 mm² (2 bij 2 mm). Bereken de druk die de hoektand dan uitoefent op een voorwerp.

114
a Waarom is de luchtdruk dicht bij de grond hoger dan in de bergen?
b Hoe komt het dat de lucht dicht bij de grond compacter is dan verder van de aarde af?

115
a Tijdens het opstijgen en dalen in een vliegtuig is het advies om kauwgom te kauwen. Wat is het voordeel hiervan boven af en toe een keer slikken?
b Leg uit waarom je bij stijgen en dalen in een vliegtuig moet slikken of kauwgom moet kauwen.

116
a Waarom mag er absoluut geen lucht zitten boven in de omgekeerde buis van figuur 3.10?
b Als je in plaats van kwik water als vloeistof neemt, heb je dan een langere of een kortere buis nodig? Tip: welke vloeistof is zwaarder, kwik of water?

117 Een beginnend assistent pompt bij het meten van de bloeddruk de manchet voorzichtig op en laat vervolgens de lucht langzaam ontsnappen. Ze hoort echter heel de tijd geen geklop in de stethoscoop. Wat heeft ze waarschijnlijk verkeerd gedaan?

118 Het woord hypertensie is opgebouwd uit de delen hyper en tensie. Schrijf van beide delen de letterlijke betekenis op.

119 Wat is een manometer?

120 De bloeddruk aan het eind van een slagader is ongeveer 100 mmHg. Bij het begin van de ader is de bloeddruk nog 10 mmHg. Zeg op basis van deze gegevens hoe groot het verschil in osmotische druk tussen het bloed en het lichaamsvocht ongeveer is. Tip: Bij het begin van de haarvaten zorgt de bloeddruk ervoor dat water uit het bloedvat geperst wordt terwijl het bloed hypertoon is ten opzichte van het lichaamsvocht. De bloeddruk is hier dus *sterker / zwakker* dan het verschil in osmotische druk. Bij het einde van de haarvaten zorgt het verschil in osmotische druk tussen bloed en lichaamsvocht ervoor dat er weer water het bloedvat in gaat. Hier geldt dat de bloeddruk ter plaatse *sterker / zwakker* is dan het verschil in osmotische druk.

3.8
Straling

Licht en röntgenstraling zijn allebei voorbeelden van elektromagnetische straling. Straling wordt opgewekt in een stralingsbron, bijvoorbeeld een lamp of een emitter in een röntgenbuis. Straling plant zich vanuit de bron altijd rechtlijnig voort. Het gevolg van deze eigenschap is dat er schaduw kan optreden, dit zijn plaatsen waar de straling niet komt.
Wat is straling nu precies? Er zijn twee theorieën of modellen, die elk een bepaald aspect van straling beschrijven.
– Straling bestaat uit zeer kleine deeltjes, fotonen genaamd, die zich met zeer hoge snelheid (300.000 km/s, de lichtsnelheid, symbool c) voortbewegen.
– Straling is energie die zich met behulp van een medium als een golfbeweging voortplant met de lichtsnelheid. Dit kun je je voorstellen als een steen die je in een plas water gooit. De energie van de worp wordt omgezet in een golfbeweging in het water die zich steeds verder naar buiten toe verspreidt, waarbij telkens nieuwe watermoleculen de energie krijgen om te gaan bewegen en deze dan ook weer doorgeven.

De wetenschapper Einstein heeft aangetoond dat beide theorieën in feite op hetzelfde neerkomen. Met zijn beroemde formule $E = mc^2$ (E = energie van de straling, m = massa van de fotonen en c = de lichtsnelheid) heeft hij aangetoond dat bewegende fotonen en energiegolven in feite hetzelfde zijn.
De verschillende vormen van elektromagnetische straling zijn te onderscheiden aan de frequentie en de golflengte van de straling. Frequentie (f) en golflengte (λ) staan via de lichtsnelheid met elkaar in verband met de formule $f \cdot \lambda = c$.
In tabel 3.2 staat een opsomming van verschillende soorten elektromagnetische straling. Zo'n opsomming heet ook wel een spectrum.

Standaardnotatie

Zulke grote getallen met heel veel nullen, zoals in tabel 3.2, worden vaak anders geschreven, namelijk in de zogenaamde standaardnotatie. Die begint altijd met een getal tussen 1 en 10 en vervolgens geeft een macht van 10 aan hoeveel plaatsen de komma naar achteren (positieve macht) of naar voren (negatieve macht) geschoven moet worden. Dat geeft in het algemeen een duidelijker overzicht en minder risico op verschrijvingen. Bijvoorbeeld:
- 750.000.000.000.000 wordt geschreven als: $7,5 \cdot 10^{14}$, dus de komma in 7,5 moet 14 plaatsen naar rechts (achteren);
- 0,000.000.003 wordt geschreven als: $3 \cdot 10^{-9}$, dus de komma in 3 moet 9 plaatsen naar links (voren).

Tabel 3.2 Elektromagnetische straling

soort straling	frequentie (Hz)	golflengte (m)
radiogolven	1.000 – 100.000.000.000	300.000 – 0,003
• lange golf (LW)	100.000	3.000
• middengolf (MW of AM)	1.000.000	300
• korte golf (KW of FM)	10.000.000	30
infraroodstraling (IR)	1.000.000.000.000 – 100.000.000.000.000	0,0003 – 0,000.003
zichtbaar licht	430.000.000.000.000 – 750.000.000.000.000	0,000.000.7 – 0,000.000.4
• rood	430.000.000.000.000	0,000.000.7
• oranje	500.000.000.000.000	0,000.000.6
• geel	520.000.000.000.000	0,000.000.58
• groen	570.000.000.000.000	0,000.00053
• blauw	650.000.000.000.000	0,000.00046
• violet	750.000.000.000.000	0,000.000.4
ultraviolet (uv)	750.000.000.000.000 – 100.000.000.000.000.000	0,000.000.4 – 0,000.000.003
röntgen (X-stralen)	100.000.000.000.000.000 – 50.000.000.000.000.000.000	0,000.000.003 – 0,000.000.000.006

Frequentie en golflengte

In figuur 3.11 is twee keer een golfbeweging getekend. In de bovenste figuur is de uitwijking tegen de tijd uitgezet, in de onderste figuur de uitwijking tegen de afstand vanaf de bron.
T is de tijd die nodig is voor een volledige golfbeweging. De eenheid van T is seconde (s). De frequentie is het aantal golfbewegingen of trillingen per seconde. Dat is gelijk aan 1 : T, uitgedrukt in de eenheid Hz (Herz). Als een trilling bijvoorbeeld 4 seconden duurt, dan is de frequentie 1 : 4 s = 0,25 Hz.
De golflengte (λ) is de afstand tussen twee punten in de golf die op hetzelfde moment met dezelfde beweging bezig zijn.

In tabel 3.2 is af te lezen dat radiogolven de laagste frequentie hebben en de grootste golflengte. Een radiogolf kan een golflengte hebben van wel 300.000 m = 300 km (ongeveer de afstand Eindhoven–Groningen). Röntgenstraling heeft daarentegen een

Figuur 3.11
Voorstellingen
van een golfbeweging.

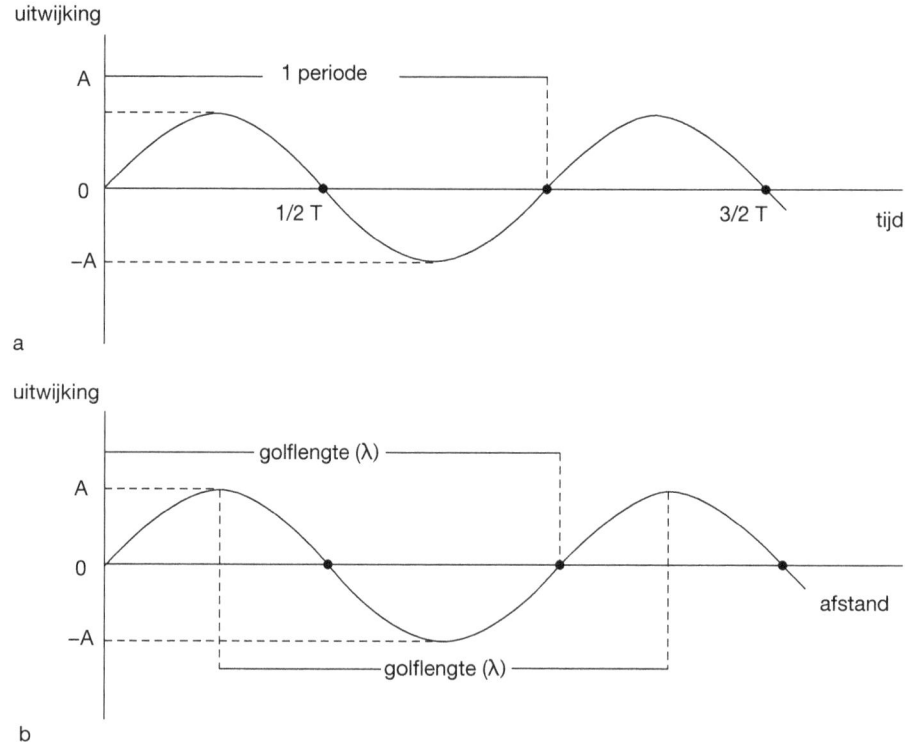

heel hoge frequentie en een heel kleine golflengte. Röntgenstraling maakt gemiddeld een triljoen trillingen per seconde, de golfjes zijn slechts gemiddeld 0,1 nm (nanometer = miljardste deel van een meter) lang.

Je kunt je voorstellen dat kleine golfjes die erg snel trillen verder doordringen in materialen dan grote golven die langzaam trillen. Deze laatste spoelen eerder om voorwerpen heen. De middelgrote golfjes worden makkelijker tegengehouden door het materiaal (dan ontstaat er dus schaduw), tenzij ze natuurlijk dwars door het materiaal heen gaan. In figuur 3.12 zijn deze drie situaties getekend. Of er sprake is van doordringen, omspoelen of schaduw hangt natuurlijk ook af van de afmetingen van het voorwerp en de afmetingen van de moleculen waaruit het voorwerp of het materiaal is opgebouwd. In een materiaal met grotere moleculen en grotere ruimten tussen de moleculen dringt de straling makkelijker door dan in materialen met kleine moleculen en kleine ruimten tussen de moleculen. Bovendien is niet elke soort straling krachtig (ofwel energierijk) genoeg om over een bepaalde afstand effect te geven. In het algemeen geldt dat straling met een korte golf en hoge frequentie energierijker is.

Figuur 3.12
Doordringen,
omspoelen en
schaduw.

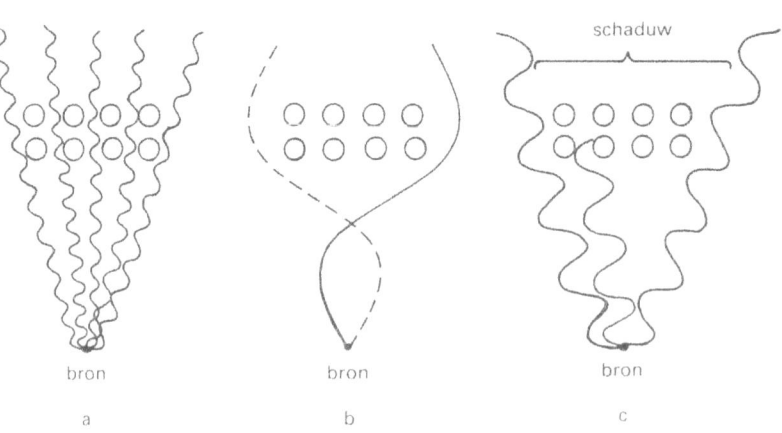

Geluid is ook een golfverschijnsel, maar geen elektromagnetische straling. Het verschil zit in de voorplantingssnelheid. Elektromagnetische straling plant zich voort met de lichtsnelheid, geluid is veel langzamer en afhankelijk van het medium waar de geluidsgolven doorheen gaan. De geluidssnelheid in lucht is bijvoorbeeld 340 m/s, in water circa 1.500 m/s en in botten circa 4.000 m/s.

VRAGEN EN OPDRACHTEN

121 Zet alle getallen in tabel 3.2 om in de standaardnotatie.

122
a De lichtsnelheid bedraagt 300.000 km/s. Hoeveel m/s is dat?
b Schrijf de lichtsnelheid ook in standaardnotatie op, zowel in km/s als in m/s.
c Bereken de lichtsnelheid ook in de eenheid km/uur. Bedenk eerst hoeveel seconden er in 1 uur gaan.

123 Welk effect heeft infraroodstraling op ons lichaam?

124 Als het onweert, zie je de flits en hoor je enige tijd later de donder. Veel mensen tellen de tijd tussen flits en donder. Als dit bijvoorbeeld 5 seconden duurt, hoe veel kilometers verderop is dan de ontlading geweest?

125
a 1 nanometer (nm) is een miljardste deel van een meter. Vul in: 1 m = ... nm.
b De nm wordt heel vaak als eenheid van golflengte voor zichtbaar licht gebruikt. Geef alle golflengtes van zichtbaar licht uit tabel 3.2 weer in de eenheid nm.

126 Welke straling bevat meer energie?
a rood licht of blauw licht
b röntgenstraling of uv-straling
c radiogolven of infraroodstraling
d infraroodstraling of groen licht

Röntgenstraling

Huid, longen en maag zijn voorbeelden van lichaamsdelen waar röntgenstraling goed doorheen dringt. Botten, tanden, het hart en met contrastvloeistof (bijv. bariumpap) gevulde lichaamsdelen zijn ondoordringbaar voor röntgenstraling.
Bij het maken van een röntgenfoto laat men enige tijd straling vallen op het deel van het lichaam dat gefotografeerd moet worden en men plaatst er een gevoelige film achter. Hoe meer straling er op de film terechtkomt, hoe zwarter de film op die plaats wordt. Plaatsen op de film waar helemaal geen straling op is gevallen, blijven wit. De zwarte gedeelten op de röntgenfoto laten dus de zachtere delen zien waar de röntgenstralen makkelijk doorheen gaan. De witte gedeelten zijn de harde delen van het lichaam waar de röntgenstralen niet doorheen gaan. De golflengte van de röntgenstralen is zodanig dat er geen sprake is van omspoeling, want dat geeft alleen maar foutieve informatie op de film. De opvallende straling wordt óf geabsorbeerd door de lichaamsweefsels óf gaat erdoorheen en valt dan op de film.
Röntgenstraling wordt onderscheiden in harde en zachte straling. Harde straling heeft een kleinere golflengte, een hoger doordringend vermogen en minder restverschijnselen op het lichaam omdat de harde straling minder geabsorbeerd wordt door het lichaam.

Röntgenstraling die in het menselijk lichaam geabsorbeerd wordt, kan ervoor zorgen dat lichaamsstoffen zoals eiwitten, vetten en dergelijke worden afgebroken. Dat kan leiden tot functieverlies, doodgaan of ongebreidelde groei van cellen (kanker). Een ander effect kan zijn dat er mutaties in het erfelijke materiaal van cellen worden aangebracht. Als dit in de geslachtscellen plaatsvindt, zie je het effect pas in de volgende generatie.

De hoeveelheid geabsorbeerde straling wordt uitgedrukt in de eenheid Gray (afgekort Gy). 1 Gy betekent dat een persoon per kg lichaamsgewicht een hoeveelheid energie van 1 Joule heeft geabsorbeerd: 1 Gy = 1 J/kg.

In de wet worden normen gesteld aan de maximale hoeveelheid straling waaraan personen mogen blootstaan. De eenheid die daarbij gebruikt wordt is de Sievert (Sv). 1 Sv betekent dat een persoon per kg lichaamsgewicht is blootgesteld aan straling met een energie van 1 Joule. Ook voor de Sievert geldt dus: 1 Sv = 1 J/kg.

Het essentiële verschil zit in de omschrijving: bij Sv gaat het om de totale hoeveelheid straling die op het lichaam valt, bij Gy gaat het alleen over het gedeelte dat door het lichaam geabsorbeerd wordt. Gy is dus altijd minder dan Sv, want een deel van de opvallende straling gaat door het lichaam heen, een deel wordt teruggekaatst en de rest wordt geabsorbeerd. De normen zijn gesteld in Sv, dus als je daaraan voldoet is de hoeveelheid geabsorbeerde straling altijd nog minder.

- Voor werknemers en leerlingen die regelmatig met röntgenapparatuur werken is de norm 50 mSv per jaar.
- Voor leerlingen van 16 en 17 jaar die leren werken met röntgenapparatuur is de norm 15 mSv per jaar.
- Voor zwangere vrouwen en werknemers die in de buurt van de apparatuur zijn, is de norm 5 mSv per jaar.
- Voor kinderen onder de 15 jaar is de norm 0,5 mSv per jaar.

Iedereen die meer dan 5 mSv per jaar opvangt, wordt verplicht periodiek medisch gecontroleerd. Het is aan te raden een dosimeter te dragen, dit is een badge met een röntgenfilm erin. Aan de hand van de zwarting van de film kan vastgesteld worden hoeveel straling de drager heeft opgevangen.

De natuurlijke straling of achtergrondstraling (van de zon, sterren, uit bouwmaterialen) bedraagt in Nederland ongeveer 1,25 mSv (milliSievert = 0,001 Sv) per jaar.

VRAGEN EN OPDRACHTEN

127
a Welke lichaamsweefsels absorberen de meeste röntgenstraling?
b Welke kleur krijgen deze onderdelen op de röntgenfoto, wit of zwart?

128 Waarom is het belangrijk dat er bij het maken van een röntgenfoto geen omspoeling van het object optreedt? Welk effect zouden de röntgenstralen op de foto hebben die om het voorwerp heen zijn gegaan?

129 Twee medewerkers van een tandartspraktijk werken regelmatig met röntgenapparatuur. Ria weegt 55 kg en Ab weegt 74 kg. Uit de dosimeter blijkt dat Ria in een jaar tijd 11 J aan stralingsenergie heeft opgevangen. Ab heeft 3,7 J aan stralingsenergie opgevangen.
a Bereken voor beiden hoeveel mSv zij hebben opgevangen in het jaar.
b Voldoen beiden aan de norm? Wie wel, wie niet?

130 Ria heeft voornamelijk met harde röntgenstraling gewerkt. Daarvan is 60 procent niet geabsorbeerd in haar lichaam. Bereken hoeveel mGy Ria heeft geabsorbeerd. Voldoet ze hiermee aan de norm?

131 Kanker wordt vaak met röntgenstraling bestreden. Wat is dan het doel van het bestralen, wat moet er met de kankercellen gebeuren?

132
a Welke röntgenstraling bevat meer energie, harde of zachte? Welke is op grond hiervan het gevaarlijkst?
b Welke röntgenstraling gaat het best dwars door het lichaam heen, harde of zachte? Welke is nu het gevaarlijkst?

Gemengde vragen en opdrachten hoofdstuk 3

1 Bij natuurkundige processen blijven stoffen zichzelf.
a Geef een andere naam voor natuurkundige processen.
b Noem drie dingen die wel kunnen veranderen tijdens een natuurkundig proces.
c Waaraan kun je herkennen of er nieuwe stoffen ontstaan?

2 We mengen suiker ($C_{12}H_{22}O_{11}$ (s)) met water. De suiker lost op, het verdwijnt als het ware in het water.
a Leg uit of er nu losse C-, H- en O-atomen in het water rondzwemmen. Waarom wel/niet?
b Welke bindingen in de stof suiker worden verbroken en welke blijven intact als de suiker oplost in water?
c Hoe zorgen de watermoleculen ervoor dat de suikermoleculen niet meer dicht bij elkaar in de buurt kunnen komen?

3 De volgende mengsels komen vaak voor in het dagelijks leven. Schrijf van elk mengsel op wat voor soort dispersie het is en of de dispersie stabiel is of niet.
a Een paracetamoltablet is in een glas water uiteengevallen, geroerd en opgelost.
b Melk, een mengsel van voornamelijk water en vetten.
c Bloed, een mengsel van voornamelijk water, rode en witte bloedcellen en bloedplaatjes.
d Een bloempapje om een saus te binden, bestaande uit zetmeel en water.
e Een gelatinepudding.
f Een handcrème.

4 Noem een manier om een suspensie langer stabiel te houden.

5 Een vette pan krijg je met warm water redelijk schoon, maar het gaat veel beter met een scheut afwasmiddel. Wat is de functie van afwasmiddel en wat voor soort dispersie ontstaat tijdens het afwassen van een vette pan?

6 Een natriumzeep (bijv. $C_{17}H_{35}COONa$, natriumstearaat) is een voorbeeld van een O/W-emulgator. Een oplossing van natriumstearaat in water is basisch. Een emulsie die door natriumstearaat gestabiliseerd is, breekt (wordt instabiel) als je hier een zuur aan toevoegt. Dit komt doordat H^+-ionen zich koppelen aan de negatieve stearaationen en zo de negatieve lading van het stearaat opheffen. Bij de koppeling van stearaat en H^+ ontstaat stearinezuur, $C_{17}H_{35}COOH$. Dit is ook een emulgator.
a Waarom is natriumstearaat basisch?
b Is een oplossing van natriumstearaat in water een ware oplossing? Zo nee, hoe heet het mengsel dan?
c Is de buitenste fase bij gebruik van een O/W-emulgator polair of apolair?
d Is natriumstearaat een ionogene of een niet-ionogene emulgator?
e Is stearinezuur een ionogene of een niet-ionogene emulgator?
f Is stearinezuur een O/W- of een W/O-emulgator?
g Hard water (bevat calciumionen) veroorzaakt een sterke afname van de werking van een zeep. Het vormt met een zeep zelfs een neerslag (kalkaanslag). Leg uit waarom hard water deze invloed heeft op een zeep.

7 Teken een voorbeeld van een micel in een lipofiel oplosmiddel.

8 De stof zetmeel bestaat uit zeer grote moleculen, zogenaamde macromoleculen. De moleculen van zetmeel bevatten erg veel OH-groepen.
a Is zetmeel een hydrofiele stof of een lipofiele stof? Waarom?
b Geeft zetmeel met water een heldere oplossing of ontstaat er een troebele dispersie?
c Leg uit waarom de antwoorden op vraag a en b met elkaar in tegenspraak lijken te zijn.
d Bedenk een argument om uit te leggen dat zetmeel ondanks zijn hydrofiele karakter toch niet goed in water oplost.

9
a Welke rol speelt een watermantel bij de stabiliteit van een dispersie, zoals een ware oplossing?
b Als je een sterk hygroscopische stof, zoals sommige zouten of sterke zuren, toevoegt aan een emulsie, kan het mengsel breken. Leg uit hoe dit komt.

10
a Wat verstaan we onder een grootheid? Noem twee voorbeelden (naam en symbool).
b Wat verstaan we onder een eenheid? Noem de eenheden bij de grootheden die je bij vraag **a** hebt genoemd (naam en symbool).

11 In een pot zit volgens het etiket *Natrii Carbonas decahydricus* ($Na_2CO_3 \cdot 10\ H_2O$). Je weegt van deze stof 143 g af. Deze hoeveelheid doe je in een afgesloten erlenmeijer en je gaat die voorzichtig verwarmen. Na enige tijd stop je het verwarmen en laat je de erlenmeijer met inhoud afkoelen.
a Is deze stof hygroscopisch, moet je er rekening mee houden dat deze stof tijdens het afwegen water uit de lucht aantrekt? Waarom wel/niet?
b Hoe noem je het water dat in de stof is opgenomen?
c Wat gebeurt er tijdens het verwarmen en wat gebeurt er daarna tijdens het afkoelen?
d Bereken de molecuulmassa van *Natrii Carbonas decahydricus*.
e Bereken hoeveel gram water er tijdens het verwarmen is vrijgekomen en bereken hoeveel gram natriumcarbonaat er aanwezig is.
f Hoeveel procent van *Natrii Carbonas decahydricus* is zuiver natriumcarbonaat?
g Welke scheidingstechniek heb je toegepast?
h Is de scheiding in dit geval gelukt? Waarom wel/niet? Zo niet, wat had je dan anders moeten doen?

12 Je mengt twee NaCl-oplossingen met elkaar, 402,8 gram oplossing A en 352 g oplossing B. Van oplossing A is de concentratie 2 M en de dichtheid 1,06 g/ml. Van oplossing B is de concentratie 4 M en de dichtheid 1,1 g/ml. Tijdens het mengen treedt er geen merkbare contractie op.
a Wat betekent contractie? Mag je in dit geval volumes bij elkaar optellen of niet?
b Wat betekent de aanduidingen 2 M en 4 M?
c Hoeveel ml oplossing A is er gebruikt? Hoeveel ml oplossing B is er gebruikt?
d Hoeveel gram zout zit er in oplossing A? Hoeveel gram zout zit er in oplossing B? Welk gegeven heb je nog meer nodig om dit uit te kunnen rekenen? Waar kun je dit gegeven vinden?
e Hoeveel gram mengsel is er totaal gemaakt? Hoeveel milliliter mengsel is er totaal gemaakt? Hoeveel gram zout zit er totaal in het mengsel?
f Bereken de zoutconcentratie in het mengsel in g/l en in mol/l.
g Bereken de dichtheid van het mengsel.

13
a Welke eenheden worden er gebruikt voor volume? Noem er drie. Hoe kun je die eenheden in elkaar omrekenen?
b Welke eenheden worden gebruikt voor het meten van een oppervlak? Noem er twee. Hoe kun je ze in elkaar omrekenen?

14 Welke eenheden worden gebruikt voor dichtheid? Noem er drie. Hoe kun je die eenheden in elkaar omrekenen?

15 In welk geval heb je meer moleculen?
a 4 mol $C_6H_{12}O_6$ of 5 mol O_2
b 0,1 mol CO_2 of 50 mmol CO_2
c 19,8 g $C_6H_{12}O_6$ of 7,12 g O_2
d 88 mmol CO_2 of 88 mg CO_2

16 In welk geval heb je meer deeltjes? Alle hoeveelheden zijn opgelost in 1 liter waterige oplossing.
a 0,4 mol $C_6H_{12}O_6$ of 0,3 mol NaCl
b 0,5 mol NaCl of 0,5 mol $MgCl_2$
c 40 g NH_4NO_3 of 180 g $C_6H_{12}O_6$
d 1 mol H_2SO_4 of 1 mol NaCl

17 Wat verstaan we onder een colligatieve eigenschap?

18 Hoe zorgt het lichaam ervoor dat de uitwisseling van brandstoffen (zuurstof en glucose) en afvalstoffen (o.a. koolstofdioxide en ureum) tussen het bloed en de cellen zo efficiënt en energiezuinig mogelijk verloopt? Welke processen spelen daarbij een rol? Welke soorten druk?

19
a Leg uit waarom er zulke hoge eisen gesteld worden aan vulmaterialen voor kiezen als je let op de druk die op de kiezen wordt uitgeoefend tijdens het kauwen. Welke twee aspecten zijn hierbij belangrijk?
b In welke orde van grootte ligt de druk die een kies moet opvangen? Waar is dat mee te vergelijken?

20 Licht en geluid zijn beide een vorm van straling.
a Wat is het belangrijkste verschil tussen licht en geluid als je let op de soort straling?
b In de medische wereld wordt steeds meer gebruik gemaakt van licht en geluid. Voorbeelden zijn het ultrasoon reinigen van het gebit, het laten uitharden van een composietvulling, endoscopie bij kijkoperaties, echoscopie om de ongeboren vrucht in de baarmoeder te bekijken. Schrijf van elk voorbeeld op of dit gebruik maakt van licht of van geluid.

21 Röntgenstraling heeft goede kanten en slechte kanten.
a Noem twee goede toepassingen van röntgenstraling.
b Noem ook een nadeel van röntgenstraling.
c Waarom is röntgenstraling de gevaarlijkste van alle elektromagnetische straling?

22
a Wat zijn fotonen?
b Wat verstaan we onder een nanometer?

4 Scheikundig gedrag van stoffen

4.1 Inleiding

Suiker smelt bij voorzichtig verwarmen, het wordt dan vloeibaar. Bij afkoelen stolt de suiker weer. Dit is natuurkundig gedrag. Bij iets minder voorzichtig verwarmen gebeurt er echter wat anders. De vloeibare suiker verkleurt, wordt bruin en krijgt een doordringende weeë zoete geur. Ook nu stolt het product bij afkoelen, maar het blijft bruin. Er is een andere stof ontstaan; de suiker is veranderd in karamel. Dit is scheikundig gedrag.
Een proces waarbij andere stoffen ontstaan, heet een scheikundig of chemisch proces. Vaak noemen we dit een scheikundige of chemische reactie.

Voorbeelden

Bij de bereiding en toepassing van geneesmiddelen treden heel veel scheikundige reacties op. Soms zijn deze reacties nodig om een stof om te zetten in een werkzaam geneesmiddel, bijvoorbeeld doordat een bestanddeel reageert met maagzuur waaruit dan in het lichaam de werkzame stof ontstaat.
Maar er kan ook sprake zijn van ongewenste reacties. Het geneesmiddel komt tijdens het bewaren mogelijk in contact met waterdamp en zuurstof uit de lucht. Bij orale preparaten (toediening via de mond) is er contact met speeksel, maagzuur, gal en tal van andere stoffen in het lichaam. Het geneesmiddel kan door dit contact (een deel van) zijn werking verliezen.
Cariës is scheikundig gezien een reactie tussen glazuur en/of dentine met zuren die in de mond aanwezig zijn. Ook de uitharding van composiet en andere tandheelkundige materialen is een scheikundig proces (polymerisatie).
Teststrips waarmee bijvoorbeeld eiwit of suiker in de urine aangetoond kan worden, zijn gebaseerd op reacties tussen de stoffen in de teststrip en de te testen stof. De reactieproducten hebben een bepaalde kleur, waardoor je kunt zien dat er eiwit of suiker aanwezig is.

In dit hoofdstuk wordt een aantal veelvoorkomende reactietypes met voorbeelden besproken, namelijk:
- oplos- en neerslagreacties;
- zuur-basereacties;
- oxidatie- en reductiereacties (redox);
- ontledingsreacties (analyse);
- verbindingsreacties (synthese);
- polymerisatiereacties.

Maar we beginnen met de manier waarop je scheikundige reacties opschrijft.

VRAGEN EN OPDRACHTEN

1
a Hoe merk je dat er bij minder voorzichtige verwarming van suiker een andere stof ontstaat?
b Hoe heten de kenmerken die je hebt genoemd in vraag **a**?
c Geef de definitie van een scheikundig proces met behulp van je antwoord op vraag **b**.

2
a Met welke invloeden van buitenaf moet je rekening houden tijdens het bewaren van geneesmiddelen? Anders gezegd: waartegen moet je een geneesmiddel beschermen tijdens het bewaren?
b In het lichaam komt een oraal toegediend geneesmiddel in contact met onder andere speeksel, maagzuur en gal. Welke pH hebben deze drie soorten lichaamsvocht?

3 Denk je dat cariës gebaseerd is op een zuur-basereactie, een oplosreactie of op allebei? Waarom?

4 Sommige teststrips zijn heel erg duur. Waar komt dat door?

4.2 Reactievergelijkingen

Tijdens een scheikundige reactie ontstaan andere stoffen. We kunnen het verloop van een reactie met woorden beschrijven, maar het is gebruikelijker om dit met formules te doen. Een belangrijk voordeel is dat je aan de formules van de stoffen goed kunt zien dat er andere stoffen ontstaan. Het verloop van een scheikundige reactie wordt beschreven met een reactievergelijking.
Als voorbeeld kijken we naar de verbranding van glucose.
- In woorden: glucose (vast) + zuurstof (gas) wordt koolstofdioxide (gas) + waterdamp (gas).
- In formules: $C_6H_{12}O_6$ (s) + 6 O_2 (g) → 6 CO_2 (g) + 6 H_2O (l).

Uitgangsstoffen en producten

De stoffen die links staan ($C_6H_{12}O_6$ (s) en O_2 (g)), we zeggen 'voor de pijl', zijn de uitgangsstoffen.
De stoffen die rechts staan (CO_2 (g) en H_2O (l)), we zeggen 'na de pijl', zijn de producten.
De pijl betekent dat er iets verandert, dat er een reactie optreedt. De formules die voor de pijl staan, zijn immers anders dan de formules die na de pijl staan.
De atomen zitten voor de pijl anders aan elkaar vast dan na de pijl. Bij een scheikundig proces vindt dus een hergroepering van atomen plaats. Het *aantal* atomen van elke soort blijft wel gelijk. Er gaan geen atomen verloren en er komen ook niet zomaar nieuwe atomen bij. Alleen de manier waarop ze aan elkaar vastzitten, is veranderd.

Voor de pijl zijn aanwezig:
- één glucosemolecuul met daarin 1 × 6 = 6 C-atomen, 1 × 12 = 12 H-atomen en 1 × 6 = 6 O-atomen;
- zes zuurstofmoleculen met daarin 6 × 2 = 12 O-atomen.

Totaal zijn er voor de pijl dus 6 C-atomen, 12 H-atomen en 18 O-atomen aanwezig.

Na de pijl zijn aanwezig:
- zes koolstofdioxidemoleculen met daarin $6 \times 1 = 6$ C-atomen en $6 \times 2 = 12$ O-atomen;
- zes watermoleculen met daarin $6 \times 2 = 12$ H-atomen en $6 \times 1 = 6$ O-atomen.

Totaal zijn er na de pijl dus 6 C-atomen, 12 H-atomen en 18 O-atomen aanwezig.

Kloppende reactievergelijking

In het voorbeeld is het aantal atomen van elke soort voor en na de pijl gelijk aan elkaar. De reactievergelijking klopt dan. Je maakt een reactievergelijking kloppend door coëfficiënten voor de formules van de stoffen te plaatsen. Je mag nooit de formules van de stoffen aanpassen.

In de kloppende reactievergelijking voor de verbranding van glucose kun je aflezen dat elk glucosemolecuul zes zuurstofmoleculen nodig heeft om te verbranden. De kloppende reactievergelijking geeft dus informatie over de verhouding waarin je de uitgangsstoffen bij elkaar moet doen om een succesvolle reactie te krijgen.

Het opstellen van een kloppende reactievergelijking verloopt in vier stappen.
1 Schrijf de reactievergelijking in woorden op.
2 Bedenk of zoek de formules van de uitgangsstoffen en de producten op en noteer de reactievergelijking in formules. Denk daarbij aan de faseaanduidingen s, l, g en aq.
3 Maak de reactievergelijking kloppend met coëfficiënten voor de formules.
4 Controleer of de aantallen atomen van elk soort voor en na de pijl aan elkaar gelijk zijn.

We geven nog een paar voorbeelden.

Voorbeeld 1: soda en zoutzuur

In woorden: soda (vast) + zoutzuur (oplossing) wordt keukenzout (oplossing) + water (vloeibaar) + koostofdioxide (gas).
In formules: Na_2CO_3 (s) + HCl (aq) → NaCl (aq) + H_2O (l) + CO_2 (g).
Kloppend maken:
- voor de pijl staan 2 Na-atomen, na de pijl pas 1, daarom zet je voor NaCl het cijfer 2, daardoor verdubbelt na de pijl ook het aantal aanwezige Cl-atomen tot 2;
- voor en na de pijl zijn het aantal C-atomen (1) en het aantal O-atomen (3) al gelijk;
- voor de pijl staat 1 H-atoom, na de pijl staan er 2, daarom moet er voor HCl een 2 komen en dit klopt met de eerste stap van het kloppend maken.

De kloppende reactievergelijking wordt nu: Na_2CO_3 (s) + 2 HCl (aq) → 2 NaCl (aq) + H_2O (l) + CO_2 (g).
Controle: voor en na de pijl zijn inderdaad van elk soort atomen evenveel aanwezig.

Voorbeeld 2: verbranding van ethaan

In woorden: ethaan (gas) + zuurstof (gas) wordt koolstofdioxide (gas) en waterdamp (gas).
In formules: C_2H_6 (g) + O_2 (g) → CO_2 (g) + H_2O (g).
Kloppend maken:
- voor de pijl staan er 2 C-atomen, na de pijl maar 1, daarom komt er een 2 voor CO_2, dit betekent dat er nu ook 4 O-atomen zijn;
- voor de pijl staan er 6 H-atomen, na de pijl maar 2, daarom komt er een 3 voor H_2O, dit betekent dat er nu 3 O-atomen bij komen;

- voor de pijl staan 2 O-atomen, maar na de pijl staan er inmiddels 7, doordat we een 2 voor CO_2 en een 3 voor H_2O hebben gezet. We moeten dus eigenlijk een $3\frac{1}{2}$ voor O_2 zetten, want $3\frac{1}{2} \cdot 2 = 7$.

De kloppende reactievergelijking wordt nu: C_2H_6 (g) + $3\frac{1}{2}$ O_2 (g) → 2 CO_2 (g) + 3 H_2O (g). Maar in een reactievergelijking mogen alleen hele coëfficiënten staan, halve moleculen bestaan immers niet. Daarom moet je alle coëfficiënten verdubbelen, met als resultaat: 2 C_2H_6 (g) + 7 O_2 (g) → 4 CO_2 (g) + 6 H_2O (g).
Controle:
- voor de pijl staan 2 × 2 = 4 C-atomen, 2 × 6 = 12 H-atomen en 7 × 2 = 14 O-atomen,
- na de pijl staan 4 × 1 = 4 C-atomen, 6 × 2 = 12 H-atomen en 4 × 2 + 6 × 1 = 14 O-atomen.
- Voor en na de pijl staan evenveel van elk soort atomen, de reactievergelijking is kloppend.

VRAGEN EN OPDRACHTEN

5 Schrijf de namen en formules op van de uitgangsstoffen en van de producten in de voorbeelden 1 en 2 in deze paragraaf.

6 Wat bedoelen we in de scheikunde met de uitspraken 'voor de pijl' en 'na de pijl'?

7 Waarom mag je bij het kloppend maken van een reactievergelijking nooit de indices in de formules van de stoffen veranderen? Wat mag je wel veranderen?

8 Wat betekenen de faseaanduidingen s, l, g en aq ook alweer?

9 Hoeveel moleculen van elk soort en hoeveel atomen van elk soort zijn aanwezig in de volgende situaties? Bijvoorbeeld: 2 H_2O (l) + 3 H_2SO_4 (aq). Er zijn 2 watermoleculen en 3 zwavelzuurmoleculen, er zijn totaal 10 H-atomen, 14 O-atomen en 3 S-atomen aanwezig. (Als je de namen van de moleculen niet kent, dan schrijf je de formules gewoon op.)
a 5 CO_2 (g)   + 8 SO_3 (g)   e 3 $C_{12}H_{22}O_{11}$ (s)   + 9 $C_6H_{12}O_6$ (s)
b 4 C_2H_6O (l) + 9 $C_3H_8O_2$ (l)   f 3 NH_3 (g)   + 2 CH_5N (g)
c 7 HNO_3 (aq)   + 5 H_2SO_4 (aq)   g 2 P_2O_5 (s)   + 3 P_2O_3 (s)
d 4 Na_2CO_3 (s) + 2 $Mg(NO_3)_2$ (s)   h 3 $Ca_3(PO_4)_2$ (s)   + 4 $Ca(NO_3)_2$ (s)

10 Mag je bij vraag 9d en 9h wel van moleculen spreken? Waarom wel/niet?

11 Maak de volgende reactievergelijkingen kloppend.
a ... Mg (s)   + ... Cl_2 (g)   → ... $MgCl_2$ (s)
b ... Mg (s)   + ... O_2 (g)   → ... MgO (s)
c ... Na (s)   + ... Cl_2 (g)   → ... NaCl (s)
d ... Na (s)   + ... O_2 (g)   → ... Na_2O (s)
e ... C_2H_6 (g)   + ... O_2 (g)   → ... CO_2 (g)   + ... H_2O (g)
f ... C_2H_6O (l)   + ... O_2 (g)   → ... CO_2 (g)   + ... H_2O (g)
g ... $C_3H_8O_3$ (l)   + ... O_2 (g)   → ... CO_2 (g)   + ... H_2O (g)
h ... $C_6H_6O_2$ (l)   + ... O_2 (g)   → ... CO_2 (g)   + ... H_2O (g)
i ... Fe (s)   + ... Cl_2 (g)   → ... $FeCl_3$ (s)
j ... $FeCl_2$ (s)   + ... Cl_2 (g)   → ... $FeCl_3$ (s)
k ... N_2 (g)   + ... H_2 (g)   → ... NH_3 (g)
l ... $C_8H_{18}S$ (l)   + ... O_2 (g)   → ... CO_2 (g) + ... SO_2 (g) + ... H_2O (g)
m ... $Ca_5(PO_4)_3OH$ (s) + ... NaF (aq)   → ... $Ca_5(PO_4)_3F$ (s)   + ... NaOH (aq)
n ... $C_{18}H_{36}O_2$ (s) + 1 $C_3H_8O_3$ (l) → ... $C_{57}H_{110}O_6$ (s)   + 3 H_2O (l)

12 Wat zijn bij een verbrandingsreactie (met zuurstof voor de pijl) heel vaak de producten?

4.3
Oplosreacties en neerslagreacties

Als een stof oplost in water, dan splitst de stof zich in de kleinst mogelijke bouwstenen. Elke afzonderlijke bouwsteen wordt omringd door watermoleculen (een watermantel of hydratatiemantel), waardoor de stof tussen de watermoleculen 'verdwijnt'.

Bij een moleculaire stof worden afzonderlijke moleculen omringd door watermoleculen.

Bij een ionogene stof worden afzonderlijke ionen omringd door watermoleculen. Feitelijk is oplossen geen scheikundig proces. Er ontstaan immers geen nieuwe stoffen, maar een mengsel.

Het oplosproces wordt wel vaak in de vorm van een reactievergelijking opgeschreven. Bijvoorbeeld het oplossen van suiker en alcohol (moleculaire stoffen) in water:

$$C_{12}H_{22}O_{11}\ (s) \xrightarrow{water} C_{12}H_{22}O_{11}\ (aq)$$

$$C_2H_6O\ (l) \xrightarrow{water} C_2H_6O\ (aq)$$

De schrijfwijzen voor de pijl betekenen dat er suiker respectievelijk alcoholmoleculen bij elkaar zitten en de schrijfwijzen na de pijl dat de suikermoleculen respectievelijk de alcoholmoleculen ieder apart omringd zijn door een watermantel. Het woord water boven de pijl betekent dat er water wordt toegevoegd. We schrijven niet de formule H_2O in de reactievergelijking, want dan klopt die niet meer.

Het oplossen van ionogene stoffen in water wordt als volgt opgeschreven:

$$NaCl\ (s) \xrightarrow{water} Na^+\ (aq) + Cl^-\ (aq)$$

$$FeAc_3\ (s) \xrightarrow{water} Fe^{3+}\ (aq) + 3\ Ac^-\ (aq)$$

$$Al_2(SO_4)_3\ (s) \xrightarrow{water} 2\ Al^{3+}\ (aq) + 3\ SO_4^{2-}\ (aq)$$

Bij het oplossen van ionogene stoffen in water krijgen de positieve en negatieve ionen allemaal los van elkaar een watermantel. Veel zouten splitsen in water in de afzonderlijke ionen en lossen dus op.

VRAGEN EN OPDRACHTEN

13 Is oplossen een scheikundig proces? Waarom wel/niet?

14
a Welke bindingen worden verbroken bij het oplossen van een moleculaire stof in water? Zijn dit cohesiebindingen of adhesiebindingen?
b Welke bindingen worden gevormd bij het oplossen van een moleculaire stof in water? Zijn dit cohesiebindingen of adhesiebindingen?
c Vul het juiste woord in. Kies bij (1) uit *cohesie* en *adhesie* en bij (2) uit *sterker* en *zwakker*. Als een moleculaire stof (bijv. suiker) goed oplost in water, dan zijn de (1) bindingen

tussen de watermoleculen en de (1) bindingen tussen de suikermoleculen bij elkaar opgeteld (2) dan de (1) bindingen tussen suiker en watermoleculen.

15
a Welke bindingen worden verbroken in de stof NaCl als dit zout oplost in water?
b Welke bindingen worden gevormd bij het oplossen van NaCl in water?
c Waarom lost NaCl wel goed op in water en MgO niet? Kan dat te maken hebben met de ladingen van de ionen? Waarom wel/niet?

16 Gegeven zijn de volgende goed in water oplosbare stoffen: NaAc (s), $Mg(NO_3)_2$ (s), $C_3H_8O_3$ (l), $C_6H_{12}O_6$ (s), NH_3 (g) en K_2SO_4 (s).
a Welke van deze stoffen zijn moleculair en welke zijn ionogeen?
b Schrijf de oplosreacties van de moleculaire stoffen op.
c Schrijf de oplosreacties van de ionogene stoffen op.
d Waarom wordt de formule van water niet in de reactievergelijking geschreven?
e Noem van al deze stoffen de naam.

Neerslagreactie

Een neerslagreactie is een reactie waarbij een slecht oplosbaar product ontstaat. Dit slecht oplosbare product heet het neerslag. De stof slaat neer doordat de watermantels die rondom de bouwstenen van de stof zitten, verdwijnen. Dit gebeurt als de aantrekkende krachten tussen de bouwstenen van de stof zo sterk zijn dat ze door de watermantels heen toch nog voelbaar zijn. De watermantels worden dan weggeduwd. Het kan ook gebeuren dat een wateraantrekkende stof wordt toegevoegd die de watermantels wegtrekt van de opgeloste bouwstenen.
In beide gevallen is het resultaat dat de bouwstenen van de stof weer aan elkaar vast gaan zitten. Er komen dan zoveel bouwstenen bij elkaar dat de stof weer met het oog zichtbaar wordt. Vanwege het gewicht van de samengeklonterde bouwstenen zakt het neerslag meestal naar de bodem. Alleen als de viscositeit van het oplosmiddel erg hoog is, kunnen de klontjes blijven zweven.
Neerslagreacties komen vooral voor bij ionogene stoffen.

Als je een oplossing van een stof in water zachtjes verwarmt, verdampt het water op den duur. Daardoor verdwijnen de watermantels en komen de bouwstenen van de stof weer bij elkaar in een rooster. Dit gebeurt bij indampen of droogdampen. Er ontstaan dan geen nieuwe stoffen, het is een natuurkundig proces. De neerslagreactie is daarbij gewoon het omgekeerde van de oplosreactie. Voorbeelden:

$C_{12}H_{22}O_{11}$ (aq) $\longrightarrow$ $C_{12}H_{22}O_{11}$ (s)

Fe^{3+} (aq) + 3 Ac^- (aq) $\longrightarrow$ $FeAc_3$ (s)

Maar als je twee verschillende oplossingen van een zout in water met elkaar mengt, kan er wel een nieuwe stof ontstaan. In dat geval is dus wel sprake van een scheikundig proces.
Bijvoorbeeld: je mengt oplossingen van natriumsulfaat (Na_2SO_4 (aq)) en calciumchloride ($CaCl_2$ (aq)). Met de formule Na_2SO_4 (aq) bedoelen we eigenlijk 2 Na^+ (aq) + SO_4^{2-} (aq). In een oplossing van natriumsulfaat in water komen namelijk afzonderlijke natriumionen en sulfaationen voor, ieder omgeven door watermantels. Voor het gemak schrijven we echter Na_2SO_4 (aq). Voor $CaCl_2$ (aq) geldt hetzelfde, daar is bedoeld: Ca^{2+} (aq) + 2 Cl^- (aq). In het mengsel zitten dus vier verschillende ionen, ieder omringd door watermantels:

uitgangsstoffen	mogelijke nieuwe combinaties	producten
Na^+ (aq)		Na^+ (aq)
SO_4^{2-} (aq)	Na^+ (aq) + Cl^- (aq)	Cl^- (aq)
Ca^{2+} (aq)	Ca^{2+} (aq) + SO_4^{2-} (aq)	$CaSO_4$ (s)
Cl^- (aq)		

De combinatie van Na^+- en Cl^--ionen geeft geen neerslag, de watermantels van deze ionen blijven intact.
De combinatie van Ca^{2+}- en SO_4^{2-}-ionen geeft echter wel een neerslag. De aantrekkende krachten tussen Ca^{2+} en SO_4^{2-} zijn zo sterk dat ze de watermantels ertussenuit persen en aan elkaar vast gaan zitten.
De neerslagreactie kun je nu als volgt opschrijven:
Na_2SO_4 (aq) + $CaCl_2$ (aq) → 2 NaCl (aq) + $CaSO_4$ (s). Natuurlijk controleer je of de reactievergelijking kloppend is. Dat is hier het geval.

Natuurlijk is te voorspellen welke combinaties van ionen een neerslag geven. Het maakt daarbij wel uit of je het hebt over anorganische zouten of over organische zouten.

Oplosbaarheid van anorganische zouten in water

Achter in dit boek (bijlage 2) staat een tabel met de oplosbaarheidsregels voor anorganische zouten. Je kunt eruit afleiden of combinaties van positieve en negatieve ionen goed of slecht oplosbaar zijn. Enkele belangrijke oplosbaarheidsregels voor anorganische zouten zijn:
- alle zouten met Li^+, Na^+, K^+ en NH_4^+ zijn goed oplosbaar in water, ongeacht het aanwezige negatieve ion;
- alle zouten met NO_3^-, F^- en Ac^- zijn goed oplosbaar in water, ongeacht het aanwezige positieve ion;
- zouten met SO_4^{2-} zijn goed oplosbaar in water, behalve $CaSO_4$, $BaSO_4$ en $PbSO_4$;
- zouten met Cl^-, Br^- en I^- zijn goed oplosbaar in water, behalve in combinatie met Ag-, Hg- en Pb-ionen.

Bijvoorbeeld:
- NaCl is goed oplosbaar in water, want het is een zout met Na^+ en alle zouten met Na^+ lossen goed op in water;
- $CaSO_4$ is slecht oplosbaar in water, want het is een van de drie uitzonderingen op de regel over de oplosbaarheid van sulfaten.

Evenwichtsreactie

Een onoplosbare stof bestaat niet, van elke stof lost er altijd wel iets op in water. Daarom spreken we van slecht oplosbaar. Dat betekent dat het merendeel niet oplost, maar een heel klein beetje wel. Dit komt doordat er heel veel oplosmiddel nodig is om de stof op te lossen. Het oplosmiddel is al verzadigd ('vol') als er nog maar een heel klein beetje van de stof is opgelost. Voor de andere deeltjes uit de stof is geen plaats meer in de oplossing.
De 'oplosreactie' voor $CaSO_4$ is:

$CaSO_4$ (s) ⇌ Ca^{2+} (aq) + SO_4^{2-} (aq)

Merk op dat er nu een dubbele pijl in de reactievergelijking staat. Dit betekent dat er maar een paar $CaSO_4$-'moleculen' splitsen in ionen en dat er dus ook maar een paar Ca^{2+}- en een paar SO_4^{2-}-ionen met watermantel in de oplossing zitten. Een reactievergelijking met een dubbele pijl noemen we een evenwichtsreactie. In een evenwichtsreactie worden de uitgangsstoffen nooit helemaal omgezet in producten.

VRAGEN EN OPDRACHTEN

17 Schrijf de reactievergelijking op voor het indampen van de volgende oplossingen.
a NaCl (keukenzout) in water
b $Al_2(SO_4)_3$ (aluminiumsulfaat) in water
c $C_6H_{12}O_6$ (glucose) in water
d $Fe(NO_3)_2$ (ijzer(II)nitraat) in water

18 Maak de volgende reactievergelijkingen kloppend.
a ... KOH (aq) + ... $Fe(NO_3)_3$ (aq) → ... KNO_3 (aq) + ... $Fe(OH)_3$ (s)
b ... $PbAc_2$ (aq) + ... NH_4Br (aq) → ... $PbBr_2$ (s) + ... NH_4Ac (aq)
c ... $Cu(NO_3)_2$ (aq) + ... K_2CO_3 (aq) → ... $CaCO_3$ (s) + ... KNO_3 (aq)
d ... $FeSO_4$ (aq) + ... Na_3PO_4 (aq) → ... Na_2SO_4 (aq) + ... $Fe_3(PO_4)_2$ (s)

19 Welke stoffen in opdracht 18 zijn het neerslag? Geef de namen en de formules.

20 Treedt er een neerslagreactie op bij het mengen van de volgende oplossingen? Zo ja, schrijf dan de kloppende reactievergelijking op.
a NaCl (aq) en $Al_2(SO_4)_3$ (aq)
b NaCl (aq) en $PbAc_2$ (aq)
c $Fe(NO_3)_2$ (aq) en NaOH (aq)
d $(NH_4)_2S$ (aq) en $Fe(NO_3)_3$ (aq)
e Li_2CO_3 (aq) en $Pb(NO_3)_2$ (aq)
f HgAc (aq) en CaF_2 (aq)

21 Wanneer is een neerslagreactie een natuurkundig proces en wanneer een scheikundig proces?

22 Noem de drie slecht oplosbare sulfaten.

23 Vooral de zouten met eenwaardige ionen erin zijn in het algemeen goed oplosbaar in water.
a Leg uit hoe dat komt. Denk aan de sterkte van een ionbinding.
b Noem drie voorbeelden van zouten met alleen maar eenwaardige ionen die toch slecht oplossen in water.

24 Wat is het verschil tussen slecht oplosbaar en onoplosbaar? Wat bestaat wel en wat bestaat niet?

25 Gips ($CaSO_4$) is slecht oplosbaar in water.
a Welke deeltjes (ionen en moleculen) komen voor in een mengsel van gips met water?
b Als je een gips-'oplossing' wilt testen op de aanwezigheid van Ca^{2+}-ionen, moet je dan een gevoelige test gebruiken of kun je volstaan met een ongevoelige test? Waarom?

26 Glazuur en dentine bestaan voor het grootste deel uit apatiet ($Ca_5(PO_4)_3OH$ (s)). Is apatiet goed of slecht oplosbaar in water? Waarom?

Oplosbaarheid van organische zouten in water

De oplosbaarheidstabel in bijlage 2 geeft alleen informatie over anorganische zouten. Over organische zouten, zoals calciumgluconaat, ferrocitraat, benzalkoniumchloride, enzovoort, kun je in deze tabel geen gegevens vinden. Voor organische zouten zijn wel enkele algemene regels voor de oplosbaarheid in water op te stellen. Maar die zijn helaas niet zo concreet als de regels voor anorganische zouten. Wil je van een bepaalde organische stof precies weten wat de oplosbaarheid is, dan moet je dat opzoeken in bijvoorbeeld de Farmacopee of de Martindale.

Een organisch zout bestaat net zoals alle andere zouten uit positieve ionen en negatieve ionen. Minstens één van de ionen is nu een koolstofverbinding. Anders gezegd: in de formule van een organisch zout komen in elk geval C-atomen voor. Het positieve ion in een organisch zout noemen we vaak het kation. Het negatieve ion in een organisch zout noemen we vaak het anion.
Voorbeelden van organische zouten met een organisch kation (+) en een anorganisch anion (−) zijn benzalkoniumchloride en pilocarpinenitraat. Chloride en nitraat zijn beide anorganische, negatieve ionen (anionen), dus zijn benzalkonium en pilocarpine de positieve ionen (kationen) in deze zouten. Benzalkonium ($C_{17}H_{30}N^+$) en pilocarpine ($C_{11}H_{17}N_2O_2^+$) hebben C, H, O en N in de formule. Het zijn dus inderdaad organische kationen.
Beide genoemde zouten lossen redelijk op in water.

In de meeste organische zouten is het kation (+) een anorganisch metaalion en het anion (−) een organisch zuurrestion. Voorbeelden daarvan zijn in tabel 4.1 gegeven.

Tabel 4.1 Voorbeelden van organische zouten met een organisch anion

naam zout	formule zout	naam kation	formule kation	naam anion	formule anion
natriumstearaat	$C_{17}H_{35}COONa$	natrium	Na^+	stearaat	$C_{17}H_{35}COO^-$
ferrogluconaat	$(C_5H_{11}O_5COO)_2Fe$	ferro, ijzer(II)	Fe^{2+}	gluconaat	$C_5H_{11}O_5COO^-$
natriumsalicylaat	$C_6H_5OCOONa$	natrium	Na^+	salicylaat	$C_6H_5OCOO^-$
kaliumcitraat	$C_6H_8O_7K_3$	kalium	K^+	citraat	$C_6H_8O_7^{3-}$

Bij organische zouten geldt, net zoals bij anorganische zouten, de regel dat zouten met Li^+, Na^+, K^+ en NH_4^+ redelijk tot goed oplossen in water, ongeacht het negatieve ion in het zout. Drie van de vier zouten in tabel 4.1 zijn op grond hiervan dus redelijk tot goed oplosbaar in water.
Het vierde zout, ferrogluconaat, is ook goed oplosbaar in water. Dit is te voorspellen op basis van de formule van deze stof. Gluconaat is opgebouwd uit onder andere zes C-atomen en zeven O-atomen. In de structuurformule van gluconaat (figuur 4.1) zie je dat in dit ion een zuurrestgroep (COO^-, rechts in het molecuul) en enkele OH-groepen voorkomen.

Figuur 4.1
Structuurformule van gluconaat.

```
C- C  C  C -C-C-O⁻
|  |  |  |  |  ||
OH OH OH OH OH O
```

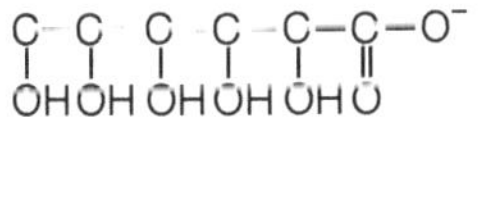

Opmerking

In figuur 4.1 zijn de H-atomen die aan een C-atoom vastzitten, weggelaten. Dit is heel gebruikelijk in structuurformules. Je mag er dan van uitgaan dat aan een C-atoom nog zoveel H-atomen gebonden zijn als nodig is om op vier bindingen uit te komen. (Zie paragraaf 2.5.)

Stoffen met een lading zijn hydrofiel, daarom mengen ionen in principe goed met water. Maar stoffen met veel C-atomen zijn lipofiel en mengen niet goed met water.

Komen er naast C-atomen veel O-atomen voor, en dan vooral in de vorm van OH-groepen en COOH-groepen, dan is het molecuul weer hydrofiel. (Zie hoofdstuk 3.) Het gluconaation heeft een lading en er zitten veel O-atomen in. Deze twee factoren maken het ion hydrofiel. Maar het gluconaation bevat ook een keten van zes C-atomen en daardoor wordt een stof lipofiel. In gluconaat wint het hydrofiele karakter (de lading en het grote aantal O-atomen) van het lipofiele karakter (de zes C-atomen). Gluconaat is dus een hydrofiel ion. De meeste zouten met gluconaat als anion lossen dus redelijk tot goed op in water.

Een vuistregel is dat een organische stof hydrofiel is als er voor elke 3 C-atomen minstens 1 OH-groep of COOH-groep aanwezig is.
Voor een organisch ion geldt dat 1 geladen groep (bijv. de COO^--groep) ongeveer 15 C-atomen kan overheersen.

Enkele algemene regels voor de oplosbaarheid van organische zouten zijn de volgende.
- Organische zouten met Li^+, Na^+, K^+ en NH_4^+ als positief ion lossen redelijk tot goed op in water, ongeacht het organische anion in het zout.
- Organische zouten met organische ionen die naast C-atomen behoorlijk wat OH-groepen, COOH-groepen of COO^--groepen bevatten, lossen redelijk tot goed op in water.
- Organische zouten met heel grote organische ionen waarin veel C-atomen voorkomen en weinig OH-groepen, COOH-groepen of COO^--groepen, lossen slecht op in water.
- Organische anionen die weinig OH-groepen, COOH-groepen of COO^--groepen bevatten, geven met meerwaardige metaalionen (zoals Ca^{2+} en Fe^{2+}) meestal een neerslag.

Wil je van een organische stof de oplosbaarheid in water precies weten, dan moet je dat opzoeken in een naslagwerk zoals de Farmacopee of de Martindale.

VRAGEN EN OPDRACHTEN

27 Wat is een organisch zout? Noem twee voorbeelden.

28 Wat is een anorganisch zout? Noem twee voorbeelden.

29
a Wat versta je onder een kation?
b Wat versta je onder een anion?

30
a Noem een zout met een organisch anion.
b Noem een zout met een organisch kation.

31 Benzalkoniumtartraat is een organisch zout met twee organische ionen. Noem de naam van het kation in dit zout.

32 Wanneer is een stof hydrofiel? Noem twee mogelijkheden.

33 Wanneer is een stof lipofiel?

34 Is gluconaat een lipofiel of een hydrofiel ion? Waarom?

35 Niet alle organische ionen zijn goed oplosbaar in water. Welke wel en welke niet?

Gebruik bij de volgende vragen de oplosbaarheidstabel uit bijlage 2 en de oplosbaarheidsregels uit deze paragraaf.

36 Waarom is de formule voor calciumgluconaat Ca(Gluc)$_2$ en niet gewoon CaGluc? (We korten de formule van gluconaat voor het gemak af met Gluc, net als acetaat (Ac). Ook palmitaat (Palm) en stearaat (Stea) worden wel eens zo afgekort. Je hoeft dan niet precies de structuurformule of de molecuulformule op te schrijven.)

37 In het voorschrift voor de bereiding van Mixtura Ferrosi Gluconatis FNA moet je de methylparahydroxybenzoaat oplossen in kokend water. Welke invloed heeft de temperatuur op het oplosgedrag van een stof?

38 Schrijf voor de volgende stoffen de oplosreactie op in woorden en als reactievergelijking. Ga eerst na of de stof oplost. Zo ja, bedenk dan welke ionen ontstaan.
a NaCl (s)
b Ca(NO$_3$)$_2$ (s)
c NH$_4$Br (s)
d FeSO$_4$(s)
e C$_{17}$H$_{35}$COONa (s)
f AgI (s)

39 Bedenk waarom Ca^{2+}- en SO$_4^{2-}$-ionen elkaar zo stevig aantrekken dat de watermantels een koppeling niet kunnen tegenhouden, terwijl dit bij Ca^{2+} en Gluc^{1-} wel lukt.

40 Ga na of er een neerslag ontstaat als de volgende zouten in water bij elkaar gedaan worden. Zo ja, schrijf dan de naam en formule van het neerslag op.
a NaNO$_3$ en PbAc$_2$
b CaCl$_2$ en Na$_2$SO$_4$
c NaAc en FeCl$_2$
d C$_{15}$H$_{31}$COOK en Ca(NO$_3$)$_2$

41 Maak de reactievergelijking van de neerslagreacties die optreden af.
a NaCl (aq) + AgNO$_3$ (s) → NaNO3 (aq) + ...
b CaCl$_2$ (aq) + Na$_2$SO$_4$ (aq) → 2 NaCl (aq) + ...
c Na$_2$CO$_3$ (aq) + Fe(NO$_3$)$_2$ (aq) → FeCO$_3$ (s) + 2 ...

42 Gegeven zijn de namen van volgende zouten: natriumsalicylaat, codeïnehydrochloride, benzalkoniumnitraat, amfetaminesulfaat.
a Schrijf van deze vier zouten het anion op.
b Schrijf van deze vier zouten het kation op.
c Ga van deze vier zouten na of ze goed of slecht oplosbaar zijn in water.

43
a Noem een voorbeeld van een zout met een organisch kation en een anorganisch anion.
b Noem een voorbeeld van een zout met een anorganisch kation en een organisch anion.
c Noem een voorbeeld van een zout met een anorganisch kation en een anorganisch anion.
d Noem een voorbeeld van een zout met een organisch kation en een organisch anion.

44 Teken de structuurformule van het gluconaation (zie figuur 4.1), compleet met alle H-atomen.

45 Teken de volgende structuurformules na, compleet met alle H-atomen.

C=C–C–OH   C–C–C–C–OH   C–C–C=C–C=C
              ‖ ‖
              O O

46 Stel, alle negatieve ionen uit tabel 4.1 worden in contact gebracht met Ca^{2+}-ionen. Geef voor alle zouten die daarbij kunnen ontstaan aan of ze goed of slecht oplosbaar zijn in water. Leg je antwoord telkens uit.
(Aanwijzing: ga na of de anionen uit tabel 4.1 overwegend lipofiel (veel C, weinig O) of overwegend hydrofiel (veel O, weinig C) zijn. Let ook op de lading van de anionen: hoe hoger de lading, hoe eerder er een neerslag ontstaat in combinatie met Ca^{2+} en andere meerwaardige metaalionen.)

47
a Welk onderdeel (groep van atomen) komt in vrijwel elk organisch anion voor (zie tabel 4.1)?
b Leg uit op welke manier een organisch anion kan ontstaan uit een organisch zuur.

4.4
Zuur-basereacties

De definities van een zuur en een base luiden (zie paragraaf 2.4):
– een zuur is een stof die H+-ionen af kan staan;
– een base is een stof die H+-ionen op kan nemen.

In deze definities staat telkens het woordje 'kan' en dat staat er niet voor niets. Een zuur staat alleen H^+ af als er een stof in de buurt is die de H^+ op wil nemen. En andersom geldt ook dat een base alleen H^+ opneemt als er een stof in de buurt is die H^+ wil afstaan.
Water (H_2O) is in dit verband een erg belangrijke en bijzondere stof. Watermoleculen kunnen namelijk zowel H^+ afstaan (zuur) als H^+ opnemen (base). In de reactievergelijking treedt het eerste watermolecuul op als base en neemt een H^+ op. Het tweede watermolecuul is het zuur en geeft een H^+ af:

$$H_2O \text{ (l)} + H_2O \text{ (l)} \rightleftharpoons H_3O^+ \text{ (aq)} + OH^- \text{ (aq)}$$
$$\text{hydronium-ion} \quad \text{hydroxide-ion}$$

Hydronium en hydroxide

Het eerste watermolecuul in de reactievergelijking krijgt er een H^+ bij. Er zijn dan 3 H-atomen gekoppeld aan 1 O-atoom en het heeft een positieve lading: H_3O^+. Dit is het hydroniumion.
Het tweede watermolecuul raakt een H^+ kwijt. Er blijven dan 1 O-atoom en 1 H-atoom over. De groep raakt een positieve lading kwijt en heeft nu dus een negatieve lading: OH^-, het al bekende hydroxide-ion.

Waterevenwicht

In de reactievergelijking staat een dubbele pijl. Dit betekent dat er maar weinig product gevormd wordt en dat er erg veel uitgangsstof overblijft. In zuiver water zijn dus naast de watermoleculen ook altijd een paar hydroniumionen en evenveel hydroxide-ionen aanwezig. Deze reactie staat bekend als het waterevenwicht. Omdat er evenveel hydronium- als hydroxide-ionen zijn, heeft zuiver water een pH van 7. Water is daarom neutraal.

4 SCHEIKUNDIG GEDRAG VAN STOFFEN

Zuur-basereacties

Bij het mengen van stoffen met water kan vrij makkelijk een zuur-basereactie optreden. Water kan immers de rol van zuur en de rol van base spelen. Veel stoffen geven daarom ook een pH-effect bij mengen met water. Met een pH-effect wordt bedoeld dat door het mengen een overmaat hydroniumionen (zuur) of een overmaat hydroxide-ionen (basisch) ontstaat.

Zuur-basereacties treden meestal op in waterige omgeving, waarbij watermoleculen als doorgeefluik voor H^+-ionen optreden. Er zijn vier typen zuur-basereacties:

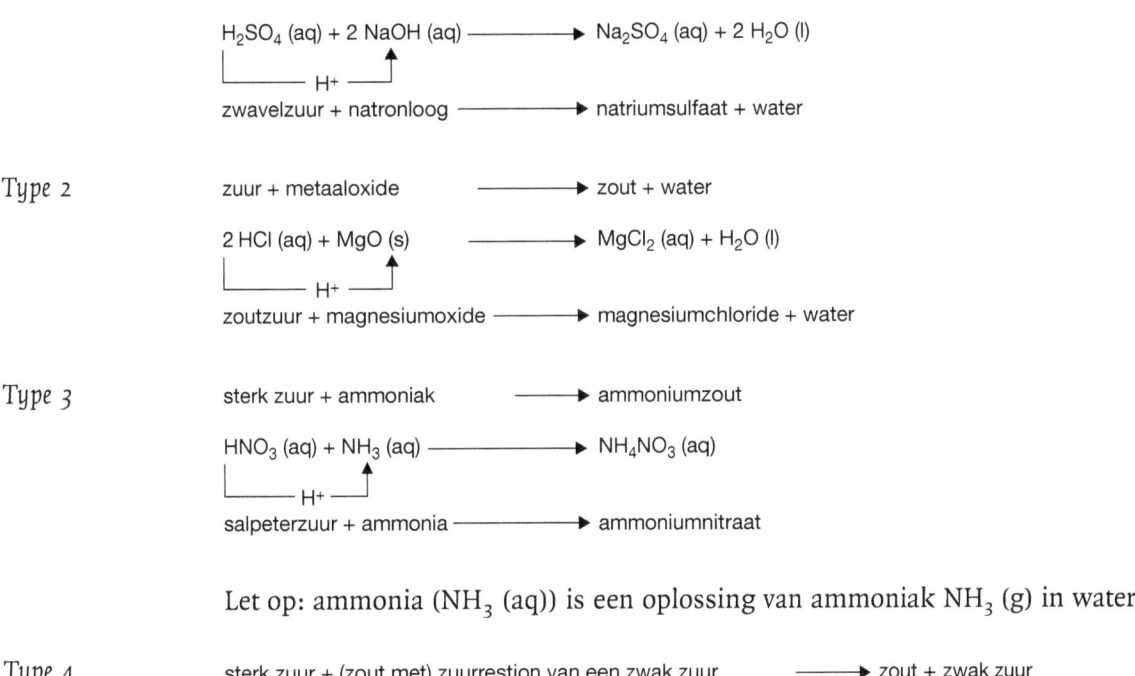

Type 1

zuur + hydroxide ⟶ zout + water

H_2SO_4 (aq) + 2 NaOH (aq) ⟶ Na_2SO_4 (aq) + 2 H_2O (l)
    └── H^+ ──┘

zwavelzuur + natronloog ⟶ natriumsulfaat + water

Type 2

zuur + metaaloxide ⟶ zout + water

2 HCl (aq) + MgO (s) ⟶ $MgCl_2$ (aq) + H_2O (l)
    └── H^+ ──┘

zoutzuur + magnesiumoxide ⟶ magnesiumchloride + water

Type 3

sterk zuur + ammoniak ⟶ ammoniumzout

HNO_3 (aq) + NH_3 (aq) ⟶ NH_4NO_3 (aq)
    └── H^+ ──┘

salpeterzuur + ammonia ⟶ ammoniumnitraat

Let op: ammonia (NH_3 (aq)) is een oplossing van ammoniak NH_3 (g) in water.

Type 4

sterk zuur + (zout met) zuurrestion van een zwak zuur ⟶ zout + zwak zuur

2 HCl (aq) + Na_2CO_3 (aq) ⟶ 2 NaCl (aq) + H_2CO_3 (*)
    └── H^+ ──┘
                                              H_2CO_3 (*) ⟶ CO_2 (g) + H_2O (l)

zoutzuur + natrium**carbonaat** ⟶ natriumchloride + koolzuur (instabiel) ⟶ kooldioxide + water

Bruistabletten

In de reactie bij type 4 is het carbonaation de base. Het neemt 2 H^+ op omdat het de lading 2– heeft. Carbonaat is een zuurrestion van een zwak zuur en bindt daarom H^+. Hierbij ontstaat koolzuur (het zwakke zuur waaruit het carbonaation is afgeleid). Koolzuur is echter instabiel en valt uit elkaar. Er ontstaan kooldioxidegas en water. Carbonaatzouten geven om die reden altijd gasontwikkeling als er een zuur wordt toegevoegd. Het toevoegen van een zuur noemt men aanzuren.

Een concreet voorbeeld hiervan is het gebruik in bruistabletten. Deze tabletten bevatten een hoeveelheid carbonaatzout en een hoeveelheid vast zuur, bijvoorbeeld citroenzuur. In de vaste toestand in de tablet treedt geen zuur-basereactie op. Maar zodra de tablet in water terechtkomt, kunnen de H^+-ionen van het zuur wel overgaan naar de carbonaationen. De gasontwikkeling die daarvan het gevolg is, bevordert het oplosproces van de werkzame stof. Het borrelen van de oplossing geeft eenzelfde effect als roeren.

In dit voorbeeld zie je ook nog eens de belangrijke rol van water als doorgeefluik van H^+-ionen. In de vaste toestand in het tablet zijn het carbonaat en het zuur niet in staat om met elkaar te reageren. Pas als ze in water opgelost zijn, kan er H^+ overgedragen worden.

VRAGEN EN OPDRACHTEN

48 Geef de definitie van een zuur en van een base.

49 Wat versta je onder het hydroniumion? Schrijf ook de formule op.

50 Water is een belangrijke en bijzondere stof als het gaat om zuren en basen. Waarom is dat zo?

51 Geef de definitie van een zuur-basereactie. Wat gebeurt er bij een zuur-basereactie?

52 Waarom kunnen in water heel makkelijk zuur-basereacties optreden?

53 Leg uit waarom zuur-basereacties ook wel zoutvormingsreacties genoemd worden.

54 Waarom reageren in het voorbeeld van een zuur-basereactie type 1 twee NaOH met één H_2SO_4?

55 Noem vier namen en formules van zuren.

56 Noem vier namen en formules van basen.

57 Wat is het verschil tussen ammoniak, ammonia en ammonium?

58 Wat is een sterk zuur? Wat is een zwak zuur? Geef van beide een voorbeeld.

59
a Wat is een zuurrestion? Noem een voorbeeld.
b Noem een voorbeeld van een zuurrestion van een zwak zuur.
c Noem een voorbeeld van een zout met een zuurrestion van een zwak zuur erin.
d Noem een voorbeeld van een zout met een zuurrestion van een sterk zuur erin.

60 Waarom heeft een zuurrestion van een zwak zuur basische eigenschappen?

61
a Hoe werkt een bruistablet?
b Waarom bruist een bruistablet pas wanneer het in contact komt met water?

62 Maak de volgende reactievergelijkingen van zuur-basereacties kloppend.
a ... HCl (aq)   + ... $Ca(OH)_2$ (aq) → ... $CaCl_2$ (aq)   + ... H_2O (l)
b ... HNO_3 (aq) + ... MgO (s)   → ... $Mg(NO_3)_2$ (aq)   + ... H_2O (l)
c ... H_2SO_4 (aq) + ... NH_3 (aq)   → ... $(NH_4)_2SO_4$ (aq)
d ... HNO_3 (aq) + ... $PbAc_2$ (aq)   → ... $Pb(NO_3)_2$ (aq)   + ... HAc (aq)

63 Maak de volgende zuur-basereacties eerst af en dan kloppend.
a ... HBr (aq)   + ... $Ba(OH)_2$ (aq) → ... (..)   + ... H_2O (l)
b ... HNO_3 (aq) + ... $CaCO_3$ (s)   → ... (..)   + ... CO_2 (g) + ... H_2O (l)
c ... HI (aq)   + ... Na_3PO_4 (aq) → ... (..)   + ... H_3PO_4 (aq)
d ... H_2SO_4 (aq) + ... $AlAc_3$ (aq)   → ... (..)   + ... HAc (aq)

64 Schrijf van elke reactievergelijking in opdracht 62 en 63 op van welk type de zuur-basereactie is.

Praktijkvoorbeeld 1: Oplosbaarheid in water verbeteren

Zuur-basereacties worden in de praktijk vaak toegepast om de oplosbaarheid van anorganische stoffen in water te beïnvloeden. Veel geneesmiddelen en hulpstoffen zijn moleculair en bevatten veel C-atomen, waardoor ze een lipofiel karakter hebben. De oplosbaarheid in water is daardoor gering.
Veel van deze stoffen bevatten echter één of meer zuurgroepen of aminegroepen. Door de zuurgroepen kan de stof H^+ afstaan en een negatieve lading krijgen. De aminegroepen hebben net als ammoniak basische eigenschappen, zij kunnen een H^+-ion opnemen waardoor de stof positief geladen wordt.

De reactie van een zuurgroep

Een zuurgroep kan met behulp van een base omgezet worden in een negatief geladen zuurrestion.
In woorden: een zuurgroep plus een toegevoegde base levert een zuurrestion met een metaalion en water.
In formule: R–COOH (s) + NaOH (aq) → R–COO$^-$ · Na$^+$ (aq) + H_2O (l).
De R staat in deze formules voor 'restgroep', dat is de rest van het molecuul. In de formule is dus alleen het gedeelte van het molecuul getekend dat voor deze reactie belangrijk is.
De notatie R–COO$^-$ · Na$^+$ is bedacht om in de formule aan te kunnen geven welke ladingen de ionen hebben. Normaal schrijf je namelijk R–COONa, maar dan zie je niet dat het ionen zijn.

Door een niet zo goed oplosbare stof met zuurgroepen in een basisch milieu te brengen, kan de stof dus beter oplossen in water. Natuurlijk moet het basische milieu geen negatieve invloed hebben op de werkzaamheid van de stof.
Voorbeelden van organische zuren die in de zoutvorm veel beter oplossen in water zijn stearinezuur en salicylzuur. De bijbehorende zouten zijn bijvoorbeeld natriumstearaat en kaliumsalicylaat (zie tabel 4.1 voor de formules van deze zuren en zuurrestionen). De omzetting van stearinezuur in natriumstearaat is een voorbeeld van zuur-basereactie type 1.

De reactie van een aminegroep

Een aminegroep kan met behulp van een zuur omgezet worden in een positief geladen ion. Een amine lijkt op ammoniak, alleen zijn de H-atomen vervangen door koolstofketens. Een aminegroep is een basische groep. De reactievergelijking luidt:

$$R_1-NH(R_2) \text{ (s)} + HCl \text{ (aq)} \longrightarrow R_1-N^+H_2(R_2) \cdot Cl^- \text{ (aq)}$$

amine (base)   toegevoegd zuur   ammoniumzout

Door een niet zo goed oplosbare stof met aminegroepen in een zuur milieu te brengen, kan de stof dus beter oplossen in water. Natuurlijk moet het zure milieu geen negatieve invloed hebben op de werkzaamheid van de stof.
Voorbeelden van organische basen met een aminegroep zijn atropine, codeïne en amfetamine. In reactie met zoutzuur of zwavelzuur ontstaan respectievelijk de zouten atropinehydrochloride (atropine-HCl), codeïnehydrochloride (codeïne-HCl) en am-

fetaminesulfaat. Deze zouten lossen veel beter op in water dan de bijbehorende moleculaire basen. De omzetting van een amine in een ammoniumzout (bijv. atropine in atropine-HCl) is een voorbeeld van zuur-basereactie type 3. Lidocaïne, morfine en pilocarpine vertonen vergelijkbaar gedrag.

Het eerder genoemde organische kation benzalkonium bevat ook een ammoniumgroep. In deze ammoniumgroep zijn echter alle vier de H-atomen aan de N vervangen door koolstofketens. Dit heet een quarternaire ammoniumverbinding.

Stoffen waarvan de naam eindigt op -onium of op -ine bevatten in de moleculvorm een aminegroep en in de kationvorm een ammoniumgroep.

Het belang van deze reacties is dat de lipofiele moleculen veranderen in hydrofiele ionen. Alleen het gedeelte bij de zuurgroep of de aminegroep verandert, de rest (R) van het molecuul blijft hetzelfde. De werking van de stof gaat niet verloren, tenzij de zuurgroep of de aminegroep daarin een rol speelt. Maar de oplosbaarheid van de stof verandert wel, doordat het een geladen ion is geworden. De moleculaire stof is omgezet in een organisch zout. Hierdoor is het beter mogelijk de stof te verwerken in bijvoorbeeld een waterige drank.

Praktijkvoorbeeld 2: Neerslagreacties van organische ionen

De organische zouten die in praktijkvoorbeeld 1 beter oplosbaar gemaakt zijn, kennen wel een stabiliteitsrisico. Breng je een waterige oplossing van natriumstearaat in contact met H^+-ionen, dan treedt de omgekeerde zuur-basereactie op. Het stearaation is immers een zuurrestion van een zwak zuur en bindt een H^+ als het de kans krijgt. Dit is een voorbeeld van zuur-basereactie type 4.

In formule: $C_{17}H_{35}COO^-$ (aq) + H^+ (aq) → $C_{17}H_{35}COOH$ (s).

Stearaationen zijn vanwege de negatieve lading aardig hydrofiel en mengen redelijk met water. De stearinezuurmoleculen die ontstaan, zijn door het wegvallen van de lading lipofiel en slaan neer in water.

Een O/W-emulsie die door stearaationen wordt gestabiliseerd, breekt dus als het mengsel zuurder wordt, bijvoorbeeld ten gevolge van inwerking van CO_2 uit de lucht. Om die reden zijn veel organische zouten met organische anionen, zoals ferrogluconaat en natriumstearaat onverenigbaar met zuren.

Amfetaminesulfaatoplossingen moeten juist zuur zijn (pH van 4 tot 5). Bij toevoegen van een base geeft het positief geladen amfetamine-ion de extra aanwezige H^+ weer af aan het basische deeltje en ontstaat er een amfetamineneerslag. We zeggen dat organische zouten met een organisch kation zoals amfetaminesulfaat, morfinehydrochloride en pilocarpinenitraat onverenigbaar zijn met basen.

In formule: $R_1R_2R_3N^+\!-\!H$ (aq) + OH^- (aq) → $R_1R_2R_3N$ (s) + H_2O (l).

R_1, R_2 en R_3 zijn in deze formule restgroepen, dat kunnen ook H-atomen zijn maar één restgroep moet een koolstofketen zijn.

Een uitzondering hierop vormen de quarternaire ammoniumverbindingen. Die zijn wel stabiel in een basisch milieu, want er zit geen H^+ meer aan het N-atoom vast. Het H-atoom is namelijk vervangen door een koolstofketen. Een quarternaire ammoniumverbinding heeft dus geen zure eigenschappen en wordt daarom niet beïnvloed door een base.

Praktijkvoorbeeld 1 en 2 samengevat

Moleculaire organische stoffen kun je soms beter in water oplosbaar maken door ze te laten reageren met een zuur (als het molecuul een aminegroep heeft) of met een base (als het molecuul een zuurgroep bevat). Bij deze reacties ontstaan organische zouten, waarin het organische deel (een ion) door de aanwezigheid van lading beter oplosbaar is in water.
Oplossingen van organische zouten met een organisch kation (bijv. amfetaminesulfaat in ampulvloeistoffen) zijn onverenigbaar met een base. Dit geldt niet voor de quarternaire ammoniumverbindingen.
Oplossingen van organische zouten met een organisch anion (bijv. natriumstearaat als emulgator in een O/W-emulsie) zijn onverenigbaar met een zuur.
In beide gevallen verliest het organische ion zijn lading en ontstaat een neerslag van het lipofiele molecuul. Het begrip 'onverenigbaar' betekent dat de stabiliteit verloren gaat als stoffen met elkaar in contact komen, zoals in deze voorbeelden.

Praktijkvoorbeeld 3: Het ontstaan van cariës

Cariës is de meest voorkomende ziekte ter wereld, ongeveer 95 procent van alle mensen lijdt eraan. Bij cariës of tandbederf wordt het glazuur en het eronder gelegen tandbeen (dentine) aangetast.
Glazuur en dentine bestaan chemisch gezien voornamelijk uit hydroxylapatiet, $Ca_5(PO_4)_3OH$. Apatiet is een zout (verbinding van metalen en niet-metalen) en is dus opgebouwd uit ionen. In het ionenrooster van hydroxylapatiet zitten OH^--ionen. Apatiet is dus een basische stof. Bij contact met zuren kunnen de OH^--ionen uit het ionenrooster verdwijnen, waardoor het apatiet aangetast wordt. Er ontstaan dan kleine kanaaltjes in het glazuur en het dentine. Daar kan het zuur dan weer in doordringen en dieper gelegen delen van het tandweefsel aantasten.
In formule: $Ca_5(PO_4)_3OH\ (s) + H^+\ (aq) \rightarrow Ca_5(PO_4)_3^+\ (aq) + H_2O\ (l)$.

Bij het nuttigen van zure producten, zoals vele soorten fruit en frisdrank, komt er een zuurstoot in de mond en langs de tanden. Dan treedt de genoemde zuur-basereactie op, maar die wordt vertraagd door de bufferende werking van speeksel. Het zuur reageert met de basische stoffen in het speeksel en is al geneutraliseerd voordat het kan gaan reageren met het glazuur.
Dit werkt alleen als het zure product maar kort in de mond verblijft. Als het zuur langdurig in contact is met het glazuur, kunnen de gevolgen ernstig zijn. Dit gebeurt bijvoorbeeld als er tandplaque op de tanden en kiezen zit. Tandplaque is een mengsel van suikers en bacteriën. De bacteriën zetten de suikers om in zuren en die blijven in de tandplaque zitten. Het speeksel dringt namelijk niet door in tandplaque en kan de zuren dus niet onschadelijk maken. Bij een slechte mondhygiëne zijn de zuren daarom langdurig in contact met het apatiet, met als gevolg tandbederf.
Veelvuldige consumptie van zure producten, zoals frisdranken, en van zoete producten zoals snoep en brood, in combinatie met een slechte of beperkte mondhygiëne zijn de oorzaak van tandbederf.

Behalve een goede mondverzorging heeft fluoridering een remmende werking op tandbederf. Door de toevoeging van fluoride wordt hydroxylapatiet voor een deel omgezet in fluorapatiet $Ca_5(PO_4)_3F$. Het OH^--ion is hier dus ingewisseld voor een F^--ion. Fluorapatiet is veel minder vatbaar voor zuren omdat fluoride-ionen veel minder basisch zijn dan hydroxide-ionen. Bovendien is het ionenrooster met fluoride-ionen op de plaats van hydroxide-ionen sterker, wat de aantasting ook tegengaat. De vervanging van hydroxide-ionen door fluoride-ionen is een erg langdurig proces. Het kan van buitenaf plaatsvinden, zoals spoelen met fluorideoplossing, poetsen met fluoridetandpasta. Maar de fluoridering kan ook van binnenuit gebeuren, bijvoorbeeld door fluoridetabletjes in te nemen. Het fluoride wordt dan via het bloed aangevoerd bij de vorming van nieuw tandweefsel.

VRAGEN EN OPDRACHTEN

65 Hoe ontstaat uit een zuurgroep (COOH) een zuurrestion (COO$^-$)?

66 Wat betekent de R in R–COOH?

67
a Wat is een aminegroep?
b Hoe kun je een aminegroep omzetten in een positief geladen ammoniumion?
c Geef een voorbeeld van een stof met een aminegroep.

68 Om welke reden worden zuurgroepen en aminegroepen vaak omgezet in ionen?

69 Wat betekenen de begrippen 'stabiliteitsrisico' en 'onverenigbaar'?

70 Waarom mag een O/W-emulsie met stearaat als emulgator niet met zuur in aanraking komen?

71 Waarom moeten amfetaminesulfaatoplossingen op een lage pH (4 à 5) gehouden worden? Wat gebeurt er als de pH boven de 7 komt?

72 Ga van de volgende stoffen na of ze bij oplossen in water de pH laten dalen (zuren) of laten stijgen (basen). Geen van beide kan ook. Anders gezegd: hebben de volgende stoffen zure of basische eigenschappen?
a MgO (s)
b NH_3 (g)
c CH_3COOH (l)
d H_3PO_4 (s)
e $Ca(OH)_2$ (s)
f $NaCl$ (s)
g C_2H_5OH (l)
h $C_{17}H_{35}COOH$ (s)
i C_6H_5COOH (s)
j H_2SO_4 (l)
k KOH (s)
l Na_2CO_3 (s)
m H_2O (l)
n NH_4Cl (s)
o $Ca(Gluc)_2$ (s)
p $Ba(NO_3)_2$ (s)

73 Zijn de stoffen uit vraag 72 goed of slecht oplosbaar in water?

74 Welke van de stoffen uit vraag 72 zijn ionogeen en welke zijn moleculair?

75 Bekijk de stoffen in vraag 72c, 72h en 72i. Welke van deze drie stoffen is/zijn hydrofiel en welke is/zijn lipofiel? Leg je antwoord uit.

76 Hoe kun je herkennen of er een zuur-basereactie heeft plaatsgevonden?

77
a Welke stof speelt een belangrijke rol bij het optreden van zuur-basereacties?
b Waarom speelt deze stof zo'n belangrijke rol?

78 Er worden telkens twee stoffen uit opdracht 72 bij elkaar gedaan. Beoordeel of er met deze twee stoffen een zuur-basereactie kan optreden.
a stof a en stof b
b stof d en stof k
c stof e en stof i
d stof j en stof l
e stof c en stof a
f stof h en stof k

79 Ga na of de volgende reactievergelijkingen zuur-basereacties voorstellen. Zo ja, schrijf op welke stof optreedt als zuur en welke als base.
a $2\ HCl\ (aq) + MgO\ (s) \rightarrow MgCl_2\ (aq) + H_2O\ (l)$
b $C_{17}H_{35}COOH\ (s) + NaOH\ (aq) \rightarrow C_{17}H_{35}COONa\ (aq) + H_2O\ (l)$
c $H_2SO_4\ (aq) + CaCl_2\ (aq) \rightarrow CaSO_4\ (s) + 2\ HCl\ (aq)$
d $Na_2CO_3\ (s) + 2\ HNO_3\ (aq) \rightarrow 2\ NaNO_3\ (aq) + H_2O\ (l) + CO_2\ (g)$

80
Hoe heet het gas dat bij een bruistablet omhoog borrelt?

81 Gegeven zijn de volgende stoffen:

C–C–C–C–C=O
          |
          OH

C–C–N–C–C–C
      |
      C

a Lossen deze stoffen makkelijk op in water? Waarom wel/niet?
b Welke van beide stoffen lost beter op in een zuur milieu? Welk ion ontstaat dan?
c Welke van beide stoffen lost beter op in een basisch milieu? Welk ion ontstaat dan?
d Teken de structuurformules compleet met H-atomen.

82 Een emulsie die geëmulgeerd is met een negatief geladen koolstofverbinding, zoals stearaat, $C_{17}H_{35}COO^-$ (aq), breekt als de pH te ver daalt. Waarom gebeurt dat?

83 Natriumstearaat is een O/W-emulgator, calciumstearaat is een W/O-emulgator. Beide organische zouten bevatten het negatief geladen stearaation. Leg uit waarom de ene stof een O/W-emulgator en de andere stof een W/O-emulgator is.

4.5
Oxidatiereacties en reductiereacties

Levensmiddelen, medicijnen en testmaterialen worden vaak luchtdicht of onder stikstof verpakt. De reden hiervoor is dat veel stoffen heel makkelijk met zuurstof reageren. De stoffen worden dan omgezet in reactieproducten die niet meer de oorspronkelijke eigenschappen hebben. Als er ook nog bacteriën aanwezig zijn, is zuurstof heel vaak de oorzaak van bederf.

Reacties met zuurstof heten in het algemeen oxidatiereacties. Daarbij pakken de zuurstofatomen elektronen af van de stof waarmee ze reageren, bijvoorbeeld ijzer. De ijzeratomen raken elektronen kwijt en veranderen in een positief ion, bijvoorbeeld Fe^{2+}. De zuurstofatomen veranderen door het opnemen van elektronen in oxide-ionen (O^{2-}).

Bij oxidatiereacties spelen de volgende begrippen een rol.
- Een oxidator is een stof die elektronen opneemt (van een andere stof).
- Een reductor is een stof die elektronen afstaat (aan een andere stof).
- Oxidatie is een reactie waarbij een stof reageert met een oxidator. Anders gezegd: oxidatie is het deelproces waarbij elektronen worden afgestaan, want de stof die met de oxidator reageert raakt elektronen kwijt.
- Reductie is een reactie waarbij een stof reageert met een reductor. Anders gezegd: reductie is het deelproces waarin elektronen worden opgenomen, want de stof die met de reductor reageert neemt elektronen op.

Beide processen treden tegelijkertijd op. De ene stof moet elektronen afstaan zodat de andere stof ze op kan nemen en andersom. Als je bij dit proces meer let op wat er

gebeurt met de stof die elektronen afstaat, dan spreek je van een oxidatie. Als je meer let op wat er gebeurt met de stof die elektronen opneemt, dan noem je het een reductie.
De combinatie van oxidatie en reductie heet een redoxreactie.

Voorbeelden van oxidatoren zijn, naast zuurstof, kaliumpermanganaat ($KMnO_4$), waterstofperoxide (H_2O_2), chloor (Cl_2) en chloorbleekloog (NaClO of natriumhypochloriet).
Voorbeelden van reductoren zijn de onedele metalen, zoals Mg, Al, Zn en Fe.

Alle verbrandingsreacties zijn voorbeelden van oxidatiereacties. De brandstof is de reductor en wordt geoxideerd. Bij een volledige verbranding van koolstofverbindingen komen CO_2 en H_2O vrij. Bij een gedeeltelijke oxidatie van koolstofverbindingen ontstaan allerlei tussenproducten, zoals alkanolen, aldehyden, ketonen en zuren.

Bij het bewaren van levensmiddelen, medicijnen en andere stoffen die vatbaar zijn voor oxidatie is het dus zaak om contact met zuurstof of andere oxidatoren uit te sluiten. Dit wordt gedaan door bijvoorbeeld flessen tot de rand te vullen of de verpakkingen voor het sluiten vol te spuiten met stikstof. Ook het gebruik van ondoorzichtig, donker verpakkingsmateriaal, bijvoorbeeld bruine flessen of aluminiumfolie, is een maatregel tegen oxidatie. Licht bevordert namelijk oxidatiereacties, zodat het buitensluiten van licht oxidatie helpt voorkomen.
Natuurlijk is het nooit volledig te voorkomen dat stoffen in contact komen met zuurstof. Om die reden worden vaak antioxidanten toegevoegd aan stoffen. Stoffen die als antioxidant op kunnen treden, zijn bijvoorbeeld citroenzuur, ascorbinezuur, suiker in hoge concentratie of natriumedetaat (EDTA). Als er toch zuurstof aanwezig is, zorgt de antioxidant ervoor dat die niet met het werkzame bestanddeel reageert. Dit kan doordat de antioxidant zelf sneller reageert met zuurstof dan het werkzame bestanddeel. De antioxidant kan ook de werkzame bestanddelen inkapselen waardoor er geen zuurstof meer bij kan. Je kunt zeggen dat een antioxidant een reducerend milieu schept.

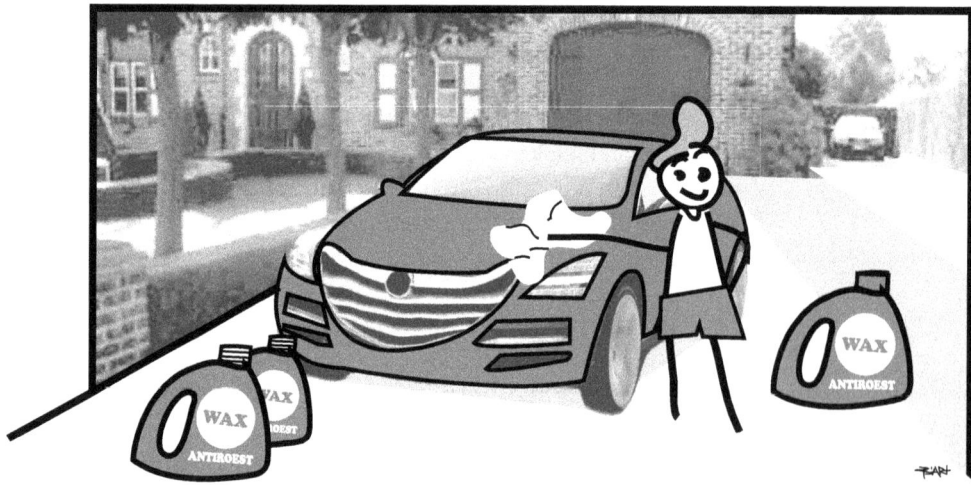

Verdringingsreeks der metalen

Een heel bekende redoxreactie treedt op als je met een gevulde kies per ongeluk op een stukje aluminiumfolie bijt of als je met een ijzeren lepel of vork een gouden kroon aanraakt. Je voelt dan een pijnscheut, net alsof er een elektrische stroom door je mond loopt. Feitelijk is dat ook wat er gebeurt.
Onedele metalen, zoals aluminium en ijzer, zijn goede reductoren. Dat betekent dat ze heel graag elektronen willen weggeven. In een amalgaamvulling en in een gouden kroon zitten veel edeler metalen, zoals kwik, zilver, koper en goud. De edele metalen zijn veel minder geneigd om elektronen af te staan. Maar alle metalen geven makkelijk elektronen door. (Hierop is de metaalbinding gebaseerd, zie hoofdstuk 1.) Als een onedel metaal zoals aluminium of ijzer in direct contact komt met een edeler metaal zoals goud, zilver, kwik of koper, dan geeft het onedele metaal direct een aantal elektronen weg aan het edeler metaal. Een vochtig milieu, zoals in de mond, bevordert dit verschijnsel. Er springen dus wat elektronen over van het aluminiumfolie naar de amalgaamvulling, en dat voel je. Het metaal dat de elektronen erbij krijgt, wil die eigenlijk ook niet hebben en geeft de elektronen weer door aan andere stoffen die in de vochtige mond aanwezig zijn.
Dit verschijnsel staat bekend als de verdringingsreeks der metalen. Het meest onedele metaal treedt op als reductor, het meest edele metaal treedt op als oxidator.
Een voorbeeld: Fe (s) + 2 AgCl (s) → $FeCl_2$ (s) + 2 Ag (s).
Het ijzer komt voor de pijl als metaal voor, het zilver is voor de pijl een ion. Na de pijl zijn de rollen omgedraaid. Dan is ijzer een ion en zilver een metaal. Het ijzer heeft zilver verdrongen uit de verbinding omdat het ijzer het meest onedel is van de twee. Het meest onedele metaal neemt uiteindelijk de ionvorm aan.
De volgorde van de verdringingsreeks (van onedel naar edel) is:
Li – K – Ba – Ca – Na – Mg – Al – Zn – Cr – Fe – Cd – Pb – Sn – Cu – Hg – Ag – Au – Pt.

VRAGEN EN OPDRACHTEN

84 Welke stof is de oxidator in de reactie tussen ijzer en zuurstof? Welke stof is de reductor?

85 Geef de definitie van oxidator en van reductor.

86 Wat versta je onder een oxidatiereactie?

87 Is de stof die wordt geoxideerd een oxidator of een reductor?

88 Noem twee stabiliteitsrisico's die het gevolg kunnen zijn van de aanwezigheid van zuurstof.

89 Noem twee voorbeelden van oxidatoren.

90 Noem drie maatregelen die je kunt nemen om oxidatie te voorkomen. Welke is het meest effectief?

91 Een antioxidant kan op twee verschillende manieren tegengaan dat een product wordt aangetast. Geef bij elke manier een voorbeeld van een antioxidant.

92 Is ascorbinezuur in zijn rol als antioxidant een oxidator of een reductor?

93 Zuurstof reageert met ferro-ionen. Als product ontstaan er ferri-ionen en oxide-ionen. Leg uit waarom er vier ferro-ionen nodig zijn om met één zuurstofmolecuul te reageren.

94 De omzetting van ferro in ferri heet oxidatie. Hoe heet de omgekeerde omzetting ferri in ferro?

95 Noem enkele voorbeelden van reductoren.

96 Stel dat in de mond een hoeveelheid zuur aanwezig is (je hebt bijvoorbeeld net een glas cola gedronken met pH = 2) en je bijt dan met een amalgaamvulling op een stukje aluminiumfolie. Er gaan dan elektronen lopen van het aluminiumfolie naar het amalgaam, maar uiteindelijk geeft het amalgaam de elektronen door aan stoffen in de mond, zoals het H^+ uit de zure cola.
a Is aluminium in dit proces de oxidator of de reductor?
b Welke stof ontstaat als H^+ elektronen opneemt?

4.6
Ontledingsreacties

In figuur 4.2 is de structuurformule van het conserveermiddel methylis parahydroxybenzoas ofwel methylparabeen getekend. Die structuurformule ziet er tamelijk ingewikkeld uit, maar je kunt aan zo'n structuurformule best het een en ander zien.

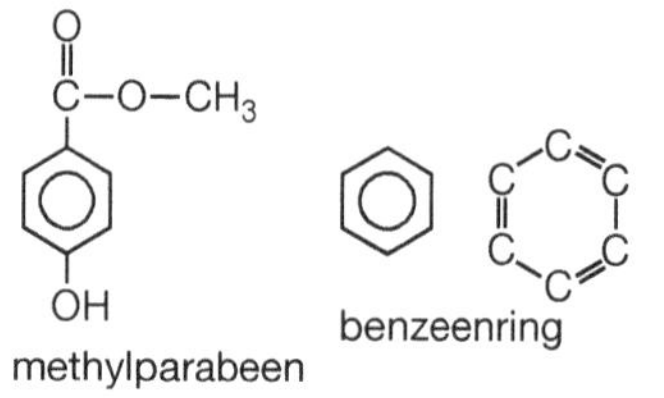

Figuur 4.2 Structuurformules van methylparabeen en benzeen.

Je ziet in de structuurformule van methylparabeen een zeshoek met een cirkel erin. Dit is het symbool voor benzeen. Benzeen is opgebouwd uit zes C-atomen die in een ring met elkaar verbonden zijn, met om en om een enkele en een dubbele binding: de benzeenring. In plaats van de drie dubbele bindingen wordt meestal een rondje in de zeshoek getekend. Aan elk hoekpunt kan nog één andere groep gekoppeld worden. Een benzeenring kan dus zes zijgroepen hebben.
In de structuurformule van methylparabeen is op twee van de zes hoekpunten een groep atomen getekend, aan de overige vier hoekpunten zitten dus H-atomen, die niet getekend zijn. Onderaan zie je een hydroxy- of OH-groep. Bovenaan is een estergroep getekend. Een estergroep kun je herkennen aan de combinatie van een O tussen 2 C-atomen, met aan een van beide C-atomen een O met een dubbele binding:

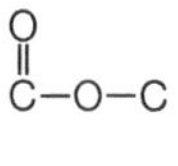

Moleculen met een estergroep zijn erg vatbaar voor ontleding onder invloed van water. Ontleden wil zeggen dat één of meer bindingen in het molecuul kapotgaan. Het molecuul valt daardoor in twee of meer stukken uit elkaar. Uiteraard verliest de stof daardoor zijn werking. Ontleding wordt ook wel analyse genoemd.

Hydrolyse

Ontleding van een stof onder invloed van water heet hydrolyse (*hydro* = water, *lyse* = ontleding). Hydrolyse is een stabiliteitsrisico voor veel organische verbindingen. Onder andere om hydrolyse tegen te gaan, moeten geneesmiddelen droog worden bewaard.

Bij hydrolyse van methylparabeen ontstaan parahydroxybenzeenzuur en methanol. De omzettingsreactie in structuurformules is:

[structuurformule: methylparabeen + H₂O ⇌ parahydroxybenzeenzuur + HO–CH₃; pijl wijst naar de C–O binding met tekst "deze binding gaat kapot"]

Uit de dubbele pijl blijkt dat de hydrolyse een evenwichtsproces is. De reactie kan aflopend gemaakt worden door H^+- of OH^--ionen toe te voegen. De stabiliteitsrisico's voor stoffen met een estergroep nemen dan ook toe in sterk zure of sterk basische oplossingen.
Bij de hydrolyse wordt de estergroep opengebroken door een watermolecuul. Het watermolecuul valt daarbij ook in twee stukken uit elkaar. Het methylparabeen wordt ontleed in twee andere stoffen, die niet meer de eigenschappen van methylparabeen bezitten.

Een tweede voorbeeld van het ontleden van een estergroep is de ontleding van acetylsalicylzuur (aspirine) in salicylzuur en azijnzuur. Vroeger, toen de aspirientjes nog in een voorraadpot werden bewaard, kon je bij het openen van de pot duidelijk de geur van azijn(zuur) waarnemen. Aspirine die naar azijn ruikt, heeft zijn werking als geneesmiddel uiteraard verloren. Tegenwoordig worden aspirine en veel andere tabletten in doordrukstrips verpakt, zodat er geen lucht en geen vocht meer bij kan.

Ook stoffen met een zogenaamde ethergroep en met een amide- of peptidegroep zijn vatbaar voor hydrolyse:

C–O–C   C–N–C
               ‖ |
               O H
ethergroep   amide of peptidegroep

Karakteristieke of functionele groep

De besproken groepen (estergroep, ethergroep en peptidegroep) zijn net zoals de zuurgroep (COOH) en hydroxygroep (C–OH) opvallende onderdelen in een molecuul. Dit soort groepen heet een karakteristieke groep of functionele groep.
Een karakteristieke of functionele groep bestaat uit een groepje atomen die op een kenmerkende manier aan elkaar vastzitten. De groep is medebepalend voor de eigenschappen van het molecuul waarin hij zit.

VRAGEN EN OPDRACHTEN

97 Teken een benzeenring, compleet met alle C- en H-atomen.

98 Hoeveel C-atomen komen voor in een molecuul van de stof methylparabeen?

99 Schrijf de molecuulformule van methylparabeen op. Hoeveel H's zitten aan de benzeenring?

100 Wat versta je onder hydrolyse?

101 Welke drie onderdelen van een molecuul zijn gevoelig voor hydrolyse?

102 Wat versta je onder een functionele groep in een molecuul?

103 Waarom is een sterk zuur of een sterk basisch milieu nadelig voor de stabiliteit van een stof die vatbaar is voor hydrolyse?

104 Wat is het voordeel van het verpakken van geneesmiddelen in doordrukstrips?

105
a Schrijf de molecuulformule van benzeen op.
b Is benzeen een hydrofiele of een lipofiele stof? Waarom?
c Is methylparabeen een hydrofiele of een lipofiele stof? Waarom?

De volgende vier vragen gaan over de volgende structuurformules:

Figuur 4.3

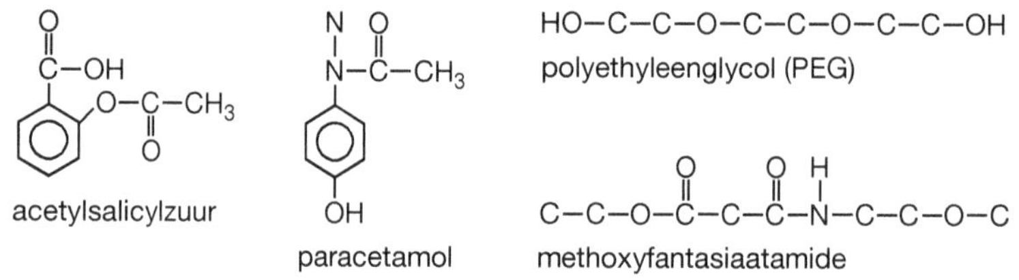

acetylsalicylzuur

paracetamol

polyethyleenglycol (PEG)

methoxyfantasiaatamide

106 In de structuurformules zijn enkele ethers, esters en peptiden getekend. Omcirkel deze functionele groepen en schrijf erbij of het een ester, ether of peptide is.

107 In de structuurformules komen ook enkele zuurgroepen en hydroxygroepen voor. Wijs deze zuurgroepen en hydroxygroepen ook aan in de moleculen.

108
a In hoeveel producten vallen de moleculen uiteen bij hydrolyse?
b Hoeveel watermoleculen zijn per stof bij die hydrolyse nodig?

109 Teken in de moleculen alle ontbrekende H-atomen.

4.7
Verbindingsreacties

In paragraaf 4.4, over zuur-basereacties, is besproken dat organische verbindingen omgezet kunnen worden in zouten. De moleculen veranderen daarbij in geladen ionen, die hydrofieler zijn dan de bijbehorende moleculen. Hierdoor is het mogelijk om de oplosbaarheid in water van deze stoffen sterk te verbeteren.
Er zijn ook technieken om hydrofiele stoffen minder hydrofiel, dus lipofieler, te maken. Die technieken kun je gebruiken als een hydrofiel geneesmiddel in een lipofiele basis verwerkt moet worden, zoals in een zalf of een crème. Deze producten vinden voornamelijk toepassing op de huid. De huid is een lipofiel systeem, zodat geneesmiddelen die daarin moeten doordringen ook een lipofiel karakter moeten hebben.
Een voorbeeld van een dergelijke aanpassing van een geneesmiddel is de omzetting van hydrocortison in hydrocortisonacetaat. Hydrocortison bevat onder andere een OH-groep, waardoor het molecuul lastig doordringt in de huid. Door deze OH-groep 'af te dekken' met een lipofiele koolstofketen, neemt het hydrofiele karakter af en het lipofiele karakter toe. In de reactievergelijking wordt hydrocortison voorgesteld door R–OH. De reactie vindt plaats met azijnzuur:

$$\text{R-OH} \; + \; \text{HO}-\overset{\overset{\text{O}}{\|}}{\text{C}}-\text{CH}_3 \; \rightarrow \; \text{R}-\text{O}-\overset{\overset{\text{O}}{\|}}{\text{C}}-\text{CH}_3 \; + \; \text{H}_2\text{O}$$

hydrocortison, azijnzuur hydrocortisonacetaat water
hydrofiele groep   hydrofiele groep afgedekt

Condensatie en synthese

In hydrocortisonacetaat is een estergroep ontstaan. In feite vindt hier een reactie plaats die tegenovergesteld is aan de reacties in paragraaf 4.6. De vorming van een ester is een verbindingsreactie. Uit twee moleculen, in dit geval hydrocortison en azijnzuur, wordt één nieuwe stof gemaakt (hydrocortisonacetaat) en er ontstaat een klein bijproduct (water). Een verbindingsreactie waarbij als bijproduct water ontstaat, noemen we een condensatiereactie.

In zijn algemeenheid wordt een verbindingsreactie ook wel een synthese genoemd. Een heel bekende synthese is de vorming van glucose uit water en kooldioxide, de fotosynthese.

Met een condensatiereactie is het dus mogelijk om hydrofiele onderdelen in een molecuul aan te passen, waardoor de stof als geheel andere (meng)eigenschappen krijgt. De keuze van de stof waarmee de OH-groep afgedekt wordt, bepaalt deze nieuwe eigenschappen.

Merk op dat bij de condensatiereactie zowel in hydrocortison als in azijnzuur een hydrofiele groep is afgedekt.

De hier besproken afdektechniek kan toegepast worden op hydroxygroepen (C–OH), zuurgroepen (specifiek het OH-deel van een COOH-groep) en op aminogroepen (dit is een NH_2-groep aan een C-atoom, C–NH_2).

Polysachariden (suikers of koolhydraten), eiwitten en vetten zijn voorbeelden van stoffen die gemaakt worden met behulp van condensatiereacties.

VRAGEN EN OPDRACHTEN

110 Hoe kun je een molecuul omzetten in een zout? Noem twee manieren. Kan dit bij elk molecuul of gelden er dan bepaalde voorwaarden?

111 Waarom is een stof in de zoutvorm hydrofieler dan in de molecuulvorm?

112
a Is de huid hydrofiel of lipofiel?
b Kunnen producten die op de huid toegepast worden, het best lipofiel of het best hydrofiel zijn?

113 Hoe kun je een hydrofiel onderdeel van een molecuul (bijvoorbeeld een OH-groep) lipofieler maken?

114 Wat is een condensatiereactie? Wat gebeurt er bij zo'n reactie?

115 Welke functionele groepen kun je door middel van condensatiereacties omzetten in een lipofielere stof?

116 Teken de structuur van een ester-, een ether- en een peptidegroep. Deze groepen kunnen ontstaan bij een condensatiereactie.

117 Hoe heet de omgekeerde reactie van een condensatiereactie?

Polysachariden

Polysachariden zoals zetmeel (*amylum*), glycogeen en cellulose ontstaan door het aan elkaar koppelen van glucosemoleculen. Glucose is een molecuul met veel C–OH-groepen. Er kunnen dus heel veel glucosemoleculen aan elkaar gekoppeld worden door middel van condensatiereacties. Hierbij ontstaan ethergroepen. Polysachariden zijn dus een speciaal voorbeeld van polyethers (zie ook de structuurformule van een PEG in figuur 4.3).
In formule: C–OH + HO–C → C–O–C + H_2O.

Monosacharide

Glucose (dextrose) is een monosacharide, de molecuulformule is $C_6H_{12}O_6$. Er zijn nog twee andere monosachariden, namelijk fructose (vruchtensuiker) en galactose. Alle monosachariden hebben dezelfde molecuulformule, namelijk $C_6H_{12}O_6$.

Disacharide

Er zijn ook disachariden. De bekendste zijn:
- sacharose (rietsuiker of bietsuiker, opgebouwd uit 1 molecuul glucose en 1 molecuul fructose);
- lactose (melksuiker, opgebouwd uit 1 molecuul glucose en 1 molecuul galactose);
- maltose (moutsuiker, opgebouwd uit 2 moleculen glucose).

De molecuulformule van de disachariden is $C_{12}H_{22}O_{11}$.

Sachariden zijn polaire, hydrofiele stoffen omdat er veel OH-groepen in de moleculen zitten. De monosachariden en disachariden lossen allemaal goed op in water. De polysachariden zijn wel hydrofiel, maar lossen niet goed op in water. Dat komt door hun omvang en bij sommige polysachariden door de manier waarop de monoscharidemoleculen aan elkaar gekoppeld zijn.

VRAGEN EN OPDRACHTEN

118 Wat is de molecuulformule van fructose?

119 Zijn monosachariden polaire of apolaire stoffen?

120
a Het woord 'disacharide' betekent letterlijk: twee sachariden. Wat zou de formule van een disacharide dan eigenlijk moeten zijn?
b Wat is het verschil tussen de werkelijke formule van een disacharide en je antwoord bij vraag **a**?

121
a Wat voor soort reactie treedt op bij de vorming van een disacharide of polysacharide?
b Schrijf de reactievergelijking voor de vorming van het disacharide rietsuiker op in formules.

122 Zijn polysachariden vatbaar voor hydrolyse? Waarom wel/niet?

Eiwitten

Eiwitten (proteïnen of polypeptiden) zijn van groot belang voor alle levensfuncties. Alle lichaamsweefsels zoals spieren, bind- en zenuwweefsel zijn grotendeels opgebouwd uit eiwitten. Eiwitten vormen ook een belangrijk deel van ons voedselpakket. Verschillende geneesmiddelen hebben een eiwitstructuur. Je treft ze vooral aan bij de hormonen.

Eiwitten ontstaan uit het aan elkaar koppelen van aminozuren. Hierbij ontstaan amide- of peptidegroepen. Menselijk eiwit is opgebouwd uit twintig verschillende aminozuren, waarvan ons lichaam de helft zelf kan maken. De andere tien moeten we via ons voedsel binnenkrijgen. Die worden essentiële aminozuren genoemd.
De functie en opbouw van een eiwit worden bepaald door het aantal en het soort aminozuren dat erin voorkomt en uit de volgorde waarin de aminozuren aan elkaar gekoppeld zijn. Al deze informatie ligt vast in ons erfelijk materiaal (genen), waardoor ons lichaam in staat is de benodigde eiwitten zelf te maken.
Alle twintig aminozuren hebben dezelfde basisstructuur:

$$H-\underset{\underset{H}{|}}{N}-\underset{\underset{R}{|}}{\overset{\overset{H}{|}}{C}}-\overset{\overset{O}{\|}}{C}-OH$$

De R in deze structuurformule stelt een restgroep voor. Hoe deze restgroep eruitziet, is bepalend voor het verschil tussen de aminozuren. Elk aminozuur bevat in ieder geval een zuurgroep (COOH) en een aminogroep (NH_2). Een zuurgroep uit het ene aminozuur kan koppelen aan de aminogroep uit een ander aminozuur. Dit gebeurt door een condensatiereactie waarbij water vrijkomt.

Aminozuren worden vaak weergegeven met een code van drie letters, bijvoorbeeld Gly voor glycine, Glu voor glutaminezuur, Ala voor alanine, Asn voor asparagine, enzovoort.
Een eiwit wordt dan zo weergegeven: Ala – Gly – Ala – Asn – Glu – Asn. Dit is een voorbeeld van een zogenaamd hexapeptide, omdat er zes aminozuren aan elkaar gekoppeld zijn. Een streepje tussen twee drieletterige codes stelt een peptidebinding voor.

VRAGEN EN OPDRACHTEN

123 Geef een andere naam voor eiwitten.

124 Waaruit is een eiwit opgebouwd?

125 Wat zijn essentiële aminozuren?

126 Hoeveel aminozuren komen er in menselijk eiwit voor?

127 Hoeveel peptidebindingen komen voor in Ala – Gly – Ala – Asn – Glu – Asn?

Vetten

Vetten zijn opgebouwd uit glycerol ($C_3H_5(OH)_3$) en zogenaamde vetzuren (bijvoorbeeld stearinezuur, $C_{17}H_{35}COOH$). De vorming van een vet is een goed voorbeeld van het afdekken van OH-groepen en het veranderen van de oplosbaarheid als gevolg daarvan. Dit is te zien in de reactie in structuurformules:

$$
\begin{array}{lllll}
\text{C-OH} & + & \text{HO-}\overset{\text{O}}{\underset{\|}{\text{C}}}\text{-C}_{17}\text{H}_{35} & \text{C-O-}\overset{\text{O}}{\underset{\|}{\text{C}}}\text{-C}_{17}\text{H}_{35} & + \quad \text{H}_2\text{O} \\
| & & & | & \\
\text{C-OH} & + & \text{HO-}\overset{\text{O}}{\underset{\|}{\text{C}}}\text{-C}_{17}\text{H}_{35} \rightleftarrows & \text{C-O-}\overset{\text{O}}{\underset{\|}{\text{C}}}\text{-C}_{17}\text{H}_{35} & + \quad \text{H}_2\text{O} \\
| & & & | & \\
\text{C-OH} & + & \text{HO-}\overset{\text{O}}{\underset{\|}{\text{C}}}\text{-C}_{17}\text{H}_{35} & \text{C-O-}\overset{\text{O}}{\underset{\|}{\text{C}}}\text{-C}_{17}\text{H}_{35} & + \quad \text{H}_2\text{O} \\
\\
\text{glycerol} & + & \text{3-stearinezuur} \rightleftarrows & \text{glyceryltristearaat (een vet)} & + \quad \text{3 water}
\end{array}
$$

Glycerol is een hydrofiele en zelfs zeer hygroscopische stof. Glycerol mengt dus prima met water. Stearinezuur is een lipofiele stof die echter vanwege de aanwezigheid van de COOH-groep nog wel enigszins mengt met water (emulsie).
Als de vier moleculen voor de pijl met elkaar reageren, worden alle aanwezige hydrofiele groepen afgedekt. Er komen drie estergroepen voor in de plaats. Een estergroep is een lipofiele groep omdat de aanwezige O-atomen grotendeels ingebouwd zijn tussen de C-atomen. Hieruit volgt dat vet absoluut niet met water mengt, iets dat je ook uit ervaring weet.

Alle hier in deze paragraaf besproken stoffen (suikers, eiwitten en vetten) komen tot stand door condensatiereacties. Dit betekent ook dat deze stoffen gevoelig zijn voor hydrolyse en dus onder invloed van water weer uit elkaar kunnen vallen in de bouwstenen. Hydrolyse en condensatie zijn namelijk precies tegenovergestelde reacties.

VRAGEN EN OPDRACHTEN

128 Waaruit is een vet opgebouwd?

129
a Waarom is glycerol een hydrofiele stof?
b Waarom mengt een vet absoluut niet met water?

130 Wat voor soort reactie treedt op bij de vorming van een vet?

131
a Hoeveel moleculen ontstaan er na de pijl in de reactie tussen glycerol en stearinezuur?
b Schrijf de molecuulformule van glyceryltristearaat op.

132
a Schrijf de structuurformule en de molecuulformule van glyceryltripalmitaat op.
b Schrijf ook de structuurformule van glycerylmonostearaat op (er zijn twee mogelijkheden).
c Welke stof is lipofieler, glyceryltristearaat of glycerylmonostearaat? Waarom?

De volgende vragen hebben betrekking op ontledingsreacties (par. 4.6) en verbindingsreacties (par. 4.7).

133 Kijk nog eens naar de vier moleculen bij de vragen 106 tot en met 109.
a Zijn deze stoffen hydrofiel of lipofiel? Beargumenteer je antwoord.
b Welke van deze stoffen kun je lipofieler maken door een OH-groep af te dekken?

134
a Waarom kan hydrocortison niet zonder meer verwerkt worden in een huidzalf?
b Wat is het nut van omvorming in hydrocortisonacetaat?

135 Zetmeel is opgebouwd uit vele honderden glucosemoleculen aan elkaar. Na het aan elkaar koppelen heeft elk glucosemolecuul nog drie OH-groepen. Zetmeel is dus een hydrofiele stof. Toch lost zetmeel niet op in water, er ontstaat een troebel, wit mengsel. Leg uit hoe dit kan.

136 Gegeven is een aminozuur waarvan de restgroep 1 C, 2 H's en 1 OH-groep bevat.
a Teken de structuurformule van dit aminozuur (het heet serine, afgekort Ser).
b Is serine een hydrofiele of een lipofiele stof?

137
a Wat versta je onder een dipeptide? Geef een voorbeeld met behulp van drieletterige codes.
b Wat versta je onder een tripeptide? Geef een voorbeeld met behulp van drieletterige codes.
c Wat versta je onder een polypeptide?

138 Hoeveel watermoleculen ontstaan bij een condensatiereactie met zes aminozuren?

139 Teken in de structuurformule van glycerol de ontbrekende H-atomen.

140 Teken de ontbrekende H-atomen in de structuurformule van glyceryltristearaat.

141 Je kunt niet alle stoffen met behulp van een condensatiereactie lipofieler maken. Aan welke voorwaarde moet een stof voldoen om dit mogelijk te maken?

4.8
Polymerisatiereacties

Het Griekse woord *polymeer* betekent: veel delen. Een polymeer (ook wel macromolecuul genoemd) is opgebouwd uit een groot aantal basiseenheden, de monomeren. De monomeren zijn door een scheikundig proces aan elkaar gekoppeld. Polymerisatie betekent dus het aan elkaar koppelen van veel delen.
Als het monomeer de hoofdletter M krijgt, is het polymeer als volgt schematisch weer te geven:
M – M – M – M– ... of $(M)_n$.
De n geeft aan uit hoeveel monomeren het polymeer is opgebouwd. De n wordt ook wel de polymerisatiegraad genoemd. Polymeren met een hoge polymerisatiegraad zijn in het algemeen harder.
Als een polymeer uit slechts één soort monomeer is opgebouwd, wordt van een homopolymeer gesproken. Zijn er twee of meer soorten monomeer gebruikt, dan heet dit een copolymeer.

Er zijn twee soorten polymerisatiereacties:
– additiepolymerisatie;
– condensatiepolymerisatie.

Additiepolymerisatie

Bij additiepolymerisatie moet er in het monomeer een dubbele binding voorkomen. De monomeren koppelen zich aan elkaar doordat de dubbele bindingen openklappen. Het openklappen wordt veroorzaakt door bijvoorbeeld een hogere temperatuur, de inwerking van licht of door het toevoegen van een hulpstof, de initiator.

Bij het openklappen van een dubbele binding ontstaan zogenaamde radicalen, die op hun beurt ervoor zorgen dat andere dubbele bindingen openbreken. Er ontstaat zo een kettingreactie waarbij uiteindelijk alle monomeren worden opgenomen in het polymeer.

De polymerisatiereactie kan gestopt worden door het toevoegen van een zogenaamde terminator. De terminator dekt de nog aanwezige radicalen af, waardoor de reactie stopt.

Voorbeelden van monomeren die gebruikt worden voor additiepolymerisatie staan in figuur 4.4.

Figuur 4.4
Voorbeelden van monomeren voor additiepolymerisatie.

monomeer	formule	polymeer	formule		
etheen	C=C	polyetheen	–C–C–C–C–C–C–	ofwel	(–C–C–)$_n$
chlooretheen vinylchloride	C=C | Cl	polyvinylchloride ofwel PVC	–C–C–C–C–C–C– | | | Cl Cl Cl	ofwel	(–C–C–)$_n$ | Cl
acrylzuur	C=C | COOH	polyacrylzuur	–C–C–C–C–C–C– | | | COOH COOH COOH	ofwel	(–C–C–)$_n$ | COOH

Het openklappen van een dubbele binding ziet er schematisch als volgt uit: C=C wordt ·C–C· (het tweede streepje tussen de C-atomen is opengeklapt en wordt weergegeven als twee losse punten).

Een bindingsstreepje tussen twee atomen stelt twee elektronen voor, de losse punten zijn elk enkele elektronen.

Een atoom of molecuul met één of meer enkele elektronen heet een radicaal. Als radicalen met elkaar in contact komen, koppelen die zich aan elkaar, waarbij de enkele elektronen nieuwe bindingen vormen. Bijvoorbeeld vier monomeren vormen één polymeer: ·C–C· ·C–C· ·C–C· ·C–C· → ·C–C–C–C–C–C–C–C·

Het polymeer na de pijl bevat nog steeds twee enkele elektronen. Als op een gegeven moment een terminator wordt toevoegd, worden die enkele elektronen ook afgedekt en stopt de polymerisatie.

Water kan als terminator optreden, dan wordt het polymeer bijvoorbeeld: H–C–C–C–C–C–C–C–C–OH.

Toepassingen

Een aantal vulmaterialen, zoals composiet en glasionomeercement, bevatten additiepolymeren.

Composiet bestaat uit twee componenten, een poeder (vulstof) en een kunsthars (matrix), die met elkaar gemengd worden of zijn. Het kunsthars is een monomeer, het poeder bevat vooral glaskorreltjes.

Als het composiet chemisch uithardt, zorgt het mengen van beide componenten ervoor dat de polymerisatiereactie begint. Dit betekent dat de verwerkingstijd vrij kort is. Een voordeel is wel dat het hele materiaal volledig uithardt totdat alle monomeer op is. Als het composiet uithardt onder invloed van licht, dan wordt het geleverd als een pasta waarin beide componenten al gemengd zijn. Het monomeer gaat pas reageren nadat er een felle lichtbron op gericht wordt. Het voordeel is dat de pasta in alle rust in de caviteit aangebracht kan worden. Het nadeel is echter dat de polymerisatie alleen aan het oppervlak van de vulling plaatsvindt, waardoor de vulling niet homogeen uithardt. Lichthardend composiet moet dus in verscheidene dunne laagjes aangebracht worden.

In beide situaties treedt de polymerisatiereactie in de caviteit op. Bij vrijwel elke polymerisatiereactie neemt het polymeer minder ruimte in dan het monomeermengsel. Met andere woorden: er treedt krimp op; polymerisatiekrimp. Een aangebrachte composietvulling kan hierdoor op de randen gaan lekken. De aanwezige glaskorrels voorkomen de krimp voor een deel. Hoe groter het percentage glaskorrels, hoe minder krimp.

Glasionomeercement bevat polyacrylzuur. Dit is dus al een polymeer. De hardingsreactie bij glasionomeercement berust op een zuur-basereactie tussen het poeder (aluminiumfluorosilicaat, een fluorhoudend glas) en het polyacrylzuur, dus niet op een polymerisatiereactie. Het voordeel van glasionomeercement is dat het bij het uitharden niet krimpt. Een tweede voordeel is dat uit het vulmateriaal fluoride vrijkomt en dat beschermt het glazuur en het dentine extra tegen cariës. Het nadeel is dat glasionomeercement minder hard is en dus eerder slijt dan composiet.

VRAGEN EN OPDRACHTEN

142
a Wat is een homopolymeer?
b Wat is een copolymeer?

143 Aan welke eis moet een monomeer voldoen om er additiepolymerisatie mee uit te kunnen voeren?

144 Teken een stukje van het polymeer dat ontstaat als de stof propeen gebruikt wordt als monomeer.

145
a Wat is een initiator bij een polymerisatiereactie?
b Welke mogelijkheden zijn er nog meer om een additiepolymerisatie te starten? Noem er twee.
c Hoe heet de stof die wordt gebruikt om een additiepolymerisatie te stoppen?

146 Een radicaal is erg reactief. Wat is een radicaal?

147 Wat is een dimeer, trimeer, tetrameer, pentameer, enzovoort?

148 Stel, je bent bezig een kies te vullen met een chemisch uithardend composiet. De tandarts zegt dat je nu snel door moet werken. Waarom is dat?

149
a Wat is het voordeel van chemisch uithardend composiet boven composiet dat uithardt na bestraling met licht?
b Wat is het voordeel van lichtuithardend composiet boven chemisch uithardend composiet?

150
a Wat verstaan we onder polymerisatiekrimp?
b Bij welk soort vulmateriaal komt dat voor? Wat zijn de gevaren daarvan?
c Treedt polymerisatiekrimp ook op bij glasionomeercement?

Condensatiepolymerisatie

In paragraaf 4.7 zijn al condensatiereacties besproken. Als er suikers (polysachariden) en eiwitten (polypeptiden) ontstaan, is er sprake van condensatiepolymerisatie of polycondensatie.
Een stof is een geschikte monomeer voor condensatiepolymerisatie als er ten minste de volgende groepen in aanwezig zijn:
- ten minste twee hydroxygroepen; er ontstaan dan polyethers (bijv. matrassen);
- ten minste één hydroxygroep en één zuurgroep; er ontstaan dan polyesters (bijv. plastics);
- ten minste één aminogroep en één zuurgroep; er ontstaan dan polypeptiden (bijv. eiwitten).

In de paragrafen 4.6 en 4.7 zijn de karakteristieke groepen die dan ontstaan al beschreven.

VRAGEN EN OPDRACHTEN

151 Gegeven zijn de volgende stoffen: HO–C–C–OH (glycol), CH_3–CHOH–COOH (melkzuur) en COOH–CHOH–CHOH–COOH (wijnsteenzuur).
a Zijn deze moleculen geschikt als monomeer voor polycondensatie? Waarom wel/ niet?
b Als we glycol gaan polycondenseren, ontstaan lange rechte ketens. Teken een stukje met vijf monomeren in het polymeer.
c Als we melkzuur gaan polycondenseren, welke van de drie soorten condensatiepolymeer ontstaat dan?
d Bij het polycondenseren van wijnsteenzuur zijn verschillende soorten polymeren mogelijk. Welke twee soorten condensatiepolymeer kun je met wijnsteenzuur maken?

152 Als de monomeren meer dan twee functionele groepen bevatten, zijn er in het polymeer nog OH-groepen of zuurgroepen over waarmee de lange ketens zogenaamde cross-links gaan maken.
a Leg uit wat een cross-link is.
b Welk effect heeft het maken van cross-links tussen de polymeerketens voor de eigenschappen van het polymeer? Wordt het steviger, compacter of juist minder stevig en minder compact?
c Wordt het polymeer hydrofieler of lipofieler door de cross-links? Leg uit.

153 Is een vet ook een polycondensatiepolymeer? Waarom wel/niet?

Gemengde vragen en opdrachten hoofdstuk 4

1 In dit hoofdstuk zijn oplosreacties, neerslagreacties, zuur-basereacties, redoxreacties, ontledingsreacties, verbindingsreacties en polymerisatiereacties aan de orde geweest.
- Maak de volgende reactievergelijkingen af en kloppend.
- Schrijf op wat voor type reactie er plaatsvindt.
- Schrijf van alle uitgangsstoffen op wat voor soort stof het is (zuur, base, zout, koolstofverbinding, element).

a ... $C_8H_{18}S$ (l)   + ... O_2 (g)   → ... CO_2 (g)   + ... SO_2 (g) + ... H_2O (g)
b ... MgO (s)   + ... HNO_3 (l)   → ... (..)   + ... H_2O (l)
c ... $FeCl_2$ (s)   + ... Cl_2 (g)   → ... $FeCl_3$ (s)
d ... $Ca(NO_3)_2$ (aq) + ... Na_3PO_4 (aq)   → ... $NaNO_3$ (aq) + ... (..)
e ... C_2H_5OH (l)   + ... CH_3COOH (l)   → ... CH_3–COO–C_2H_5 (l) + ... H_2O (l)

f ... C$_2$H$_4$(OH)$_2$ (l) → ... HO–C–C–O–C–C–O–C–C–O–C–C–O–C–C–OH (l) + ... (..)
g ... CaCO$_3$ (s) + ... HCl (aq) → ... CaCl$_2$ (aq) + ... CO$_2$ (g) + ... (..)
h ... C$_6$H$_5$–O–CH$_2$–CH$_3$ (l) + ... H$_2$O (l) → ... C$_6$H$_5$–OH (l) + ... (..)

2 Wat is het verschil tussen een evenwichtsreactie (dubbele pijl) en een aflopende reactie (enkele pijl) als je let op de hoeveelheid uitgangsstoffen die overblijven en de hoeveelheid producten die ontstaan?

3 Zijn alle neerslagreacties scheikundige processen? Welke wel en welke niet?

4 Organische zouten zijn in het algemeen slechter oplosbaar in water dan anorganische zouten.
a Geef een voorbeeld (naam en formule) van een anorganisch zout.
b Geef een voorbeeld (naam en formule) van een organisch zout met een organisch kation.
c Geef een voorbeeld (naam en formule) van een organisch zout met een organisch anion.
d Leg uit waarom organische zouten in het algemeen slechter oplossen in water dan anorganische zouten.

5
a Wat is een quarternaire ammoniumverbinding? Geef een voorbeeld (naam).
b Organische ammoniumzouten zoals codeïnehydrochloride zijn instabiel in een basisch milieu. Geldt dit ook voor quarternaire ammoniumverbindingen? Waarom wel/niet?
c Hoe maak je een ammoniumverbinding zoals codeïnehydrochloride uit het bijbehorende amine (codeïne)?
d Wat is de reden om een zout te maken uit een moleculaire stof?

6
a Schrijf de reactievergelijking op die hoort bij het waterevenwicht.
b Hoe heten de beide producten?
c Welke rol speelt de stof water bij zuur-basereacties? Wat is het bijzondere van water in dit verband?

7
a Geef een voorbeeld van een zout met een zuurrestion van een zwak zuur.
b Als je dit zout oplost in water, wat gebeurt er dan met de pH? Waarom?

8 Apatiet is de belangrijkste bouwsteen van glazuur en dentine. De verhoudingsformule is Ca$_5$(PO$_4$)$_3$OH.
a Wat voor soort stof is apatiet?
b Schrijf de verhouding van de ionen (met de juiste ladingen) op die in apatiet voorkomen.
c Fluorapatiet kan gemaakt worden uit apatiet door vervanging van het hydroxide-ion. Noem twee manieren waarop fluor toegediend wordt om deze vervanging te realiseren.
d Welke twee effecten heeft de vervanging van hydroxide door fluoride?

9 Esters, ethers en peptiden worden gemaakt met condensatiereacties.
a Een condensatiereactie is een voorbeeld van een verbindingsreactie. Geef nog een andere, algemene naam voor een verbindingsreactie.
b Noem de twee functionele groepen die nodig zijn om een ester, een ether en een peptide te maken.
c Teken de structuurformule van de estergroep, de ethergroep en de peptidegroep.

d Welk stabiliteitsrisico hebben esters, ethers en peptiden? Hoe noem je de reactie die optreedt als een ester, ether of peptide breekt?

10 Cellulose en zetmeel zijn voorbeelden van polysachariden. Polysachariden ontstaan uit monosachariden door condensatiereacties. Monosacharidemoleculen bevatten 6 C-atomen en 5 OH-groepen.
De eigenschappen van zetmeel en cellulose verschillen nogal. Zetmeel is een hydrofiele, poederige stof die niet goed oplost in water, cellulose is opgebouwd uit vezels (bijv. in stengels van planten) en stoot water zelfs af. De vezelstructuur van cellulose wordt in stand gehouden doordat de cellulosemoleculen onderling heel veel crosslinks maken.
a Welke functionele groep ontstaat er bij de koppeling van twee monoscharidemoleculen?
b Als er tien monosacharidemoleculen in een rechte keten aan elkaar gekoppeld zijn, hoeveel OH-groepen hebben de middelste acht er dan ieder nog over? En de buitenste twee?
c Wat verstaan we onder cross-linking? Wat gebeurt er met het aantal OH-groepen als er veel cross-links gemaakt worden?
d Leg uit waarom zetmeel wel hydrofiel is, maar niet goed oplost in water.
e Leg ook uit hoe het kan dat cellulose water afstoot en dus in feite lipofiel is, hoewel de monosachariden waaruit het gemaakt is hydrofiel zijn.

De vragen 11 t/m 13 gaan over het voorschrift voor de bereiding van *Mixtura Ferrosi Gluconatis*.
Los in ongeveer 40 ml kokend water 50 mg methylparabeen op en vervolgens 6,5 g calciumgluconaat. Daarna voeg je onder voortdurend roeren 4 g ferrosulfaat toe. Er ontstaat nu een neerslag. Blijf roeren. Filtreer de hete oplossing en vang het filtraat op in een vat waarin je van tevoren 300 mg citroenzuurmonohydraat hebt gedaan. Was het residu op het filter met 10 ml heet water, vang dit op bij de rest van het filtraat. Voeg nu nog 50 ml suikerstroop toe, laat afkoelen en vul aan met water tot totaal 100 ml.

11
a Schrijf de stoffen die je gebruikt onder elkaar op en schrijf de hoeveelheden erachter.
b Geef de formules van ferrosulfaat en van calciumgluconaat. Let vooral op de ladingen van de ionen en de juiste verhouding in de formules.
c Geef de formule en de naam van het neerslag die gevormd wordt.
d Geef de kloppende reactievergelijking van de neerslagreactie die optreedt.
e Welk opgelost zout zit er aan het eind van de bereiding in het filtraat? Schrijf de naam en de formule op.

12
a Waarom wordt tijdens de bereiding het mengsel verhit en op het kookpunt gehouden? Noem twee redenen, de ene reden heeft te maken met het oplosproces, de tweede met de hygiëne.
b Methylparabeen is een conserveermiddel. Waarom is dat toegevoegd? Wat is de relatie met je antwoord op vraag **a**?
c Schrijf de structuurformule van methylparabeen op. Welke drie functionele groepen zitten erin?
d Welk stabiliteitsrisico heeft de stof methylparabeen in een waterige omgeving? Is de hoge temperatuur gunstig of ongunstig voor het eventueel optreden van dit risico?

13 In het opvangvat wordt vooraf citroenzuurmonohydraat gedaan en na het filtreren nog suikerstroop.
a Wat betekent de toevoeging monohydraat? Schrijf de molecuulformule van citroenzuurmonohydraat op.
b Wat is de functie van het toevoegen van citroenzuurmonohydraat en van de suikerstroop? Hoe noem je stoffen zoals citroenzuur en suiker?
c Welk bestanddeel van het gemaakte mengsel moeten citroenzuur en suikerstroop beschermen?
d Geef een indicatie van de pH van het mengsel dat is gemaakt.

Antwoorden

Hoofdstuk 1

Paragraaf 1.1

1 a keukenzout en ijzer
b water en benzine
c lucht (bevat vooral stikstof en zuurstof) en stoom

2 Ze zijn stevig, je kunt ze makkelijk aan elkaar koppelen.

3 Ze moeten schoon zijn, ze mogen niet reageren met lichaamseigen stoffen, ze mogen niet uiteenvallen in het lichaam.

4 a Een stofeigenschap is kenmerkend voor een stof, je kunt een stof er aan herkennen.
b Water is kleurloos, het kookpunt is 100 °C, het smeltpunt is 0 °C (dat water vloeibaar is, is geen stofeigenschap).

5 a Dan gaat de vloeistof koken en verdampen. De vloeistof verandert in een gas.
b het kookpunt
c Dan gaat de vloeistof stollen. De vloeistof verandert in een vaste stof.
d het stolpunt (Bij een zuivere stof is dit dezelfde temperatuur als het smeltpunt, je spreekt van smeltpunt als de stof vanuit de vaste toestand overgaat in de vloeibare toestand.)

6 a keukenzout, suiker, alcohol, soda
b olie, benzine, gips, hout

7 Paracetamol: pijnstillend. Tablet in water uiteen laten vallen of met veel water innemen.
De pil, bijvoorbeeld Microgynon: reguleert de menstruatiecyclus en is een anticonceptiemiddel. Tablet heel inslikken.
Bisolvon: slijmoplosser in de bovenste luchtwegen. Het is een drank.

Paragraaf 1.2

8 Nederlands: vast, vloeibaar, gasvormig.
Engels: solid, liquid, gas.

9 De fase is de toestand waarin een stof voorkomt, vast, vloeibaar of gasvormig.

ANTWOORDEN

10 a Ja, door alcohol te verwarmen totdat het gaat koken en verdampen.
b Ja, door de zuurstof heel erg af te koelen. Dit gebeurt als zuurstofgas in een cilinder bij elkaar is geperst, dan is het vloeibaar. Als de kraan opengedraaid wordt, komt er zuurstofgas met kracht naar buiten gespoten. Hierdoor daalt de temperatuur sterk en op de kraan ontstaat dan zuurstofsneeuw.

11 a Nee, elke stof kan in principe vast, vloeibaar of gasvormig zijn, dit is dus niet kenmerkend.
b Ja, elke stof heeft een eigen temperatuur waarbij hij verandert van vast naar vloeibaar, dit is dus wel kenmerkend.

12 a Kookpunt = 1465 + 273 = 1738 K, smeltpunt = 808 + 273 = 1081 K.
b Kookpunt = 78 + 273 = 351 K, smeltpunt = –114 + 273 = 273 – 114 = 159 K.

13

stof	smeltpunt		kookpunt		T1	T2	T3	T4	T5
	°C	K	°C	K					
water	0	273	100	373	vloeibaar	vast	gas	vast	vloeibaar
alcohol	–114	159	78	351	vloeibaar	vloeibaar	gas	vloeibaar	vast
keukenzout	808	1081	1465	1738	vast	vloeibaar	vast	vast	gas

14

T1	T2	T3	T4	T5
313 K	263 K	375 K	–75 °C	20 °C
283 K	233 K	358 K	–65 °C	–133 °C
271 K	1233 K	383 K	725 °C	1477 °C

15 a Hoger: 15 °C, –4 °C, 1200 °C.
b Lager: 100 K, –20 °C, 150 K.

16 a gasvormige
b vaste
c vloeibare

17 a Tussen 78 °C (boven kookpunt alcohol) en 100 °C (onder kookpunt water).
b Tussen –114 °C (boven smeltpunt alcohol) en 0 °C (onder smeltpunt water).
c Tussen 0 °C en 78 °C (boven smeltpunt alcohol, boven smeltpunt water, onder kookpunt water en onder kookpunt alcohol).

18 De deeltjes van de stof laten elkaar allemaal tegelijk los en gaan allemaal heel snel bewegen.

19 a smelten
b condenseren
c sublimeren

20 a condenseren
b smelten en dan verdampen
c stollen
d geen

21 Stoom naar vloeibaar water: condensatiepunt; vloeibaar water naar ijs: stolpunt. Bij een zuivere stof is het condensatiepunt hetzelfde als het kookpunt en het stolpunt hetzelfde als het smeltpunt.

22 a Verwarmen is nodig bij smelten, verdampen en sublimeren.
b Bij afkoelen treden stollen, condenseren en rijpen op.

23 a Bij verwarmen gaan de deeltjes sneller bewegen en hebben ze meer ruimte nodig, bij afkoelen bewegen ze langzamer en komen ze dichter bij elkaar te zitten.
b Water zet bij afkoelen onder de 4 °C uit. Daarom is ijs lichter dan water (ijs drijft op water). En een waterleiding die bevriest kan openscheuren omdat het ijs uitzet.

24 a Een rooster is een regelmatige opstapeling van deeltjes.
b In de vaste toestand, dat is de enige toestand waarin de deeltjes netjes opgestapeld zijn.

25 Vast: alle deeltjes liggen op een kleine afstand van elkaar, ze bewegen niet (geen snelheid).
Vloeistof: alle deeltjes bewegen met een lage snelheid kriskras door elkaar heen, de afstand tussen de deeltjes is iets groter dan in de vaste toestand.
Gas: alle deeltjes bewegen met een hoge snelheid in de beschikbare ruimte, de afstand tussen de deeltjes is groot.

26 a In een zuivere stof komt maar één soort deeltjes voor, alle eigenschappen komen van één stof.
b In een mengsel komen meer soorten deeltjes voor, de eigenschappen zijn een gemiddelde van de eigenschappen van de aanwezige stoffen.

27 a Nederlands: opgelost in water. Engels: aqua solution.
b Mengsel, er zijn meerdere stoffen aanwezig.

28 a mengsel
b mengsel
c zuivere stof
d mengsel
e zuivere stof

29 Dan is het mengsel vloeibaar.

30 Nee, suiker (l) is vloeibare suiker, dat is een zuivere stof. Suiker (aq) is vaste suiker, opgelost in water, dat is een mengsel.

31 a Een watermantel is een ring of jas van waterdeeltjes die een opgelost deeltje helemaal inkapselt.
b De watermantel zorgt ervoor dat de deeltjes van de opgeloste stof ver uit elkaar blijven, zodat ze niet aan elkaar vast kunnen klitten.

Paragraaf 1.3

32 Een atoom is een bouwsteen van de natuur. Een atoom is opgebouwd uit protonen, neutronen en elektronen. Er zijn in de natuur 106 verschillende atoomsoorten.

33 Vroeger had elke atoomsoort een eigen figuurtje, bijvoorbeeld een rondje, sterretje of driehoekje.
Tegenwoordig geven we een atoom weer met een symbool, code van één of twee letters.

34 Een proton is een positief geladen onderdeel van een atoom, een elektron is een negatief geladen onderdeel van een atoom en een neutron is een ongeladen (neutraal) onderdeel van een atoom.

35 Metalen: ijzer, platina, goud, kwik, natrium, enzovoort.
Niet-metalen: zuurstof, chloor, neon, zwavel, koolstof, fosfor, enzovoort.

36 Nee, kwik is vloeibaar bij kamertemperatuur.

37 goud, arseen, aluminium, zilver (argentum), calcium, koolstof (carboneum), chloor, zink, kiezel (silicium), zwavel (sulfur)

38 Fe, Li, F, P, Cu, K (Let op, de eerste letter is een hoofdletter, een eventuele tweede letter is een kleine letter.)

39 arseen, koolstof, chloor, kiezel, zwavel, fluor, fosfor

40 a ook 13
b ook 56

41 a H: 1 proton, 1 elektron en 0 neutronen
C: 6 protonen, 6 elektronen en 6 neutronen
N: 7 protonen, 7 elektronen en 7 neutronen
Na: 11 protonen, 11 elektronen en 12 neutronen
Al: 13 protonen, 13 elektronen en 14 neutronen
P: 15 protonen, 15 elektronen en 16 neutronen
Cr: 24 protonen, 24 elektronen en 28 neutronen
Au: 79 protonen, 79 elektronen en 118 neutronen
At: 85 protonen, 85 elektronen en 125 neutronen
b Alleen H heeft minder neutronen dan protonen, alle andere atomen hebben evenveel of meer neutronen dan protonen.
c Hoe hoger het atoomnummer hoe groter het verschil tussen het aantal protonen en het aantal neutronen.

42 a atoomnummer 47 (aantal elektronen = aantal protonen = atoomnummer) en atoommassa 108 (atoommassa = aantal protonen + aantal neutronen)
b atoomnummer 53 en atoommassa 127
c atoomnummer 82 en atoommassa 207

43 a Een isotoop is een atoomsoort met een ander aantal neutronen.
b Isotopen hebben allemaal evenveel elektronen en protonen. Waterstof, deuterium en tritium hebben allemaal één elektron en één proton.
c Het verschil is dat ze alle drie een ander aantal neutronen hebben: H heeft nul, D heeft één en T heeft twee neutronen.

44 a Het atoomnummer is het aantal protonen en dat is bij Cl: 17.
b ook 17
c 17 protonen en 17 elektronen
d 17 + 18 = 35
e 17 + 20 = 37

45 a De gemiddelde atoommassa = (75 × 35 + 25 × 37) : 100 = 35,5.
b Dit is precies de atoommassa die in het Periodiek Systeem der Elementen onder Cl genoemd staat. De atoommassa is de gemiddelde atoommassa van alle isotopen die voorkomen.

Paragraaf 1.4

46 a Een element is een stof die is opgebouwd uit één atoomsoort.
b Er zijn metalen en niet-metalen.

47 a Alle metalen zijn glanzend, alle metalen geleiden elektrische stroom.
b Edele metalen komen in de natuur voor als element, onedele metalen komen in de natuur voor in verbinding, gekoppeld aan één of meer andere elementen.

48 a nee
b Neon komt voor in neonlampen, een soort tl-buizen.
c Chloor wordt gebruikt in schoonmaakmiddelen vanwege de desinfecterende, bacteriedodende werking.
d Fosfor wordt gebruikt in lucifers om ze te laten ontbranden.

49 a Een verbinding is opgebouwd uit meer dan één soort atomen die aan elkaar gekoppeld zijn.
b Edelgassen en edelmetalen hebben geen neiging zich te binden aan andere atomen, die zijn tevreden met zichzelf. Alle andere elementen hebben wel de neiging zich met anderen te verbinden.

50 Zie pagina hierna.

ANTWOORDEN

	kwik	neon	zink	zilver	koper	waterstof	ijzer	xenon	fluor	chloor	stikstof	broom	aluminium	koolstof	goud	zwavel	helium	fosfor	lood	zuurstof	platina	silicium	arsenicum	jood
metaal	X		X	X	X		X						X		X				X		X			
edel metaal				X	X										X						X			
half-edel metaal	X						X																	
onedel metaal			X				X						X						X					
niet-metaal						X			X	X	X	X		X		X		X		X		X	X	X
edelgas		X						X									X							
halogeen									X	X		X												X
vast (s)			X	X	X		X						X	X	X	X		X	X		X	X	X	X
vloeibaar (l)	X											X												
gas (g)		X				X		X	X	X	X						X			X				

51 Een metaalrooster is een regelmatige opstapeling van metaalatomen. Het komt voor bij alle metalen in de vaste toestand.

52 Een atoomrooster is een opstapeling van voornamelijk één soort atomen, waarbij alle aanwezige atomen onderling op dezelfde manier aan elkaar vastzitten. Het komt voor bij koolstof en bij kiezel.

53 Een molecuulrooster is een opstapeling van dezelfde moleculen. Het komt voor bij verbindingen van uitsluitend niet-metalen in de vaste toestand.

54 a element
b verbinding

55 Die afkorting geeft de aggregatietoestand aan, vast, vloeibaar, gasvormig of opgelost in water.

56 a Een ionogene verbinding bestaat uit metalen en niet-metalen die met elkaar hebben gereageerd. Hierbij hebben de metaalatomen elektronen weggegeven en de niet-metaalatomen elektronen opgenomen. Er zijn ionen ontstaan.
b Een moleculaire verbinding bestaat uit alleen niet-metalen die met elkaar gereageerd hebben. Hierbij delen de niet-metaalatomen elektronen met elkaar. De groep niet-metaalatomen die elektronen met elkaar delen, vormen samen een molecuul.

57 a Een intermetallische verbinding is een koppeling van alleen metaalatomen aan elkaar.
b legering of alliage

58 a Bij ionbinding verhuizen er elektronen van een metaal naar een niet-metaal waarbij ionen ontstaan. De elektronen wisselen van eigenaar.
Bij metaalbinding geven alle aanwezige metaalatomen elektronen af. Deze elektronen cirkelen rondom de metaalatomen, waardoor ze bij elkaar blijven. De elektronen zijn gemeenschappelijk bezit van alle aanwezige metaalatomen.
Bij atoombinding doen niet-metaalatomen samen met elektronen. De elektronen zijn gemeenschappelijk bezit van twee buuratomen. Een niet-metaalatoom kan met meer buuratomen tegelijkertijd elektronen delen.
b Ionbinding: tussen metaal en niet-metaal.
Metaalbinding: tussen metaalatomen (dezelfde of verschillende).
Atoombinding: tussen niet-metaalatomen (dezelfde of verschillende).

59 Ja, bijvoorbeeld zuurstof (O_2) en stikstof (N_2), waarbij telkens twee dezelfde atomen aan elkaar vastzitten.

60 a Een ionenrooster is een opstapeling van positieve en negatieve ionen.
Een metaalrooster is een opstapeling van metaalatomen (dezelfde of verschillende).
Een molecuulrooster is een opstapeling van dezelfde moleculen. Een molecuul is een groepje niet-metaalatomen.
b In een atoomrooster zitten alle aanwezige atomen met atoombinding aan elkaar vast. In een molecuulrooster zitten er groepjes atomen aan elkaar vast met atoombindingen, maar de groepjes onderling zijn niet via atoombindingen aan elkaar gekoppeld.
c Zowel in een atoomrooster als in een molecuulrooster komen alleen maar niet-metalen voor en in beide soorten roosters komen atoombindingen voor.

61
a metaalrooster
b ionenrooster
c molecuulrooster
d metaalrooster
e molecuulrooster
f ionenrooster

62 a Er zijn twee soorten atomen, metalen en niet-metalen. Daarmee kun je maximaal drie verschillende combinaties maken, namelijk alleen metalen met elkaar, alleen niet-metalen met elkaar en metalen en niet-metalen met elkaar.
b Als metalen en niet-metalen zich met elkaar verbinden en als alleen metalen zich met elkaar verbinden. Als er metalen betrokken zijn bij de verbinding is het product bij kamertemperatuur vast.

Paragraaf 1.5

63 Een verbinding tussen verschillende soorten metalen.

64 a Een alliage is een verbinding van verschillende soorten metalen.
b Andere naam: legering of intermetallische verbinding.

65 Voordelen zijn: een legering is meestal goedkoper, een legering wordt minder snel aangetast door bijvoorbeeld zuurstof, een legering kun je specifieke eigenschappen geven die de oorspronkelijke metalen niet of minder hebben, een legering is vaak sterker.

66 IJzererts is een verbinding van ijzer met andere elementen, het ijzer zit gekoppeld aan andere elementen. Om zuiver ijzer in handen te krijgen, moet het ijzer losgemaakt worden van de andere elementen.

67 a Staal bevat naast ijzer ook nikkel en/of chroom. Dit zijn allemaal metalen. Staal is een echte legering.
b Roestvrij staal bevat naast ijzer, nikkel en/of chroom ook nog een beetje koolstof. Koolstof is een niet-metaal, dus staal is niet voor 100% opgebouwd uit metalen. Daarom is roestvrij staal geen echte legering.

68 Roestvrij staal is heel goed schoon (steriel) te maken en te houden. Roestvrij staal wordt ook bijna niet aangetast door de stoffen in het lichaam, er blijven dus ook geen deeltjes van het instrument achter in het lichaam. Roestvrij staal is een sterk materiaal waarmee toch allerlei vormen gemaakt kunnen worden.

69 a Amalgaam is net na het aanmaken halfvast waardoor het goed in het gat gebracht kan worden en het gat ook volledig vult. Verder zorgt kwik voor een goede hechting aan het tandweefsel tijdens het uitharden.
b Amalgaam is grijs en er kan bij het aandrukken en na enige tijd giftig kwik vrijkomen uit amalgaam.

70 De legering heeft betere eigenschappen, is sterker dan zuiver goud en ook goedkoper.

71 kwik: 234 K, natrium: 371 K, goud: 1337 K en ijzer: 1808 K (telkens + 273)

72 a zink: 420 °C, aluminium: 660 °C, koper: 1083 °C, tin: 207 °C (telkens − 273)
b kwik − natrium − tin − zink − aluminium − goud − koper − ijzer (smeltpunten allemaal in Kelvin of allemaal in °C op een rijtje zetten).

73 Het smeltpunt van lood ligt boven de 490 K, want de eigenschappen van een legering zijn het gemiddelde van de eigenschappen van de zuivere metalen.

74 a Het ligt boven het gemiddelde van 693 en 1356, want er zit meer koper dan zink in. (Het smeltpunt van messing is 1170 K. Het gemiddelde van 693 en 1356 is 1025 K. Antwoorden tussen 1025 en 1170 zijn goed.)
b Cu_3Zn_2

75 In een metaalrooster zijn heel veel losse elektronen aanwezig die van het ene metaalatoom naar het andere worden doorgegeven. In een metaalrooster is beweging van elektronen dus heel gewoon. Een metaal geleidt daarom elektriciteit (= beweging van elektronen).

76 De pijn wordt veroorzaakt doordat er tussen de verschillende metaalsoorten een elektrisch stroompje (bewegende elektronen) gaat lopen.

77 Gamma-1: verhouding Ag : Hg = 2 : 3 ofwel 40% Ag en 60% Hg.
Gamma-2: verhouding Sn : Hg = 8 : 1 ofwel 89% Sn en 11% Hg.

78 Vrij kwik is giftig, dus het kwik moet gebonden zijn aan andere atomen.
Kwik zorgt voor een grotere hardheid en hechting aan het tandweefsel tijdens het uitharden.

79 Bij een gouden kroon is de stroomstoot groter, omdat de metalen in een gouden kroon edeler zijn dan de metalen in amalgaam. Hoe groter het verschil in edelheid, hoe groter het stroompje dat gaat lopen.

Paragraaf 1.6

80 Een moleculaire verbinding is een stof die is opgebouwd uit moleculen.

81 Een molecuul is een groepje niet-metaalatomen die elektronen met elkaar delen.

82 In een molecuul zitten altijd meer dan één atomen aan elkaar vast. Als er alleen maar dezelfde niet-metaalatomen aan elkaar gekoppeld zijn, zoals in H_2 of O_2, dan heb je te maken met een element. Als er verschillende soorten niet-metaalatomen aan elkaar gekoppeld zijn, zoals in H_2O of C_2H_6O, dan heb je te maken met een verbinding. Het antwoord op de vraag is dus nee, want een verbinding is een koppeling van *verschillende* atomen aan elkaar.

83 Ook nu is het antwoord nee. Moleculen bestaan uit niet-metaalatomen. In een legering koppelen metaalatomen zich aan elkaar. Een legering is dus ook een verbinding, maar bestaat niet uit moleculen.

84 a In alcohol en dimethylether komen precies dezelfde atomen voor en van elk soort ook precies evenveel.
b Het verschil is dat de atomen in een andere volgorde aan elkaar gekoppeld zijn. In dimethylether zit de O bijvoorbeeld tussen twee C-atomen en in alcohol zit de O tussen een C en een H.

85 a Nee, in de formule komt een metaal (Na) voor.
b Nee, deze formule bevat alleen maar symbolen van metalen.
c Ja, in deze formule staan symbolen van alleen niet-metaalatomen en er zitten verschillende atomen in.

d Er moet meer dan één soort atomen aanwezig zijn en het moeten allemaal niet-metalen zijn.

86 $C_4H_8O_2$ (l), H_2SO_4 (l), CO_2 (g), C_2H_6 (g)

87 a twee waterstofatomen (H) en één zuurstofatoom (O)
b twaalf koolstofatomen (C), 22 waterstofatomen (H) en elf zuurstofatomen (O)
c één koolstofatoom (C) en twee zuurstofatomen (O)
d twee koolstofatomen (C), zes waterstofatomen (H) en één zuurstofatoom (O)

88 Deze streepjes stellen twee elektronen voor die beide atomen met elkaar delen. Het streepje geeft aan dat beide atomen aan elkaar vastzitten, gekoppeld door de twee elektronen die ze samen delen.

89 a H_2O_2
b C_3H_6O
c $C_2H_4O_2$ of CH_3COOH

90 Ja, alle O-atomen hebben twee streepjes, alle H-atomen hebben er één en alle C-atomen hebben vier streepjes.

91 a Bij een dubbele binding staan er twee streepjes tussen twee atomen die naast elkaar liggen in het molecuul.
b In opgave 89 komen dubbele bindingen voor, in beide gevallen tussen een C- en een O-atoom.

92 87a: H – O – H, 87c: O = C = O

93

$$\begin{array}{c} H \\ | \\ H-C-H \\ | \\ H \end{array} \quad \begin{array}{c} H-N-H \\ | \\ H \end{array}$$

94 a

$$\begin{array}{c} H\ H\ H\ H \\ |\ |\ |\ | \\ H-C-C-C-C-H \\ |\ |\ |\ | \\ H\ H\ H\ H \end{array} \quad \begin{array}{c} H\ H\ H \\ |\ |\ | \\ H-C-C-C-H \\ |\ \ \ \ |\ \ \ | \\ H\ \ \ \ \ \ \ H \\ \ \ \ \ \ \ \ | \\ \ \ \ \ \ H-C-H \\ \ \ \ \ \ \ \ | \\ \ \ \ \ \ \ \ H \end{array}$$

b Er zijn niet meer mogelijkheden.

95 a Nee, H-atomen maken maar één binding, dus een H-atoom kan nooit tussen twee andere atomen in zitten.
b Ja, dat zou in principe kunnen want O-atomen maken twee bindingen. In de praktijk vormen O-atomen geen lange ketens met zichzelf.
c Ja, dat kan heel goed. C-atomen maken vier bindingen, dus er zijn vele mogelijkheden om heel veel C-atomen aan elkaar te koppelen.

96 a Als je eenmaal een dubbele binding in het molecuul tekent, moeten er twee H-atomen verdwijnen. Bijvoorbeeld:

```
    H     H H
    |     | |
H－C－C＝C－C－H
    |     | |
    H     H H  H
```

of:

```
    H H H
    | | |
H－C－C－C＝C－H
    | | |
    H H H  H
```

b De molecuulformule is in beide gevallen C_4H_8.

97 a De aggregatietoestand is telkens anders.
b Het is steeds dezelfde stof.

98 a De cohesiebindingen tussen de moleculen gaan stuk, de moleculen blijven heel.
b Atoombindingen zijn sterker, die gaan bij smelten niet stuk terwijl de cohesiebindingen wel kapotgaan.

99 Cohesie is binding tussen dezelfde moleculen, bijvoorbeeld in de stof water. Adhesie is binding tussen verschillende soorten moleculen, bijvoorbeeld tussen suiker en water in een suikeroplossing.

100 a Alcohol = C_2H_5OH weegt $(2 \times 12) + (6 \times 1) + (1 \times 16) = 46$.
Zwavelzuur = H_2SO_4 weegt $(2 \times 1) + (1 \times 32,1) + (4 \times 16) = 98,1$.
Suiker = $C_{12}H_{22}O_{11}$ weegt $(12 \times 12) + (22 \times 1) + (11 \times 16) = 342$.
Stikstof = N_2 weegt $2 \times 14 = 28$.
b De smeltpunten zijn (van laag naar hoog): $-210\ °C$ (stikstof), $-114\ °C$ (alcohol), $11\ °C$ (zwavelzuur) en $165\ °C$ (suiker). Dit is dezelfde volgorde als de volgorde van de molecuulmassa's. De regel hoe zwaarder een molecuul, hoe hoger het smeltpunt klopt in dit geval.
c N_2 (0 O), C_2H_5OH (1 O), H_2SO_4 (4 O) en $C_{12}H_{22}O_{11}$ (11 O).
d Dit is dezelfde volgorde als die van de smeltpunten, dus ook de regel hoe meer O-atomen, hoe hoger het smeltpunt klopt in dit geval.

101 a C_2H_5OH, want het bevat meer O en weegt een klein beetje meer.
b PCl_3, want dat is veel zwaarder (beide hebben geen O).
c H_2SO_4, want dat bevat meer O en is zwaarder.
d $C_{16}H_{32}O_2$, want het bevat meer O en weegt een klein beetje meer.

102 a Bij zwavel zitten er acht S-atomen in een cirkel aan elkaar vast waarin elk zwavelatoom is gekoppeld aan twee andere zwavelatomen:

```
S－S－S－S
|       |
S－S－S－S
```

b Bij zuurstof zitten er twee O-atomen aan elkaar vast. Elk O-atoom moet twee bindingen hebben, dus moet er wel een dubbele binding aanwezig zijn: O = O.

103 a In een atoomrooster zitten alle atomen met atoombindingen aan de andere atomen vast.

In een molecuulrooster zitten de moleculen met cohesiekrachten aan elkaar vast. (Tussen de atomen in elk molecuul zitten wel atoombindingen.)
b Dit zijn stoffen met atoombinding en die is veel sterker dan cohesie. In een atoomrooster moeten de atoombindingen verbroken worden om te smelten, in een molecuulrooster hoeven daarvoor alleen de cohesiekrachten verbroken te worden.
c De S-atomen zitten in groepjes van acht aan elkaar vast met atoombindingen, terwijl de afzonderlijke S_8-moleculen elkaar alleen met cohesiekrachten vasthouden. Dat is dus geen atoomrooster want daarin komen alleen atoombindingen voor.
d De buitenste atomen kunnen dubbele bindingen maken met hun buuratomen of ze maken bindingen met stoffen aan de buitenkant, zoals zuurstof uit de lucht.

104 a Een kristallijne stof is een stof die in de vaste toestand kristallen vormt. Een kristal is een regelmatige opstapeling van (kleine) moleculen of ionen. Een kristal is helder. Voorbeelden zijn suiker en keukenzout.
b Een amorfe stof is een stof die de vorm aanneemt van het omhulsel waarin je het bewaart. Zalven, was en vetten zijn voorbeelden van amorfe stoffen.
c Om een kristal te vormen en helder te zijn, moeten de moleculen regelmatig volgens een vast patroon opgestapeld zijn. Stoffen met erg lange moleculen kunnen in de vaste toestand geen regelmatige opstapeling realiseren.

Paragraaf 1.7

105 a Een ion is een atoom dat één of meer elektronen heeft weggegeven of opgenomen. In een ion zijn dus meer of juist minder protonen dan elektronen aanwezig.
b Er zijn positieve ionen (meer protonen dan elektronen) en negatieve ionen (minder protonen dan elektronen).

106 Doordat een atoom één of meer elektronen weggeeft of opneemt.

107 Een atoom is ongeladen omdat het precies evenveel protonen als elektronen heeft.

108 Het atoom dat afpakt krijgt de elektronen erbij, in dit geval twee. De lading wordt dan 2–.

109 De niet-metaalatomen pakken elektronen af van andere atomen (meestal metaalatomen).

110 De metaalatomen geven elektronen weg (meestal aan niet-metalen).

111 Dit betekent dat het ijzerion een lading heeft van 3+.

112 Koper, bijvoorbeeld koper(I) en lood, bijvoorbeeld lood(IV).

113 Een samengesteld ion is een molecuul dat elektronen te veel of te weinig heeft. Bijvoorbeeld: NH_4^+ (ammonium) heeft één elektron te weinig, CH_3COO^- (acetaat) heeft één elektron te veel.

114 Een sulfaation (SO_4^{2-}) is opgebouwd uit één S-atoom en vier O-atomen. Samen hebben ze twee elektronen te veel.

115 a Een acetaation (CH_3COO^-) is opgebouwd uit twee C-atomen, drie H-atomen en twee O-atomen. Samen hebben ze één elektron te veel.
b Een chloride-ion is één Cl-atoom, met één elektron te veel.

116
a 3+
b 1–
c 2–
d 3–
e 1+

f 2+
g 1+
h 1–
i 3–

117 a Cd (nr. 48) staat in groep 2N. Het ion heeft de lading 2+.
b B (nr. 5) staat in groep 3H. Het ion heeft de lading 3+.
c Fr (nr. 87) staat in groep 1H. Het ion heeft de lading 1+.
d Sr (nr. 38) staat in groep 2H. Het ion heeft de lading 2+.
e At (nr. 85) staat in groep 7H. Het ion heeft de lading 1–.
f Rn (nr. 86) staat in groep 8H. Rn is een edelgas en vormt geen ionen.

118 a Elk atoom geeft weg wat hij zelf weg wil geven of neemt op wat hij zelf wil opnemen. Mg geeft dus twee elektronen weg en er zijn twee Cl-atomen nodig om die op te nemen. Er reageert dus telkens één Mg-atoom met twee Cl-atomen.
b Er reageren telkens twee Na-atomen met één O-atoom, want O neemt twee elektronen op en daar zijn twee Na-atomen voor nodig.

119 a Voorbeelden zijn Na_2O, $MgCl_2$, Al_2S_3.
b In een verhoudingsformule komen metalen en niet-metalen voor.

120 Een ionenrooster is een regelmatige opstapeling om en om van positieve en negatieve ionen.

121 Twee positieve ionen stoten elkaar af. Twee negatieve ionen ook. Er liggen dus nooit twee ionen met een gelijke lading naast elkaar, die stoten elkaar af. + en – trekken elkaar aan, dus een positief ion wordt omringd door negatieve ionen en een negatief ion door positieve ionen.

122 De afspraak bij ionogene stoffen is dat de formule alleen de verhouding aangeeft tussen de positieve en negatieve ionen in het ionenrooster en niet het exacte aantal. De verhoudingsformule moet zo eenvoudig mogelijk zijn.

123 Een coëfficiënt is een getal dat je voor de formule van een stof schrijft. In 5 NaCl is 5 een coëfficiënt.

124 a Fe^{2+} en SO_4^{2-} in de verhouding 1 : 1.
b Het getal 12 is een coëfficiënt en het getal 4 is een index.

125
a $Zn^{2+} : O^{2-} = 1 : 1$
b $K^+ : S^{2-} = 2 : 1$
c $Na^+ : CO_3^{2-} = 2 : 1$
d $Fe^{3+} : NO_3^- = 1 : 3$

126 a 5 $NaNO_3$ en 7 $Al_2(SO_4)_3$ zijn verhoudingsformules, want hierin zitten metalen en niet-metalen.
b 12 H_2O en 8 C_3H_6O zijn molecuulformules, want hierin zitten alleen niet-metalen.
c $Na^+ : NO_3^- = 1 : 1$ en $Al^{3+} : SO_4^{2-} = 2 : 3$
d De getallen voor de formules zijn coëfficiënten, dus 12, 5, 7 en 8.
De getallen in de formules zijn indices, dus 2, 3, 2, 4, 3, 3 en 6.
e 12 H_2O bevat 24 H-atomen en 12 O-atomen.
5 $NaNO_3$ bevat 5 Na^+-ionen en 5 NO_3^--ionen, afkomstig van 5 Na-atomen, 5 N-atomen en 15 O-atomen.

ANTWOORDEN

7 $Al_2(SO_4)_3$ bevat 14 Al^{3+}-ionen en 21 SO_4^{2-}-ionen, afkomstig van 14 Al-, 21 S- en 84 O-atomen.
8 C_3H_6O bevat 24 C-atomen, 48 H-atomen en 8 O-atomen.

127 a IJzer(II)sulfaat en kaliumalginaat, omdat ze een metaal bevatten en een niet-metaal. Ammoniumchloride is ook opgebouwd uit ionen omdat ammonium een positief ion is en chloride negatief.
b Fe: 2+, SO_4: 2−, K: +, alginaat is negatief maar de lading weet je niet, NH_4: + en Cl: −.
c Glucose: $C_6H_{12}O_6$, aceton: C_3H_6O, goud: Au.
Deze stoffen bestaan alleen uit niet-metalen (glucose, aceton) of alleen metalen (goud). Ionogene stoffen hebben altijd metalen en niet-metalen in de formule (behalve bij ammonium).
d Glucose en aceton zijn moleculen, goud is een element.

Paragraaf 1.8

128 Een zout is een stof die bestaat uit positieve en negatieve ionen.

129 In een ionogene stof komen geladen ionen voor, meestal metalen en niet-metalen. In een moleculaire stof komen geen geladen atomen voor en er zijn alleen maar niet-metalen aanwezig.
Een ionogene stof is bij kamertemperatuur altijd vast, een moleculaire stof is vast, vloeibaar of gasvormig bij kamertemperatuur, maar heeft bijna altijd een lager smeltpunt dan een ionogene stof.

130
a CO
b SF_6
c PCl_3
d CS_2

131
a $NaNO_3$
b Li_2CO_3
c FeO
d $Ca(HCO_3)_2$

132 a 3 C-atomen en 6 O-atomen
b 4 K-atomen, 4 N-atomen en 12 O-atomen
c 9 Ag-atomen en 9 Br-atomen
d 7 S-atomen
e 10 H-atomen en 5 O-atomen
f 7 Fe-atomen, 7 C-atomen en 21 O-atomen
g 4 Mg-atomen en 8 Cl-atomen
h 2 S-atomen en 6 O-atomen
i 1 C-atoom en 4 H-atomen
j 4 Al-atomen, 6 S-atomen en 24 O-atomen
k 3 Na-atomen, 6 C-atomen, 9 H-atomen en 6 O-atomen
l 12 H-atomen
m 8 O-atomen
n 5 Ca-atomen, 10 N-atomen en 30 O-atomen
o 6 H-atomen, 2 P-atomen en 8 O-atomen
p 18 Li-atomen, 6 P-atomen en 24 O-atomen

133 a In 3 CO_2 is 3 coëfficiënt, 2 is index.
b In 4 KNO_3 is 4 coëfficiënt, 3 is index.
c In 9 AgBr is 9 coëfficiënt.

d In 7 S is 7 coëfficiënt.
e In 5 H$_2$O is 5 coëfficiënt, 2 is index.
f In 7 FeCO$_3$ is 7 coëfficiënt, 3 is index.
g In 4 MgCl$_2$ is 4 coëfficiënt, 2 is index.
h In 2 SO$_3$ is 2 is coëfficiënt, 3 is index.
i In CH$_4$ is 4 index.
j In 2 Al$_2$(SO$_4$)$_3$ is 2 coëfficiënt, 2, 4 en 3 zijn indices.
k In 3 NaAc is 3 coëfficiënt.
l In 6 H$_2$ is 6 coëfficiënt, 2 is index.
m In 4 O$_2$ is 4 coëfficiënt, 2 is index.
n In 5 Ca(NO$_3$)$_2$ is 5 coëfficiënt, 3 en 2 zijn indices.
o In 2 H$_3$PO$_4$ is 2 coëfficiënt, 3 en 4 zijn indices.
p In 6 Li$_3$PO$_4$ is 6 coëfficiënt, 3 en 4 zijn indices.

134 a De stoffen in 132a, e, h, i, l, m en o zijn moleculen, bij de andere moet je 'moleculen' zeggen.
b Elementen zijn de stoffen in 132d, l en m.
c Verbindingen zijn de stoffen in 132a, b, c, e, f, g, h, i, j, k, n, o en p.
d Verbindingen met een molecuulformule zijn 132a, e, h, i en o.
e Verbindingen met een verhoudingsformule zijn 132b, c, f, g, j, k, n en p.

135
a koolstofdioxide
b kaliumnitraat
c zilverbromide
d zwavel
e water (diwaterstofoxide)
f ijzer(II)carbonaat of ferrocarbonaat
g magnesiumchloride
h zwaveltrioxide

i methaan (koolstoftetrahydride)
j aluminiumsulfaat
k natriumacetaat
l waterstof
m zuurstof
n calciumnitraat
o fosforzuur
p lithiumfosfaat

136
a ionogene stof, MgBr$_2$ (s)
b moleculaire stof, SO$_2$ (g)
c ionogene stof, PbO$_2$ (s)
d ionogene stof, Fe(NO$_3$)$_3$ (s)
e moleculaire stof, P$_2$O$_5$ (s)

f moleculaire stof, H$_2$S (g)
g ionogene stof, BaSO$_4$
h ionogene stof, K$_3$PO$_4$ (s)
i element én moleculaire stof, N$_2$ (g)
j moleculaire stof, HCl (g)

137 a Suiker is een verbinding, er komen meerdere symbolen voor in de formule.
b H$_{22}$O$_{11}$ kun je ook lezen als 11 H$_2$O, beide bevatten 22 H-atomen en 11 O-atomen.
c 12 × 11 = 132

138 a C$_2$H$_6$
b H$_2$O$_2$
c C$_2$H$_4$O

Gemengde vragen en opdrachten hoofdstuk 1

1 a Stofeigenschappen zijn karakteristieke eigenschappen waaraan je een stof kunt herkennen.
b Water: zet uit bij afkoelen onder de 4 °C, het kookpunt is 100 °C, het is een oplosmiddel voor zouten, het is kleurloos.
IJzer: geleidt elektrische stroom, het smeltpunt is 1535 °C, het vormt bruine roest.
Penicilline: is bacteriedodend, heeft een bittere smaak, heeft een gelige kleur.

Gips: heeft een witte kleur, wordt hard na mengen met water, heeft een monocliene kristalvorm.

2 Elke stof kan voorkomen in de vaste, vloeibare of gasvormige toestand, afhankelijk van de omgevingstemperatuur. Dit is een eigenschap van alle stoffen, dus niet kenmerkend.

3 a Tussen de 0 °C en 100 °C, dus vrij normaal.
b Erg laag, het stolpunt van zuurstof is −219 °C en daar zit het nog onder.
c Erg hoog, het smeltpunt van ijzer is 1535 °C en daar zit het nog boven.
d Laag, tussen de −114 °C en de −39 °C.
e Erg laag, als alle stoffen stilstaan, dan is het heel erg koud, ongeveer 0 Kelvin (= −273 °C). Dit wordt het absolute nulpunt genoemd, een lagere temperatuur kan niet.

4 Moleculen in een vloeistof bewegen kriskras door elkaar heen. Hun gemiddelde snelheid is zodanig dat ze bij elkaar in de buurt blijven. Maar er zijn er altijd een paar die veel langzamer bewegen dan de rest en een paar die veel sneller bewegen. Die snellere moleculen kunnen zoveel snelheid hebben dat ze uit de vloeistof ontsnappen. Die verdampen dan.
Bij het kookpunt van een vloeistof hebben alle aanwezige moleculen genoeg snelheid om over te gaan in de gasfase, dus bij het kookpunt verdampen ze allemaal tegelijk.

5 Nederlands: vast, vloeibaar, gasvormig, opgelost in water.
Engels: solid, liquid, gas, aqua solution.
De afkortingen zijn respectievelijk: s, l, g, aq.

6 a hydratatiemantel
b Sterker, want de suikermoleculen blijven aan de watermoleculen vastzitten, dus de krachten tussen de suiker- en de watermoleculen zijn sterker dan die tussen de watermoleculen onderling of de suikermoleculen onderling. Anders zouden de suikermoleculen en de watermoleculen wel bij hun eigen soort gaan zitten.
c sterker, ionbindingen

7 Het woord 'edel' betekent dat ze niet of nauwelijks reageren met water, zuurstof of andere stoffen. De edelmetalen en de edelgassen blijven zichzelf, als element. Alle andere atoomsoorten hebben wel de neiging zich te hechten aan andere atoomsoorten, die vormen dus verbindingen.

8 a De verdringingsreeks der metalen wil zeggen dat een minder edel metaal een edeler metaal bij contact dwingt om elektronen op te nemen zodat het minst edele metaal die elektronen kwijt kan.
b Als je met een gouden kroon of een amalgaamvulling op een ijzeren vork of een stukje aluminiumfolie bijt, voel je een stroompje (= elektronen) lopen.

9 a Metaalatomen. Voorbeeld: Fe, ijzer (element), maar ook Cu_3Zn_2, messing (legering).
b Ionen, meestal metaalionen en niet-metaalionen. Voorbeeld: NaCl, natriumchloride.
c Moleculen van alleen niet-metalen. Voorbeeld H_2O, water.
d In een atoomrooster zitten alle atomen met atoombindingen aan elkaar vast. Een atoomrooster is een groot geheel met alleen atoombindingen. In een molecuulrooster zitten de moleculen met cohesie aan elkaar vast. Binnen in de moleculen is sprake van atoombinding, tussen de moleculen onderling is sprake van cohesie.

10 a Monokristallijn wil zeggen dat er maar één kristal aanwezig is, een superkristal. Polykristallijn wil zeggen dat er heel veel kristalletjes aanwezig zijn. (Mono = één, poly = veel.)
b Je moet de kristallijne stof malen zodat er heel veel kleine kristalletjes ontstaan. Al die kleine korreltjes bewegen zich makkelijk langs elkaar heen, denk maar aan suiker in een suikerpotje.

11 a In $C_{48}H_{98}O_6$ want deze moleculen zijn veel zwaarder en hebben meer O-atomen dan $C_{31}H_{62}O_2$-moleculen.
b In C_2H_5OH omdat deze moleculen zwaarder zijn en meer OH-groepen bevatten dan C_2H_6-moleculen.
c In suiker, want suikermoleculen zijn zwaarder en bevatten meer OH-groepen dan glucosemoleculen.

12 a Mg heeft lading 2+ en O heeft lading 2−.
b Na heeft lading 1+ en Cl heeft lading 1−.
c MgO heeft een hoger smeltpunt dan NaCl omdat de ladingen van de ionen in MgO groter zijn. Hoe hoger de lading van de ionen, des te sterker is de ionbinding.

13 a Suiker en benzine zijn moleculair, keukenzout is ionogeen.
b Van de moleculaire stoffen heeft suiker het hoogste smeltpunt (grootste massa en meeste OH-groepen).
c Ionogene stoffen hebben altijd een hoger smeltpunt dan moleculaire stoffen omdat de ionbinding veel sterker is dan de cohesiekrachten tussen moleculen. De volgorde van laag naar hoog smeltpunt is dus: benzine, suiker, keukenzout.

14 a Een structuurformule is een tekening van een molecuul waaraan je kunt zien in welke volgorde de atomen aan elkaar vastzitten. In een molecuulformule staat welke en hoeveel atomen aanwezig zijn in één molecuul.
H – O – O – H is een structuurformule, de bijbehorende molecuulformule is H_2O_2.
b In een verhoudingsformule staat in welke verhouding de atomen of ionen in de stof aanwezig zijn. Je kunt er niet aan zien hoeveel atomen of ionen er werkelijk aanwezig zijn.
Een verhoudingsformule wordt gebruikt bij zouten en bij legeringen.
Voorbeelden: $FeCl_2$ (zout) en Ag_3Sn_2 (legering).

15 a $CaSO_4$, NH_4Cl, NH_3, HAc of CH_3COOH, P_2O_3, $Fe(NO_3)_2$, CuI
b alcohol, methaan, zwaveltrioxide, natriumbicarbonaat, ijzer(II)fosfaat, zinkoxide, waterstofbromide
c Nee, in SO_3 staat oxide voor een O-atoom dat elektronen deelt met S, in ZnO staat oxide voor een O^{2-}-ion dat elektronen heeft afgepakt van Zn.
d ammoniak, azijnzuur, difosfortrioxide, C_2H_5OH, CH_4, SO_3, HBr
e calciumsulfaat, ammoniumchloride, ferronitraat, koper(I)iodide, $NaHCO_3$, $Fe_3(PO_4)_2$, ZnO
f Stoffen met een molecuulrooster hebben een lager smeltpunt dan stoffen met een ionenrooster. Bij moleculaire stoffen wordt de volgorde bepaald door de molecuulmassa en het aantal OH-groepen. Bij ionogene stoffen wordt de volgorde voornamelijk bepaald door de ladingen van de ionen. De volgorde wordt dus: ammoniak, azijnzuur, difosfortrioxide, koper(I)iodide, ammoniumchloride, ferronitraat en calciumsulfaat.

g

H-N-H (with H below)   H-C(H)(H)-C(=O)-O-H   H-C(H)(H)-C(H)(H)-O-H   H-C(H)(H)-H   H-Br

16 a

H-C(H)(H)-O-C(H)(H)-C(H)(H)-H   of   H-C(H)(H)-C(H)(H)-C(H)(H)-O-H

b

H-C(H)(H)-O-C(H)=C(H)-H   of   H-C(H)=C(H)-C(H)(H)-O-H   of   H-C(H)(H)-C(=O)-C(H)(H)-H

c

H-C(H)(H)-C(H)(H)-C(H)(H)-C(H)(H)-C(H)(H)-C(H)(H)-H   of   H-C(H)(H)-C(H)(H)-C(H)(C(H)(H)(H))-C(H)(H)-C(H)(H)-H   of   H-C(H)(H)-C(H)(H)-C(C(H)(H)(H))(C(H)(H)(H))-C(H)(H)-H

Er zijn meerdere goede alternatieven mogelijk, dit is een van de mogelijkheden.

d

H-C(H)=C(H)-C(H)(H)-C(H)(H)-C(H)(H)-C(H)(H)-H   •   (cyclisch molecuul)

of de dubbele binding tussen twee andere C-atomen
of een cyclisch molecuul zoals hiernaast getekend

17 a

H-C(H)(H)-C(H)=C(H)-C(H)(H)-H   (met pijlen 1 en 2)   •   H-C(H)=C(H)-C(H)(H)-C(H)(H)-H

1 deze C heeft één binding te weinig
2 beide C's hebben één binding te veel

b

O–C–C–O–C–Br   O=C–C–O–C–Br
(with H atoms attached, arrow pointing to position 1)

1 de O heeft één binding te weinig
de C heeft ook één binding te weinig

c

H–O–P–O–H   H–O–P–O–H
   | |
   O   O
   ‖ ← de O en de H |
   H   hebben beiden   H
       één binding te veel

18 a $C_3H_8O_2$
b $C_4H_5Br_3$
c $C_8H_{12}O_2$ of $C_7H_{11}COOH$

19 a Ammonium: NH_4^+ en ammoniak: NH_3.
Ammonium heeft één H-atoom meer dan ammoniak, ammonium is een ion en ammoniak is een molecuul.
b Carbonaat: CO_3^{2-} en bicarbonaat: HCO_3^-.
Bicarbonaat heeft een H-atoom en carbonaat niet, bicarbonaat is 1– en carbonaat 2–.

20 a Bijvoorbeeld: 4 C_3H_7COOH, waarin 4 een coëfficiënt is en 3 en 7 beide indices zijn.
b Bijvoorbeeld: C_2H_5OH (l) + H_2O (l) en C_2H_5OH (aq). In beide gevallen is het een mengsel van alcohol en water.
c In N_2O_3 zitten de N-atomen en de O-atomen met z'n vijven aan elkaar vast en vormen een molecuul. Er staat maar één soort molecuul in de formule, dus het is een zuivere stof. In N_2 (g) + O_2 (g) betekent het plusteken dat er twee verschillende stoffen bij elkaar zijn gedaan, dus een mengsel.

Hoofdstuk 2

Paragraaf 2.1

1 a Een element is een stof die uit slechts één soort atomen is opgebouwd.
b Er zijn metalen en niet-metalen.

2 a Een verbinding is een stof die is opgebouwd uit twee of meer soorten atomen die op een specifieke manier aan elkaar gekoppeld zijn.
b Er zijn intermetallische verbindingen, moleculaire verbindingen en ionogene verbindingen.

3 a Metalen zijn glanzend en geleiden elektrische stroom.
b Metalen zijn vaak dof omdat de metaalatomen aan de buitenkant reageren met zuurstof. Het product, een metaaloxide, is dof.
c Een edel metaal reageert nauwelijks met zuurstof uit de lucht of met andere stoffen. Een edel metaal komt in de natuur vaak als element voor. Een onedel metaal reageert heel snel met zuurstof of andere stoffen. Onedele metalen komen in de natuur meestal in verbindingen voor.

Edele metalen zijn bijvoorbeeld goud, zilver en platina.
Onedele metalen zijn bijvoorbeeld ijzer, lood, zink, tin en aluminium.

4 Ja, want verbindingen waarin alleen metalen voorkomen hebben heel andere eigenschappen dan verbindingen waarin geen metalen voorkomen en ook heel andere eigenschappen dan verbindingen waarin metalen en niet-metalen voorkomen.

5 a In de formule komen symbolen voor van alleen maar niet-metalen.
b In de formule komen symbolen voor van metalen en niet-metalen.
c In de formule komen alleen maar symbolen voor van metalen.
(Er zijn enkele uitzonderingen, bijv. stoffen met ammonium (NH_4^+) zijn ionogeen.)

6 a Nee, de cirkel met oxiden in figuur 2.1 overlapt met de ionogene en met de moleculaire verbindingen.
b Nee, de cirkel van de zuren overlapt de ionogene verbindeingen een heel klein stukje. Met andere woorden: er zijn ionen die zure eigenschappen hebben.
c Alle elementen zijn anorganisch, alle intermetallische verbindingen zijn daarom anorganisch. Het overgrote deel van de ionogene verbindingen is ook anorganisch en een klein deel van de moleculaire verbindingen is anorganisch. Daarom kun je voor de anorganische stoffen een cirkel tekenen die loopt van de intermetallische naar de ionogene verbindingen en een klein stukje tot in de moleculaire verbindingen.

7 Van de moleculaire verbindingen zijn er het meest (miljoenen).

8 a IJzeratomen houden elkaar steviger vast dan koolstofdioxidemoleculen elkaar vasthouden.
b metaalbinding
c ionbinding
d atoombinding
e cohesie
f adhesie
g intermoleculaire bindingen

9 a NH_4^+ (lading 1+) en Cl^- (lading 1–)
b Ammoniumchloride bevat alleen niet-metaalatomen en dus is het eigenlijk een moleculaire stof. Maar de stof is opgebouwd uit ionen en daarom hoort hij bij de ionogene stoffen.

Paragraaf 2.2

10 Een ion is een atoom met elektronen te veel of te weinig, anders gezegd: een atoom met een verschillend aantal protonen en elektronen.
Er zijn positieve ionen (tekort aan elektronen) en negatieve ionen (teveel aan elektronen).

11 Een zout is een stof die is opgebouwd uit positieve en negatieve ionen.

12 NH_4^+, Fe^{2+}, SO_4^{2-}, CO_3^{2-}

13 Nee, er bestaan ook organische zouten, zoals morfinehydrochloride en fenobarbitalnatrium.

14 Watermoleculen voelen zich aangetrokken tot geladen deeltjes. De watermoleculen hechten zich graag aan de ionen uit een zout. Daardoor worden de ionen losge-

weekt uit het ionenrooster. Elk ion krijgt een watermantel en het zout lost op doordat de ionen niet meer dicht tegen elkaar aan kunnen komen, er zitten immers watermoleculen tussen.

15 Koolstofverbindingen, vooral met lange C-ketens en geen of weinig OH-groepen, lossen slecht op in water omdat koolstofketens zich absoluut niet thuis voelen in een omgeving met ladingen. Watermoleculen hechten zich niet aan koolstofketens.

16
a goed
b slecht
c goed
d goed
e slecht
f goed

g slecht
h goed
i goed
j goed
k slecht
l goed

17
a NaCl
b $BaSO_4$
c $Al(NO_3)_3$
d $ZnAc_2$ of $(CH_3COO)_2Zn$
e AgBr
f NH_4NO_3

g lood(II)chloride
h aluminiumfluoride
i ijzer(III)sulfaat of ferrisulfaat
j natriumhydroxide
k calciumfosfaat
l ijzer(II)acetaat of ferroacetaat

18 In het spraakgebruik krijgt de verbinding de naam van het element, dat is feitelijk onjuist.
Met 'magnesium' wordt het witte poeder bedoeld waarmee je je handen stroef kunt maken bij gymnastiek, maar officieel heet het magnesiumoxide.
De tandarts schrijft 'fluortabletjes' voor, maar hij bedoelt natriumfluoride; zuiver fluor is zeer giftig.
De huisarts schrijft 'ijzer' voor bij bloedarmoede. Gelukkig zit er in de tabletten ijzersulfaat, zuiver ijzer opeten heeft niet veel effect op de bloedarmoede.

19
ammoniumchloride: NH_4^+ en Cl^-
bariumsulfaat: Ba^{2+} en SO_4^{2-}
calciumcarbonaat: Ca^{2+} en CO_3^{2-}
calciumchloride: Ca^{2+} en Cl^-
calciumfosfaat: Ca^{2+} en PO_4^{3-}
calciumhydroxide: Ca^{2+} en OH^-
calciumoxide: Ca^{2+} en O^{2-}
calciumsulfaat: Ca^{2+} en SO_4^{2-}
kaliumhydroxide: K^+ en OH^-
kaliumnitraat: K^+ en NO_3^-

lithiumcarbonaat: Li^+ en CO_3^{2-}
magnesiumoxide: Mg^{2+} en O^{2-}
magnesiumsulfaat: Mg^{2+} en SO_4^{2-}
natriumcarbonaat: Na^+ en CO_3^{2-}
natriumchloride: Na^+ en Cl^-
natriumfluoride: Na^+ en F^-
natriumhydroxide: Na^+ en OH^-
ijzer(II)sulfaat: Fe^{2+} en SO_4^{2-}
zilvernitraat: Ag^+ en NO_3^-

20 Fenobarbitalnatrium is een natriumzout en alle natriumzouten lossen goed op in water. In fenobarbitalnatrium komen ladingen voor, in fenobarbital niet.

Paragraaf 2.3

21 Oxiden zijn verbindingen van zuurstof met één ander element. Voorbeelden zijn magnesiumoxide (MgO), natriumoxide (Na_2O), koolstofdioxide (CO_2) en zwaveltrioxide (SO_3).

22 Nee, in de formule komen in totaal drie elementen voor, naast zuurstof ook nog stikstof en magnesium. In een oxide mag in de formule naast zuurstof maar één ander element voorkomen.

23 a Bij een metaaloxide staat er naast O een symbool van een metaal, bij een niet-metaaloxide staat in de formule naast O het symbool van een niet-metaal.
b Niet-metaaloxiden zijn bij kamertemperatuur vaak gasvormig, metaaloxiden zijn vast.
Niet-metaaloxiden hebben een zuurmakend effect, metaaloxiden maken een waterige oplossing basisch.

24 Dit betekent dat het oxide bij oplossen in water ervoor zorgt dat de pH van de oplossing daalt, dus dat de oplossing zuurder wordt. Zuurvormende oxiden zijn niet-metaaloxiden.

25 Bij verbranding van vooral organische verbindingen (benzine, diesel, olie, enz.) komen CO_2 en andere niet-metaaloxiden vrij. Deze niet-metaaloxiden worden bij regen omgezet in zuren.

26 Een metaaloxide heeft basische eigenschappen, bij oplossen in water stijgt de pH.

27
a Na_2O
b P_2O_5
c SO_2
d Al_2O_3

28
a distikstoftrioxide
b koolstofmonoxide
c calciumoxide
d zilveroxide

29 De metaaloxiden zijn 27a, 27d, 28c en 28d. De niet-metaaloxiden zijn 27b, 27c, 28a en 28b.

30 De vijf goed oplosbare metaaloxiden zijn lithiumoxide (Li_2O), natriumoxide (Na_2O), kaliumoxide (K_2O), calciumoxide (CaO) en bariumoxide (BaO).

Paragraaf 2.4

31 Tussen pH 0 en pH 6 is een oplossing zuur. Tussen pH 6 en pH 7 eigenlijk ook nog, maar dat is zo weinig dat het dan meestal neutraal wordt genoemd.

32 Tussen pH 8 en pH 14 is een oplossing basisch. Tussen 7 en 8 eigenlijk ook nog, maar dat is zo weinig dat het dan meestal neutraal wordt genoemd.

33 a De oplossing met pH 4 is het zuurste.
b Als de pH 1 minder is, dan is die oplossing 10 keer zo zuur.

34 a De oplossing met pH 13 is het meest basisch.
b Als de pH 2 meer is, dan is de oplossing 10 × 10 = 100 keer zo basisch.

35 Een oplossing met pH 7 is neutraal. In de praktijk wordt een oplossing tussen pH 6 en pH 8 neutraal genoemd.

36 Een zuur is een stof die (in water) H^+-ionen kan afgeven.

37 Alle anorganische zuren mengen goed met water. Organische zuren met weinig C-atomen in het molecuul mengen ook goed met water. Organische zuren met veel C-atomen en weinig zuurgroepen of OH-groepen in het molecuul mengen slecht met water.

38 De naam van een zuur begint met 'waterstof' of eindigt op 'zuur'.
De formule van een zuur begint met H of eindigt op COOH.

39 Corrosief betekent bijtend, etsend. Sterke zuren en geconcentreerde zuuroplossingen zijn corrosief.

40 Een zuur met veel C-atomen heeft een grote molecuulmassa. De cohesiekrachten tussen de moleculen zijn daardoor groot, waardoor de moleculen elkaar aantrekken en bij elkaar blijven. Je hebt dan een vaste stof.

41 Zuren zijn geen ionogene stoffen. Het zijn moleculaire stoffen, want er zitten alleen niet-metalen in de moleculen. Een opmerkelijke eigenschap is dat een zuur in contact met water wel splitst in ionen. Dit komt doordat het zuurmolecuul in water een H^+-ion weggeeft, er ontstaat dan tegelijkertijd ook een negatief geladen zuurrestion.

42 Een zuurrestion is het negatieve ion dat ontstaat als een zuur molecuul een H^+-ion afstaat. Voorbeelden:
- Cl^- (chloride) ontstaat als HCl een H^+ afstaat;
- SO_4^{2-} (sulfaat) ontstaat als H_2SO_4 twee H^+ afstaat.

43 a Formules: HCl, HBr, HI, H_2SO_4, HNO_3.
Namen: waterstofchloride, waterstofbromide, waterstofjodide, zwavelzuur, salpeterzuur.
b Cl^- (chloride), Br^- (bromide), I^- (iodide), SO_4^{2-} (sulfaat) en NO_3^- (nitraat)

44 Fluoride: F^- is het zuurrestion van het zuur HF, waterstoffluoride.
Chloride: Cl^- is het zuurrestion van het zuur HCl, waterstofchloride.
Bromide: Br^- is het zuurrestion van het zuur HBr, waterstofbromide.
Jodide: I^- is het zuurrestion van het zuur HI, waterstofjodide.
Oxide: O^{2-} is het zuurrestion van het 'zuur' H_2O, water.
Sulfide: S^{2-} is het zuurrestion van het zuur H_2S, diwaterstofsulfide.
Hydroxide: OH^- is het zuurrestion van het 'zuur' H_2O, water.
Acetaat: Ac^- is het zuurrestion van het zuur HAc, azijnzuur.
Nitraat: NO_3^- is het zuurrestion van het zuur HNO_3, salpeterzuur.
Sulfaat: SO_4^{2-} is het zuurrestion van het zuur H_2SO_4, zwavelzuur.
Carbonaat: CO_3^{2-} is het zuurrestion van het zuur H_2CO_3, koolzuur.
Bicarbonaat: HCO_3^- is het zuurrestion van het zuur H_2CO_3, koolzuur.
Fosfaat: PO_4^{3-} is het zuurrestion van het zuur H_3PO_4, fosforzuur.
Oxalaat: $C_2O_4^{2-}$ is het zuurrestion van het zuur $H_2C_2O_4$ ofwel COOHCOOH, oxaalzuur.
Citraat: $C_6H_5O_7^{3-}$ is het zuurrestion van het zuur $C_6H_8O_7$ ofwel $H_3C_6H_5O_7$ ofwel $C_3H_4OH(COOH)_3$, citroenzuur.

45 a Boterzuur, palmitinezuur en stearinezuur.
b-c Zuurrestion van boterzuur: $C_3H_7COO^-$, butyraat.
Zuurrestion van palmitinezuur: $C_{15}H_{31}COO^-$, palmitaat.
Zuurrestion van stearinezuur: $C_{17}H_{35}COO^-$, stearaat.

46 a Bicarbonaat heeft een H$^+$ meer dan carbonaat en bicarbonaat is 1– terwijl carbonaat 2– is.
b Beide ionen zijn afkomstig van koolzuur, H$_2$CO$_3$. Koolzuur is een zwak zuur.
c Bicarbonaat komt het vaakst voor. Dat komt doordat een zwak zuur niet zo makkelijk H$^+$ afstaat, zodat koolzuur vaker maar 1 H$^+$ afstaat (waarbij HCO$_3^-$ ontstaat) dan 2 H$^+$ (waarbij CO$_3^{2-}$ ontstaat).

47 a HC$_6$H$_5$O$_7^{2-}$, HS$^-$, HSO$_4^-$
b Citroenzuur (C$_6$H$_8$O$_7$), een zwak zuur.
Diwaterstofsulfide (H$_2$S), een zwak zuur.
Zwavelzuur (H$_2$SO$_4$), een sterk zuur.
c Bisulfaat hoort bij een sterk zuur. Een sterk zuur geeft het liefst al zijn H$^+$ weg, dus die ene H$^+$ die nog aan bisulfaat zit, wordt het liefst ook nog afgestaan, waarbij dan sulfaat ontstaat.
Zuurrestionen van zwakke zuren hebben heel vaak nog één of twee H$^+$. Bij zuurrestionen van sterke zuren is dit vrijwel nooit het geval.

48 Een base is een stof die (in water) H$^+$-ionen kan opnemen.

49 De negatieve ionen Cl$^-$ (chloride), Br$^-$ (bromide), I$^-$ (iodide), SO$_4^{2-}$ (sulfaat) en NO$_3^-$ (nitraat) zijn niet basisch. Dit zijn de zuurrestionen die horen bij de sterke zuren.
Zuurrestionen van zwakke zuren zijn wel allemaal basisch, dat zijn alle overige negatieve ionen.

50 De tien sterke basen zijn de oxiden en hydroxiden van lithium, natrium, kalium, calcium en barium: Li$_2$O, Na$_2$O, K$_2$O, CaO, BaO, LiOH, NaOH, KOH, Ca(OH)$_2$ en Ba(OH)$_2$. Hier hoort ammoniak niet bij.

51 a NaOH bevat Na$^+$ en OH$^-$
Fe$_2$O$_3$ bevat Fe^{2+} en O^{2-}
KOH bevat K$^+$ en OH$^-$
Na$_2$CO$_3$ bevat Na$^+$ en CO$_3^{2-}$
Ca(OH)$_2$ bevat Ca^{2+} en OH$^-$
MgO bevat Mg^{2+} en O^{2-}
C$_3$H$_4$OH(COONa)$_3$ bevat Na$^+$ en C$_3$H$_4$OH(COO)$_3^{3-}$
b CO$_3^{2-}$ en C$_3$H$_4$OH(COO)$_3^{3-}$

52 Ammoniak is gasvormig: NH$_3$ (g), ammonia is ammoniak opgelost in water: NH$_3$ (aq) en ammonium is een positief geladen ion dat ontstaat als ammoniakmoleculen een H$^+$ hebben opgenomen: NH$_4^+$.

53 Een loog is een hydroxide opgelost in water, bijvoorbeeld natronloog (NaOH (aq)) en kaliloog (KOH (aq)).

54 Gootsteenontstopper ofwel natriumhydroxide is een zeer hygroscopische (wateraantrekkende) stof. De korrels worden vochtig en daardoor klitten ze aan elkaar.

55 Fe$_2$O$_3$ en MgO zijn slecht oplosbaar in water, dus een oplossing daarvan komt in de praktijk niet voor.

56 In de NaOH-oplossing is de pH het hoogst. NaOH is namelijk een sterke base en een goed oplosbaar zout, dus in deze oplossing komen de meeste OH$^-$-ionen.

57 Deze uitspraak klopt. Een zure oplossing heeft een lage pH en hoe lager de pH, des te zuurder en dus ook corrosiever de oplossing. Een basische oplossing heeft juist een hoge pH en hoe hoger de pH, des te basischer en dus ook corrosiever de oplossing. Hoe verder de pH van de 7 af ligt, hoe zuurder of basischer de oplossing is.

58 Een buffer is een mengsel van een zwak zuur en een zwakke base dat in staat is de pH van een oplossing constant te houden bij geringe beïnvloeding van buitenaf.

59 Het zuur moet zwak zijn zodat er nog een hoeveelheid gebonden H^+ aanwezig is. Een zwak zuur geeft niet alle H^+ weg, een deel blijft vastzitten in het zuurmolecuul. De base moet zwak zijn zodat er nog H^+ gebonden kan worden. Een zwakke base gebruikt niet meteen alle mogelijkheden om H^+ te binden.
Als het zuur en de base in het mengsel allebei sterk waren, dan wisselden de H^+-ionen direct van eigenaar.

60 a Het is een goede buffer, want het zuur en de base zijn zwak en bevatten allebei hetzelfde zuurrestion. Toepassing in een drank is niet aan te raden vanwege de vieze smaak van azijnzuur.
b Nee, want HCl is een sterk zuur en voor een buffer heb je juist een zwak zuur nodig. Bovendien is HCl een giftige en corrosieve stof die niet geschikt is voor gebruik in een drank.
c De gebruikte stoffen moeten smaakneutraal zijn en niet giftig of gevaarlijk zijn.

61 Nee, dat lukt niet tijdens en meteen na het drinken. De pH wordt pas na verloop van tijd weer circa 5. Ondertussen kan het gebit dus wel aangetast worden door deze zuurstoot.

62 a Het diwaterstoffosfaation heeft de lading 1– (er zit namelijk maar 1 Na^+ aan vast) en het waterstoffosfaation heeft de lading 2– (hier zitten namelijk 2 Na^+ aan vast).
b Het diwaterstoffosfaation treedt op als zuur omdat dit ion nog de meeste H^+ bevat en dus het makkelijkste een H^+ kan weggeven.
c Het waterstoffosfaation treedt op als base omdat dit ion het minste H^+ bevat en dus het liefste H+ wil opnemen. Bovendien is de lading van dit ion 2–, dat trekt harder H^+ aan dan de lading 1–.

Paragraaf 2.5

63 Een koolwaterstof is een verbinding van alleen koolstof- en waterstofatomen.

64 In een koolstofketen zitten de buitenste C-atomen aan één andere C-atoom vast en de binnenste C-atomen aan twee andere C-atomen.
In een vertakte koolstofketen zijn er C-atomen die aan drie of vier andere C-atomen vastzitten. De koolstofketen gaat dan in twee of drie richtingen verder.

65 In een cyclische koolstofverbinding komt een ring van C-atomen voor.

66 H-atomen die aan C-atomen gekoppeld zijn en geen deel uitmaken van een karakteristieke groep, mag je weglaten in een structuurformule. H-atomen die belangrijk zijn voor de functie van het molecuul en deel uitmaken van een karakteristieke groep, mag je niet weglaten.

67 drie: prop-, zes: hex-, tien: dec-

68 Een verzadigde koolwaterstof is een verbinding van C-atomen en H-atomen waarin alleen enkelvoudige bindingen voorkomen (en geen dubbele bindingen). De naam eindigt dan op -aan.

69 Een onverzadigde koolwaterstof is een verbinding van C-atomen en H-atomen waarin één of meer dubbele of drievoudige bindingen voorkomen. De naam eindigt dan op -een (bij dubbele bindingen) of op -yn (drievoudige bindingen).

70 Hydrofiel betekent waterminnend, de stof voelt zich thuis in water.
Hydrofoob betekent watervrezend, de stof voelt zich in water niet thuis.
Lipofiel betekent vetminnend, de stof voelt zich thuis in vet en olie.
Lipofoob betekent vetvrezend, de stof voelt zich niet thuis in vet en olie.
Polair betekent dat er lading voorkomt in het molecuul. Polaire stoffen voelen zich thuis in water.
Apolair betekent dat er geen lading voorkomt in het molecuul, apolaire stoffen voelen zich thuis in vet en olie.

71 Hydrofiel, polair en lipofoob horen bij elkaar. Hydrofoob, apolair en lipofiel horen bij elkaar.

72 Paraffine en vaseline zijn koolwaterstoffen, dat zijn C-ketens met H-atomen eraan vast, zonder O-atomen, OH- of COOH-groepen. Koolwaterstoffen zijn apolair, hydrofoob en lipofiel, dus vettig.

73 Een ethylgroep is een zijgroep van twee C-atomen lang. Een butylgroep is een zijgroep van vier C-atomen lang.

74 Een hydroxygroep is een OH-groep die aan een C-atoom gekoppeld is, dus: C – O – H.

75 Een zuurgroep is een O-atoom die met een dubbele binding gekoppeld is aan een C-atoom, terwijl aan hetzelfde C-atoom ook een OH-groep zit:

$$-\overset{\displaystyle}{\underset{\underset{O}{\|}}{C}}-O-H$$

76 Dit is de verkorte schrijfwijze voor een zuurgroep.

77 Een functionele groep is een onderdeel van een molecuul dat medebepalend is voor de eigenschappen van de stof. Een andere naam is karakteristieke groep.

78 Als er per drie C-atomen één of meer OH-groepen of COOH-groepen in het molecuul zitten, dan mengt deze stof redelijk tot goed met water.

79 Ethanol mengt beter met water omdat daar de verhouding tussen het aantal C-atomen en het aantal OH-groepen het laagste is.

80 Methaanzuur, hier is de verhouding C : O weer het laagste van de twee stoffen.

81 a propaan, C_3H_8
b 1-propanol, C_3H_8O of C_3H_7OH
c 1,2-ethaandiol of 1,2-dihydroxyethaan, $C_2H_4(OH)_2$ of $C_2H_6O_2$
d butaanzuur, C_3H_7COOH of $C_4H_8O_2$
e propeen, C_3H_6
f 2-methylbutaan, C_5H_{10}
g 2-propanol of 2-hydroxypropaan, C_3H_7OH of C_3H_8O

82

a 5 C-atomen

b 4 C-atomen

c 4 C-atomen

d 6 C-atomen

e 6 C-atomen

f 6 C-atomen

Gemengde vragen en opdrachten hoofdstuk 2

1
a zout
b zuur
c element
d zuur, koolstofverbinding
e zout, metaaloxide, base
f niet-metaaloxide, koolstofverbinding
g zout, base
h zuur

i koolstofverbinding
j zout
k koolstofverbinding
l element
m zuur
n zout
o niet-metaaloxide
p base

2-3
a calciumchloride (s)
b salpeterzuur (l)
c koper (s)
d azijnzuur of ethaanzuur (l)
e magnesiumoxide (s)
f koolstofdioxide (g)
g bariumhydroxide (s)
h waterstofjodide (l)

i suiker (s)
j lood(II)nitraat (s)
k ethanol of alcohol (l)
l zuurstof (g)
m zwavelzuur (l)
n ammoniumbromide (s)
o zwaveltrioxide (g)
p ammoniak (of ammonia) (g)

4
Cl^- (chloride)
S^{2-} (sulfide)
NO_3^- (nitraat)
SO_4^{2-} (sulfaat)
$PO4^{3-}$ (fosfaat)

CH_3COO^- (acetaat)
$C_3H_7COO^-$ (butyraat)
$C_2O_4^{2-}$ (oxalaat)
$C_3H_4OH(COO)_3^{3-}$ (citraat)
$C_{15}H_{31}COO^-$ (palmitaat)
$C_{17}H_{35}COO^-$ (stearaat)

5 Basische eigenschappen hebben: b, d, e, g en i. In deze zouten zitten zuurresten van zwakke zuren, in de overige zitten zuurresten van sterke zuren.

6 a fosfaation: PO_4^{3-}, carbonaation: CO_3^{2-}
b van fosforzuur: H_3PO_4
c van koolzuur: H_2CO_3
d Beide zijn zwakke zuren; er zijn maar vijf sterke zuren (HCl, HBr, HI, HNO_3 en H_2SO_4).

7 a Goed oplosbaar zijn: 5a, 5c, 5d, 5e, 5f en 5g.
b Je kunt over alle zouten in opdracht 5 een uitspraak doen met de oplosbaarheidsregels.

8 a pH 3, die is 10 keer zo zuur
b pH 2, die is 1000 keer zo zuur
c pH 1,2 is het zuurst

9 a pH 12, die is 100 keer zo basisch
b pH 11, die is 10 keer zo basisch
c pH 13,6 is het meest basisch

10 a H_2O, water
b Als er evenveel zuur als base bij elkaar gedaan wordt, krijgt het mengsel pH 7. Bij het mengen van een zure met een basische oplossing gaat de pH altijd in de richting van 7.

11 Zouten zijn die stoffen waarbij in de naam een metaal voorkomt of waarvan de naam eindigt op -aat of -ide. Dit zijn a, d, e, f en i.
a positief: atropine, negatief: sulfaat
d positief: ferro, negatief: gluconaat
e positief: promethazide, negatief: hydrochloride
f positief: natrium, negatief: fenobarbital
i positief: natrium, negatief: sulfonamide

12 a Geen buffer, want zwavelzuur is een sterk zuur.
b Wel een buffer, want koolzuur is een zwak zuur en het zuurrestion bicarbonaat is afkomstig van koolzuur.
c Wel een buffer, want fosforzuur is een zwak zuur en het zuurrestion fosfaat is afkomstig van fosforzuur.
d Geen buffer, want dit is een combinatie van een sterk zuur en een sterke base.
e Een klein beetje bufferend vermogen, want azijnzuur is een zwak zuur en palmitaat is een zuurrestion van een zwak zuur, maar palmitaat is niet afkomstig van azijnzuur (dus niet hetzelfde zuurrestion).

13 a Een moleculaire stof, polair want het bevat een OH-groep en mengt dus goed met water.
b Een moleculaire stof, apolair want koolwaterstoffen zijn allemaal apolair.
c Een moleculaire stof, polair want het bevat 8 OH-groepen en lost dus goed op in water.
d Een ionogene stof, polair want een ionogene stof bevat ladingen.
e Een moleculaire stof, apolair want er zitten veel C-atomen in en geen OH-groepen, paracetamol lost daarom slecht op in water.
f Een moleculaire stof, apolair want er zitten heel veel C-atomen in en geen OH-groepen, bovendien is boter vet (dus lipofiel).
g Een ionogene stof, polair want een ionogene stof bevat ladingen.

14 a cohesie
b adhesie
c adhesiekrachten groter dan de cohesiekrachten

Hoofdstuk 3

Paragraaf 3.1

1 a De afstand tussen de deeltjes wordt iets groter en de snelheid van de deeltjes neemt toe.
b De afstand tussen de deeltjes wordt veel kleiner en de snelheid van de deeltjes neemt flink af.

2 Smeltpunt (1a) en condensatiepunt (1b).

3 Het omgekeerde van 1a is stollen, de temperatuur waarbij dat gebeurt heet het stolpunt.
Het omgekeerde van 1b heet verdampen, de temperatuur waarbij dat gebeurt heet het kookpunt.

4 De temperatuur geeft aan hoeveel warmte of energie er aanwezig is. Als deeltjes veel energie hebben, kunnen ze snel bewegen en zich makkelijker losmaken van andere deeltjes. Bij een lage temperatuur is er weinig energie en dan blijven deeltjes dichter bij elkaar en bewegen ze langzamer. Afstand en beweging zijn twee belangrijke zaken als het gaat om de vorm waarin stoffen zich bevinden, dus voor het natuurkundige gedrag.

5 a Ja, het smelten van suiker, als de kristallen langzaam vervloeien.
b Ook ja, er ontstaan nu namelijk andere stoffen, te weten de witte rook en de bruine vloeistof. Ook de geur van de stoffen wordt anders.

6 a Bij een natuurkundig proces veranderen de deeltjes van de stof niet, zij blijven zichzelf.
Bij een scheikundig proces ontstaan nieuwe deeltjes met andere stofeigenschappen.
b Natuurkundige processen heten ook wel fysische processen, scheikundige processen heten ook wel chemische processen.

7 Het is een natuurkundig proces, want er ontstaan geen nieuwe stoffen. Je kunt in de war raken door de gedachte dat een natuurkundig proces in principe omkeerbaar is en een doorgescheurd stuk papier niet meer zo makkelijk aan elkaar gaat zitten, maar het gegeven dat er geen nieuwe stoffen ontstaan is belangrijker.

8 a Nee, er is geen nieuwe stof ontstaan. Bij het mengen van geel en blauw zie je een groene kleur ontstaan doordat de absorptie en terugkaatsing van het zonlicht nu zodanig is dat onze ogen dat als groen ervaren.
b Verandering van kleur betekent dus niet altijd dat er een scheikundig proces optreedt.

9 a Straling is een effect dat optreedt als de snelheid verandert waarmee protonen, elektronen of neutronen bewegen. Bij natuurkundig gedrag van stoffen gaat het ook over de snelheid waarmee deeltjes bewegen. Daarom lijkt het logisch om straling in te delen bij de natuurkundige processen.
b Fysica is afgeleid van fysisch en dat betekent natuurkundig.

ANTWOORDEN

Paragraaf 3.2

10 Dit mengsel is dan ook vloeibaar. De aggregatietoestand van het mengsel is hetzelfde als die van het dispersiemiddel of de continue fase.

11 Een continue fase heet oplosmiddel als het mengsel een ware oplossing is, dus als alle aanwezige stoffen goed met elkaar mengen en het vloeibare mengsel helder is. In alle andere gevallen mag je een continue fase eigenlijk geen oplosmiddel noemen, hoewel dit in de praktijk wel vaak gebeurt.

12 Disperse fase of opgeloste stof (natuurlijk alleen als het mengsel een oplossing is).

13 In een homogeen mengsel is de samenstelling overal precies gelijk, de stoffen zijn volkomen gelijkmatig in het hele mengsel verdeeld.

14 De disperse fase is niet goed verdeeld over de continue fase, de deeltjes laten elkaar niet allemaal los. Daardoor kun je de gedispergeerde stof zien en is het mengsel troebel.

15 Deze is altijd helder.

16 Heterogeen wil zeggen: niet gemengd, dezelfde deeltjes zitten bij elkaar en niet door elkaar heen.

17 water

18 a Hydrofiel betekent waterminnend. Voorbeelden zijn suiker, keukenzout, alcohol, azijnzuur en zetmeel.
b Lipofiel betekent vetminnend. Voorbeelden zijn olijfolie, slaolie, benzine, vitamine A en aceton.

19 a Polair betekent dat er ladingsverschillen in de deeltjes voorkomen, dat de ene kant meer positief is en de andere kant meer negatief. De deeltjes hebben twee polen. Polair betekent ongeveer hetzelfde als hydrofiel.
b Apolair betekent dat de ladingen in het deeltje gelijkmatig verdeeld zijn. Apolair betekent ongeveer hetzelfde als lipofiel.

20 Nee, als de hydrofiele deeltjes te groot zijn of als de hydrofiele deeltjes elkaar te stevig vasthouden, lost deze stof niet goed op in water, ook als de stof wel waterminnend is. Watermoleculen hechten zich dan wel aan de buitenkant van de stof, maar kunnen de afzonderlijke deeltjes niet van elkaar losweken.

21 Een hygroscopische stof trekt water aan en houdt watermoleculen ook vast.

22 a Zouten zijn hydrofiel en zuren zijn hydrofiel.
b Koolwaterstoffen zijn lipofiel.

23 Als de moleculen heel groot zijn, dan kan de samenstelling in het mengsel nooit op alle plaatsen precies hetzelfde zijn.

24 De watermantel zorgt ervoor dat de deeltjes van de opgeloste stof niet dicht bij elkaar in de buurt kunnen komen. Er zitten altijd watermoleculen tussen, zodat de deeltjes van de opgeloste stof niet aan elkaar kunnen klitten.

25 a De ionbinding tussen de ionen in het zout is dan te sterk waardoor de watermoleculen ze niet van elkaar los kunnen weken.
b Dat komt vooral voor bij ionen met grote ladingen. De kracht van de ionbinding is groter als de ladingen van de ionen groter zijn.
c $CaSO_4$, calciumsulfaat ofwel gips, dit bevat de ionen Ca^{2+} (calcium) en SO_4^{2-} (sulfaat).
$Fe_3(PO_4)_2$, ijzer(II)fosfaat, dit bevat de ionen Fe^{2+} (ijzer(II) of ferro) en PO_4^{3-} (fosfaat).

26 a een agglomeraat
b Door het roeren kunnen de deeltjes statisch worden en elkaar aantrekken.
c Het poedermengsel heeft niet overal dezelfde samenstelling (concentratieverschillen) en er komen klontjes in het poedermengsel.

27 Macromoleculen zijn heel grote moleculen.

28 a De gelvormers maken een netwerk in de vloeistof waarin ze de moleculen van de vloeistof vasthouden, zodat het totale mengsel vast wordt in plaats van vloeibaar.
b Om vloeistoffen op te laten stijven (bijv. bij een gelatinepudding) of om vloeistoffen minder vloeibaar te maken (indikken). Het indikken van vloeistoffen kan nodig zijn om stoffen die niet goed mengen met de continue fase, toch in de vloeistof te laten zweven zodat de verdeling homogener is.

29 De disperse fase is dan de pudding, de continue fase is dan de gelatine.

30 Ja, dat kan. Bijvoorbeeld koolzuurgas (CO_2) in limonade, zuurstof (O_2) in water (de vissen halen de zuurstof immers uit het water).

31 Ja, bijvoorbeeld kaliumpermanganaat in water of een fenolftaleïneoplossing.

32 Water, alcohol, spiritus, polyethyleenglycol (PEG), glycerol en propyleenglycol.

33 Olijfolie, sesamolie, wassen zoals Cetiol V, paraffine en wasbenzine.

34 De vitaminemoleculen hebben geen hydratatiemantel, want er is geen water aanwezig. Ze hebben echter wel een solvatatiemantel. Dat betekent dat de vitaminemoleculen zijn omgeven door moleculen van het oplosmiddel, in dit geval sesamolie.

35 a In een suspensie zweven groepjes aan elkaar geklonterde deeltjes van een vaste stof in de vloeistof. De vaste stof mengt niet goed met de vloeistof. Bij een suspensie zijn de groepjes nogal groot en zwaar en ze zakken na verloop van tijd naar de bodem. Een suspensie zakt dus uit omdat de groepjes van de vaste stof groot en zwaar zijn.
b Als de suspensie goed op te schudden blijft, dus als de vaste stof bij elke keer opschudden weer even zo homogeen mogelijk verdeeld is over het totale mengsel.
c Een geflocculeerde is de betrouwbaarste, want daarin wordt het geneesmiddel door opschudden weer even homogeen in het mengsel verdeeld. Daardoor neemt de patiënt elke keer dezelfde concentratie in.

36 Het verdikkingsmiddel zorgt ervoor dat de vlokken vaste stof langer blijven zweven en minder snel uitzakken. Hierdoor blijft het mengsel langer homogeen en klitten de vlokken minder aan elkaar.

37 a Een suspensie zakt altijd uit na verloop van tijd en een sol bijna niet. Een suspensie is troebel, een sol is wazig (net niet helemaal helder).

b Een sol en een suspensie zijn allebei een mengsel van een slecht oplosbare vaste stof in een vloeistof.

38 a Als een emulsie breekt, gaan moleculen van dezelfde soort bij elkaar zitten en er ontstaan twee lagen.
b Dat is te voorkomen door een emulgator toe te voegen.

39 Een emulsie is een mengsel van twee niet-mengbare vloeistoffen.

40 a Een emulgatormolecuul moet een hydrofiele en een lipofiele kant in hetzelfde molecuul hebben.
b natriumpalmitaat of natriumstearaat
c palmitinezuur of stearinezuur
d Een ionogene emulgator is opgebouwd uit ionen, het molecuul heeft dan een lading, bijvoorbeeld een COO^--groep.
Een niet-ionogene of moleculaire emulgator heeft geen lading, maar wel één of meer OH- of COOH-groepen bij elkaar in de buurt.

41 In een O/W-emulgator overheerst het hydrofiele deel het lipofiele deel van het molecuul. In een W/O-emulgator is dat net andersom.

42 De tweede letter geeft de buitenste, overheersende fase aan. Bij W/O is dat de O, dus olie. De continue fase in een W/O-emulsie is dus de lipofiele vloeistof.

43 Een lading (hydrofiel, W-deel) heeft een heel sterke invloed, een lading overheerst dus snel het lipofiele deel.

44 De meeste O/W-emulgatoren hebben een zuurrestion (negatief geladen COO^--groep) als lading. Een COO^--groep is altijd een zuurrestion van een zwak zuur. Als hieraan aan zuur wordt toegevoegd (H^+), bindt de COO^--groep deze H^+, maar dan verdwijnt de lading en daarmee de emulgerende werking.
Ook als er zout wordt toegevoegd, vooral met Ca^{2+} of andere tweewaardige metaalionen, bindt de negatieve COO^--groep zich aan het positieve metaalion en ook dan verdwijnt de lading en dus de emulgerende werking.
Bij niet-ionogene emulgatoren vinden deze processen niet plaats, daarom zijn W/O-emulgatoren minder vatbaar voor zuren en zouten.

45 Het lichaam is aan de binnenkant vooral waterig, dus hydrofiel. Aan de buitenkant (de huid) is het lichaam overwegend vettig, dus lipofiel. Toedieningsvormen voor inwendig gebruik zijn daarom meestal hydrofiel. Dus een O/W-emulsie is voor inwendig gebruik.

46 a Een goed oplosbare zeep zoals natriumpalmitaat is een O/W-emulgator. Een slecht oplosbare zeep zoals calciumpalmitaat is een W/O-emulgator, omdat dan de lading afgedekt is.
b Een zeep bevat een zuurrestion van een zwak zuur, dus een zeep maakt een oplossing basisch.

Paragraaf 3.3

47 droogdampen en adsorberen

48 Nee, want de korreltjes suiker zijn ongeveer even groot als de korreltjes zand.

49 Voor het filtreren van een sol, want in een sol komen kleinere deeltjes voor dan in een suspensie.

50 a Het residu is (nat) zand, het filtraat is zout opgelost in water.
b Het residu is het (natte) koffiepoeder, het filtraat is koffie-extract opgelost in water.
c Het residu zijn de voetballen, het filtraat zijn de tennisballen.

51 a Water komt aan de buitenkant, de component met de grootste dichtheid gaat het verst naar buiten.
b Nee, want als je de centrifuge stopt vloeien beide stoffen weer naar het midden. Centrifugeren is niet geschikt voor het scheiden van twee vloeistoffen.
c het sediment

52 a Bij kleine stukjes, want het contactoppervlak tussen water en theebladeren is dan veel groter.
b Bij gebruik van heet water, want de oplosbare bestanddelen lossen sneller op bij hogere temperatuur.

53 a Door het opzuigen valt de tablet uiteen in allemaal kleinere deeltjes en daardoor wordt het contactoppervlak groter.
b het adsorbens is norit
c het adsorbaat zijn de op te nemen gassen

54 a Bij extractie gebruik je het verschil in oplosbaarheid tussen de onderdelen in het te scheiden mengsel. Bij adsorptie gebruik je het verschil in hechting aan het adsorbens bij de onderdelen in het mengsel.
b Het adsorptiemiddel is altijd een vaste stof, het extractiemiddel is altijd een vloeistof.

55 a Destilleren gebruik je bij een mengsel van vloeistoffen. Droogdampen gebruik je bij een mengsel van één (of meer) vaste stof(fen) in een vloeistof.
b Bij droogdampen verdwijnt de verdampte vloeistof in de lucht.

Paragraaf 3.4

56 Hygroscopisch betekent wateraantrekkend.

57 Bij droge hygroscopie wordt het aangetrokken water in het kristalrooster ingebouwd, de stof als geheel blijft droog. Bij natte hygroscopie wordt het aangetrokken water aan het oppervlak geadsorbeerd, de stof wordt vochtig en plakkerig.

58 Kristalwater is water dat ingebouwd is in een kristalrooster. Het water zit dan dus opgesloten.

59 Sterk geconcentreerde zuren en basen zijn hygroscopisch omdat ze heel graag H^+ willen afstaan of opnemen en daar hebben ze water voor nodig.

60 a Silicagel is bij kamertemperatuur een vaste stof.
b Silicagel wordt veel gebruikt als droogmiddel bij elektronische apparatuur. Het zijn kleine korreltjes die in kleine zakjes zitten.

61 Dit betekent dat er per 'molecuul' ijzer(II)sulfaat zeven watermoleculen zijn ingebouwd in het ionenrooster.

ANTWOORDEN

62 Anhydricus betekent zonder water. Exsiccatus betekent uitgetrokken. Bij exsiccatus heeft er dus eerst water in gezeten en is dit er later uitgetrokken, bij anhydricus kan een stof uit zichzelf zonder water zijn.

63 Je hebt nu minder dan 10 gram zuivere Na_2CO_3 in handen, want in de 10 gram die je hebt afgewogen zit ook het gewicht van het water.

64 a 6000
b $CaSO_4$ is een zout en dus opgebouwd uit ionen, niet uit moleculen. Daarom moet je eigenlijk zeggen dat er 3000 Ca^{2+}-ionen en 3000 SO_4^{2-}-ionen aanwezig zijn. Maar 3000 $CaSO_4$-moleculen is makkelijker.

65 a Verweren betekent dat het kristalwater uit het kristal verdwijnt, waarbij het achterblijvende zout inklinkt en hard wordt. Bij vervloeien lost het zout op in het aangetrokken of vrijkomende water.
b $MgSO_4$, magnesiumsulfaat.
c $MgSO_4$ (aq)

66 Een exsiccator wordt gebruikt om iets uit een mengsel te trekken. Een exsiccator werkt met het opwekken van drukverschillen, waardoor vloeistoffen sneller uit een mengsel verdampen en de opgeloste vaste stoffen vrijkomen.

67 Hygroscopie is een natuurkundig verschijnsel, er ontstaan geen nieuwe stoffen, er ontstaat een mengsel en het aangetrokken water kan door temperatuur- of drukverandering ook weer uit het mengsel gehaald worden, dus is het een omkeerbaar proces.

68 a Vervloeien is een natuurkundig proces, want er is alleen maar sprake van oplossen.
b Verweren is ook een natuurkundig proces, alleen de afstanden tussen de deeltjes veranderen, de deeltjes zelf veranderen niet.

Paragraaf 3.5

69
a 30 g = 0,03 kg
b 200 mg = 0,2 g
c 0,65 g = 650 mg
d 1.730 g = 1,73 kg
e 4,6 kg = 4.600.00 mg
f 15.000 mg = 0,015 kg
g 25 kg = 25.000.000 mg
h 4 g = 0,004 kg
i 25.050 g = 25.050.000 mg
j 0,04 g = 40 mg
k 20,65 mg = 0,02605 g
l 9,4 mg = 0,000.0094 kg

70
a 45 l = 45.000 ml
b 83,5 ml = 0,00835 l
c 340 m^3 = 340.000 dm^3
d 0,73 cm^3 = 730 mm^3
e 1.405 mm^3 = 0,001.405 dm^3
f 85.000 cm^3 = 0,085 m^3
g 67,75 ml = 67,75 cm^3
h 4,9 ml = 0,0049 dm^3
i 0,085 m^3 = 85.000 ml
j 21.000 mm^3 = 21 ml
k 5.450 dm^3 = 5.450 l
l 3,12 m^3 = 3.120 l

71
a 455 kg/m^3 = 455 g/l
b 0,9 g/cm^3 = 900 kg/m^3
c 200 g/l = 0,2 g/ml
d 0,98 g/cm^3 = 980 g/l

72 a Even zwaar; 1 kg is 1 kg, het maakt niet uit van welke stof.
b 2 m³ glas is zwaarder want dat weegt 2 m³ × 2.600 kg/m³ = 5.200 kg en 2 m³ alcohol weegt 1.600 kg.
c 0,5 m³ eikenhout weegt 390 kg, dat is meer dan 300 kg kurk.

73 goud

74 Van zand passen de meeste kg in een bepaalde ruimte, want de dichtheid van zand is groter.
Zand: 6,5 l × 1600 g/l = 10.400 g = 10,4 kg en olijfolie: 6,5 l × 920 g/l = 5.980 g = 5,98 kg.

75 a Een grootheid is iets dat je kunt meten. Massa, volume en dichtheid zijn besproken.
b Bijvoorbeeld lengte, oppervlakte, kracht, tijd, snelheid, druk, concentratie, gewicht, lichtsterkte, enzovoort.
c Bij massa hoort de eenheid kg, bij volume hoort de eenheid m³ (of l) en bij dichtheid hoort kg/m³.
d Respectievelijk meter (m), vierkante meter (m²), Newton (N), seconde (s) of uur (h), meter per seconde (m/s), Pascal (Pa) of Newton per vierkante meter (N/m²), gram per liter (g/l), Newton (N), candela (cd).

76 Als symbool voor de grootheid massa, als symbool voor de eenheid meter en als afkorting van het voorvoegsel milli.

77 a 425 g : 50 ml   = 8,5 g/ml   = 8.500 kg/m³
b 1.800 g : 1.500 ml = 1,2 g/l   = 1.200 kg/m³
c 720 g : 1.200 ml   = 0,6 g/ml   = 600 kg/m³

78 a 52 kg : 2.600 kg/m³   = 0,02 m³   = 20.000 ml
b 158 g : 7.900 kg/m³   = 158 g : 7.900 g/l = 0,02 l   = 20 ml
(kg/m³ is hetzelfde als g/l)
c 13.500 mg : 2.700 kg/m³   = 13,5 g : 2.700 g/l = 0,005 l = 5 ml
(kg/m³ is hetzelfde als g/l)
d 41,6 kg : 800 kg/m³   = 0,052 m³   = 52.000 ml

79 a 40 ml × 920 kg/m³   = 0,04 l × 920 g/l   = 36,8 g (kg/m³ is hetzelfde als g/l)
b 250 ml × 800 kg/m³   = 0,25 l × 800 g/l   = 200 g (kg/m³ is hetzelfde als g/l)
c 1,5 m³ × 1.600 kg/m³   = 2.400 kg   = 2.400.000 g
d 2 l × 13.500 kg/m³   = 2 l × 13.500 g/l   = 27.000 g (kg/m³ is hetzelfde als g/l)

80 Bij dichtheid neem je de massa van de hele stof (bij een mengsel dus de massa van het oplosmiddel + de massa van alle opgeloste stoffen) en je deelt dit door het totale volume van de stof. Dichtheid zegt iets over de totale stof.
Bij concentratie neem je de massa van een onderdeel van het mengsel (één bestanddeel) en je deelt dit door het totale volume van het mengsel. Concentratie zegt iets over één bestanddeel in een mengsel. De overeenkomst is dat je beide grootheden uit kunt drukken in de eenheid g/ml, g/l of kg/m³.

81 Als je twee vloeistoffen met elkaar mengt, kan het totale volume minder zijn dan de optelsom van de twee afzonderlijke volumes. Dit komt doordat de ruimten tussen de moleculen die in elke stof aanwezig zijn in het mengsel soms beter opgevuld worden, waardoor het mengsel iets krimpt.

82 a 13 g : 500 ml = 0,065 g/ml
b 6 g : 150 ml = 0,04 g/ml
c 300 g : 0,8 l = 300 g : 800 ml = 0,375 g/ml
d 40 g : 250 ml = 0,16 g/ml
e De totale massa van de oplossing is 20,2 g + 500 g = 520,2 g.
Deze 520,2 g oplossing heeft een volume van 520,2 g : 1,02 g/ml (de gegeven dichtheid van de oplossing) = 510 ml.
De zoutconcentratie bedraagt nu 20,2 g : 510 ml = 0,0396 g/ml, afgerond 0,040 g/ml.
f Reken eerst uit hoeveel gram alcohol in het mengsel zit en gebruik hiervoor de dichtheid van alcohol.
250 ml alcohol weegt 250 ml × 800 kg/m^3 = 0,25 l × 800 g/l = 200 g.
De alcoholconcentratie is 200 g : 625 ml (het gegeven totaalvolume) = 0,32 g/ml.

83 Reken eerst de totale massa van de oplossing uit.
400 ml water weegt 400 g (d_{water} = 1 g/ml).
250 ml alcohol weegt 200 g (zie antwoord 82f).
Het totale mengsel weegt dus 400 g + 200 g = 600 g.
De dichtheid van het mengsel is massa (mengsel) : volume (mengsel) = 600 g : 625 ml = 0,96 g/ml ofwel 960 g/l ofwel 960 kg/m^3.

84 a 9 g : 30 g/l = 0,3 l = 300 ml oplossing nodig.
b 1 mol glucose weegt 180 g, dus 0,5 mol weegt 90 g. 9 g : 90 g/l = 0,1 l = 100 ml oplossing nodig.
c 9 g : 450 g/m^3 = 0,02 m^3 = 20 l = 20.000 ml
d 1 mol glucose weegt 180 g, dus 0,1 mol weegt 18 g. 9 g : 18 g/l = 0,5 l = 500 ml oplossing nodig.
e Oplossing b is het meest geschikt, dan kun je ook nog andere bestanddelen toevoegen. Oplossing a kan ook terwijl oplossing c en d ongeschikt zijn.

85
a 32   g/mol   g 306,1 g/mol
b 44   g/mol   h 108   g/mol
c 180   g/mol   i 179,4 g/mol
d 98,1 g/mol   j 71   g/mol
e 40,3 g/mol   k 78   g/mol
f 74,1 g/mol   l 46   g/mol

86 a De berekening is als volgt: aantal mol × molecuulmassa = aantal gram, dus 2,5 × antwoord vraag 85.
a 80   g   g 765,25 g
b 110   g   h 270   g
c 450   g   i 448,5 g
d 245,25 g   j 177,5 g
e 100,75 g   k 195   g
f 185,25 g   l 115   g

b De berekening is nu 0,015 × antwoord vraag 85.
a 0,48   g   g 4,5915 g
b 0,66   g   h 1,62   g
c 2,7   g   i 2,69   g
d 1,4715 g   j 1,065 g
e 0,6045 g   k 1,17   g
f 1,1115 g   l 0,69   g

87 Let goed op de eenheden bij deze vraag. Als je weet hoeveel mol er is, dan geef je antwoord in gram. Als je weet hoeveel mmol er is, dan geef je antwoord in mg.
a 17 g; 425 mg
b 100,1 g; 40,04 g
c 169,9 g; 12.742,5 mg
d 34 g; 0,0035 mol
e 46 g; 0,025 mol = 25 mmol
f 36,5 g; 0,22 mol

88 a De molariteit van NaCl is 0,5 betekent dat er per liter 0,5 mol NaCl is opgelost.
b Een 0,5 molair NaCl-oplossing, een 0,5 M NaCl-oplossing, een NaCl-oplossing met een concentratie van 0,5 mol/l.
c 0,5 mol NaCl
d In 2 l zit 1 mol NaCl, dit is 58,5 g.
e 0,5 mol Na^+-ionen
f 0,5 mol Cl^--ionen (evenveel als Na^+, de verhouding is 1 : 1)
g totaal 1 mol ionen

Paragraaf 3.6

89 Diffusie is het verschijnsel dat stoffen de gehele beschikbare ruimte vullen, zodat overal de concentratie gelijk wordt. Diffunderen is het spontaan bewegen van stoffen van een plek met een hoge concentratie naar een plek met een lage concentratie.

90 Bij een hogere temperatuur gaat diffusie sneller omdat een hogere temperatuur ervoor zorgt dat deeltjes sneller bewegen.

91 Door te roeren of te verwarmen.

92 In ruimte I zit dan alleen maar oplosmiddel.

93 Elke stof beweegt van een plaats met hoge concentratie naar een plaats met lage(re) concentratie. Voor oplosmiddel is dat van I naar II, voor de opgeloste stof is dat van II naar I.

94 Dit proces is een voorbeeld van diffusie. Ook in vaste stoffen treedt diffusie op, want de deeltjes in vaste stoffen zitten niet helemaal stil, ze bewegen een klein beetje. Bovendien hebben niet alle deeltjes precies dezelfde snelheid, sommige hebben wat meer energie dan andere. Daarom zijn er af en toe deeltjes die genoeg snelheid hebben om het rooster (de vulling) te verlaten.

95 De gemiddelde snelheid van de deeltjes in vaste stoffen is erg laag, zie verder het antwoord op opdracht 94.

96 Diffusie heeft te maken met de beweging van deeltjes, daarbij veranderen de deeltjes niet.

97 Bij diffusie en bij osmose bewegen zowel het oplosmiddel als de opgeloste stoffen. Maar bij diffusie wordt specifiek gelet op de beweging van de opgeloste stoffen en op de manier waarop die proberen overal gelijkmatig aanwezig te zijn. Bij osmose daarentegen wordt meer gelet op de beweging van het oplosmiddel en het opzwellen of leeglopen van cellen, omdat bij osmose veel deeltjes niet door de membranen heen kunnen.
De uitspraak geeft dus goed weer waar in de praktijk het meest op gelet wordt.

98 Een opgeloste stof kan niet altijd door een semipermeabele membraan heen. Sommige grotere moleculen lossen wel op, maar als de openingen in de membraan

heel klein zijn, kunnen de moleculen er toch niet doorheen, hoewel ze wel opgelost zijn.

99 De membraan staat bol omdat de deeltjes in ruimte II die er niet doorheen kunnen, tegen de membraan duwen en omdat het vloeistofniveau in ruimte II hoger staat dan in ruimte I.

100 a M betekent molair en dit betekent weer mol/l.
b 1 molair NaCl (een ionogene stof) bevat 1 molair Na^+ en 1 molair Cl^-, samen dus 2 molair ionen.
c 1,2 molair ionen

101
a isotoon
b hypertoon
c hypertoon
d hypotoon

102 a De osmotische waarde van het bloed stijgt dan sterk.
b Het bloed trekt water uit het lichaamsvocht en het teveel aan zout in het bloed komt door de osmotische druk in het lichaamsvocht terecht.
c Het lichaamsvocht wordt hypertoon ten opzichte van de cellen. De cellen geven water af aan het lichaamsvocht.
d Plasmolyse wil zeggen dat een cel zoveel vocht afgeeft dat de celmembraan loslaat van de celwand, de cel schrompelt dan helemaal in elkaar.

103 a Stoffen met grote moleculen en een hoge molecuulmassa, bijvoorbeeld albumine (een eiwit) en vetten.
b Stoffen met kleine moleculen en een lage molecuulmassa, bijvoorbeeld alcohol, glucose, ureum en koolstofdioxide.
c De hoogmoleculaire stoffen.

104 a Bij dialyse wordt de verontreinigde oplossing via een semipermeabele membraan in contact gebracht met een spoelvloeistof. De laagmoleculaire verontreinigingen diffunderen door de membraan naar de spoelvloeistof.
b Door de spoelvloeistof regelmatig te verversen verdwijnen de laagmoleculaire verontreinigingen vrijwel geheel uit de oplossing. De spoelvloeistof heeft dan steeds weer een lagere concentratie van deze stoffen, zodat de diffusie door blijft gaan.
c De eiwitoplossing trekt water aan uit de spoelvloeistof. Als de cellofaanslang bij het begin al vol zit met eiwitoplossing, kan die door de wateropname knappen.

105 a 0,3 mol deeltjes = 0,15 mol NaCl (1 NaCl bevat immers 2 ionen, dat zijn dus 2 deeltjes).
b De NaCl-concentratie moet dan dus 0,15 mol/l zijn, of 0,15 molair.
c 1 mol NaCl weegt 58,5 g dus 0,15 mol NaCl weegt 8,775 g. 0,15 mol/l NaCl = 8,775 g/l NaCl.
d 150 ml = 0,15 l. Je moet dus 0,15 g/l × 8,775 g/l = 1,31625 g NaCl afwegen.

106 a Dan trekt het materiaal vocht uit de huid, dat voel je als een trekkende pijn.
b Dan neemt het lichaam vocht op uit het materiaal, dat is in het algemeen niet pijnlijk.

107 a Van lichaamsvocht naar bloed. Omdat het bloed hypertoon is zuigt het water aan.
b De bloeddruk zorgt ervoor dat er toch water uit het bloed in het lichaamsvocht wordt geperst. De bloeddruk bij het begin van de haarvaten is hoger dan de osmotische druk van het bloed.

c Daar is de bloeddruk lager dan de osmotische druk van het bloed. Nu wint de osmotische druk en zuigt het bloed water (met opgeloste verontreinigingen zoals kooldioxide en ureum) aan uit het lichaamsvocht.

Paragraaf 3.7

108
a	0,25	cm²		g	0,1775	m²
b	0,735	cm²		h	49.000	mm²
c	32.500	dm²		i	850	cm²
d	78	mm²		j	0,021	m²
e	0,8405	dm²		k	5,45	dm³
f	6,5	m²		l	3.120.000	mm³

109
a	12 N		c	5,5 N
b	12.500 N		d	0,03 N

110 a 0,01 mm² = 0,000.000.01 m². De druk is dus 10 N : 0,000.000.01 m² = 1.000.000.000 N/m² = 1.000.000.000 Pa = 10.000.000 mbar.
b 1.000 kg heeft een gewicht van 10.000 N. Dit staat op vier poten, dus elke poot heeft 2.500 N. De druk is dan 2.500 N : 25 cm² = 2.500 N : 0,0025 m² = 1.000.000 N/m² = 10 bar = 750 cmHg.
c 10.000 N : 2 m² = 5.000 N/m² = 0,05 bar.

111 De plank of de ladder verdeelt het gewicht van de redder of de drenkeling over een groter oppervlak, waardoor het risico dat het ijs verder breekt kleiner wordt.

112 Het stanleymes is bot geworden. Daardoor wordt het snijoppervlak groter en neemt de druk bij een gelijkblijvende kracht dus af. Om toch dezelfde druk op de vloerbedekking uit te oefenen moet je met een bot stanleymes meer kracht zetten dan met een scherp stanleymes. De druk is bepalend voor het scheuren van de vloerbedekking.

113 Het oppervlak van de snijtand in de tekst was 1 cm × 1 mm = 10 mm × 1 mm = 10 mm². Het oppervlak van de hoektand (4 mm²) is 2,5 keer kleiner. Dan is de uitgeoefende druk bij een gelijke kracht 2,5 keer groter, dus 2,5 × 3.000.000 N/m² = 7.500.000 N/m².

114 a Dicht bij het aardoppervlak zijn er meer deeltjes per m³ lucht aanwezig, dus er zijn meer botsingen met het aardoppervlak. Een andere uitleg is dat de kolom lucht vanaf de dampkring tot aan de aarde op zeeniveau veel hoger is dan in de bergen. Daarom drukt er op zeeniveau een veel langere en dus zwaardere kolom lucht op het oppervlak dan hoog in de bergen.
b De moleculen worden door de aarde aangetrokken (zwaartekracht).

115 a Bij het kauwen van kauwgom gaat de buis van Eustachius (tussen je binnenoor en je keelholte) steeds even open. Daardoor wordt de lucht in het binnenoor steeds hetzelfde als buiten.
b Bij stijgen of dalen zit er in het binnenoor lucht van een andere samenstelling dan buiten, daardoor ontstaat er een drukverschil op het trommelvlies. Door te slikken hef je dat drukverschil op.

116 a Dan is er boven in de buis toch ook nog een beetje luchtdruk en dan geeft de hoogte van de kwikkolom niet meer de heersende luchtdruk aan.
b De dichtheid van kwik is 13.600 kg/m³, die van water is 1.000 kg/m³. Kwik is dus 13,6 keer zwaarder dan water. Een waterbuis zou daarom 13,6 keer zo lang moeten zijn, dus ca. 1035 cm = 10,35 m.

117 Ze heeft de manchet waarschijnlijk niet ver genoeg opgepompt waardoor de bloeddruk de hele tijd onder de onderdruk is gebleven.

118 Hyper betekent boven of hoger en tensie betekent letterlijk spanning, een ander woord voor druk.

119 Een manometer is een drukmeter.

120 In de tip moet je de eerste keer 'sterker' invullen en de tweede keer 'zwakker'. Het verschil in osmotische druk tussen bloed en lichaamsvocht moet minder zijn dan 100 mmHg en meer dan 10 mmHg. Het zal dus ergens rond de 50 à 60 mmHg zijn.

Paragraaf 3.8

121

soort straling	frequentie (Hz)	golflengte (m)
radiogolven	$1 \cdot 10^3 - 1 \cdot 10^{11}$	$3 \cdot 10^5 - 3 \cdot 10^{-3}$
· lange golf (LW)	$1 \cdot 10^5$	$3 \cdot 10^3$
· middengolf (MW of AM)	$1 \cdot 10^6$	$3 \cdot 10^2$
· korte golf (KW of FM)	$1 \cdot 10^7$	$3 \cdot 10^1$
infraroodstraling (IR)	$1 \cdot 10^{12} - 1 \cdot 10^{14}$	$3 \cdot 10^{-4} - 3 \cdot 10^{-6}$
zichtbaar licht	$4,3 \cdot 10^{14} - 7,5 \cdot 10^{14}$	$7 \cdot 10^{-7} - 4 \cdot 10^{-7}$
· rood	$4,3 \cdot 10^{14}$	$7 \cdot 10^{-7}$
· oranje	$5 \cdot 10^{14}$	$6 \cdot 10^{-7}$
· geel	$5,2 \cdot 10^{14}$	$5,8 \cdot 10^{-7}$
· groen	$5,7 \cdot 10^{14}$	$5,3 \cdot 10^{-7}$
· blauw	$6,5 \cdot 10^{14}$	$4,6 \cdot 10^{-7}$
· violet	$7,5 \cdot 10^{14}$	$4 \cdot 10^{-7}$
ultraviolet (UV)	$7,5 \cdot 10^{14} - 1 \cdot 10^{17}$	$4 \cdot 10^{-7} - 3 \cdot 10^{-9}$
röntgen (X-stralen)	$1 \cdot 10^{17} - 5 \cdot 10^{19}$	$3 \cdot 10^{-9} - 6 \cdot 10^{-12}$

122 a 300.000 km/s = 300.000.000 m/s
b $3 \cdot 10^5$ km/s = $3 \cdot 10^8$ m/s
c 1 uur = 60 min = 60 × 60 s = 3600 s, dus $3 \cdot 10^5$ km/s × 3.600 s/uur = $1,08 \cdot 10^9$ km/uur = 1.080.000.000 km/uur.

123 Infraroodstraling wordt ook wel warmtestraling genoemd. De infraroodstraling brengt de cellen in trilling waardoor de temperatuur van dat gedeelte van het lichaam omhooggaat.

124 Geluid beweegt langzamer dan licht. Je ziet de flits bijna direct, het geluid hoor je pas later. De voortplantingssnelheid van geluid in lucht is ca. 340 m/s. In 5 seconden heeft het geluid dus een afstand afgelegd van 5 s × 340 m/s = 1700 m = 1,7 km.

125 a 1 m = 1.000.000.000 nm (= $1 \cdot 10^9$ nm)
b rood: 700 nm, oranje: 600 nm, geel: 580 nm, groen: 530 nm, blauw: 460 nm en violet (of paars): 400 nm

126 Hoe kleiner ofwel korter de golflengte, hoe hoger de energie.
a blauw licht
b röntgenstraling
c infraroodstraling
d groen licht

127 a harde lichaamsweefsels zoals botten
b wit

128 Dan zouden er bijvoorbeeld röntgenstralen om een hard lichaamsdeel heen spoelen en op de foto terechtkomen. Op die plaats wordt de foto dan toch zwart en lijkt het of er geen hard lichaamsdeel zit.

129 a Ria: 11 J : 55 kg = 0,2 Sv = 200 mSv. Ab: 3,7 J : 74 kg = 0,05 Sv = 50 mSv.
b Ria voldoet niet aan de norm, zij heeft vier keer zoveel straling opgevangen. Ab voldoet net wel aan de norm.

130 Van de straling is 40 procent wel geabsorbeerd, dit is dus 4,4 J. 4,4 J : 55 kg = 0,08 Gy = 80 mGy. Als je nu in de normen Sv vervangt door Gy, dan voldoet Ria nog niet aan de norm.

131 Het doel van bestralen is de kankercellen dood te maken, te vernietigen, zodat het continue vermenigvuldigen van deze cellen stopt. Helaas kunnen röntgenstralen nog niet zo precies gericht worden dat alleen de kankercellen geraakt worden, dus ook omringende, nog gezonde cellen gaan dan dood en dat geeft allerlei vervelende bijwerkingen.

132 a Harde röntgenstraling bevat meer energie (kortere golflengte). Op grond hiervan is harde röntgenstraling het gevaarlijkst.
b Harde röntgenstraling gaat het best door het lichaam heen, hiervan wordt dus het minste geabsorbeerd. Zachte straling wordt veel beter geabsorbeerd, dus in dit opzicht is zachte röntgenstraling het gevaarlijkst.

Gemengde vragen en opdrachten hoofdstuk 3

1 a fysische processen
b De afstand tussen de deeltjes, de snelheid waarmee de deeltjes bewegen en de krachten die de deeltjes op elkaar uitoefenen.
c Dan worden er nieuwe stofeigenschappen zichtbaar, bijvoorbeeld een heel andere geur, kleur of smaak.

2 a Als suiker wordt opgelost in water, blijven de suikermoleculen zichzelf, dus er blijven telkens 12 C-, 22 H- en 11 O-atomen aan elkaar vastzitten. Er zitten dus geen losse C-, H- of O-atomen in de oplossing.
b De cohesiebindingen tussen de suikermoleculen worden verbroken, de atoombindingen in de suikermoleculen (tussen de C-atomen onderling, tussen de C- en de O-atomen, tussen de C- en H-atomen en tussen de O- en H-atomen) blijven intact.
c De watermoleculen vormen watermantels om de suikermoleculen, daardoor kunnen ze niet meer bij elkaar in de buurt komen.

3 a een suspensie, niet stabiel

b een emulsie, stabiel; de aanwezige eiwitten dienen als emulgator voor het oplossen van het vet
c een suspensie, stabiel; doordat het doorlopend in beweging is, zakt het niet uit
d een suspensie, niet stabiel; zakt na enige tijd staan vanzelf uit
e een gel, stabiel
f een emulsie of een suspensie, afhankelijk van of er vloeibare of vaste werkzame stoffen zijn opgelost in de vettige basis; stabiel

4 Door de vloeibare fase viskeuzer (dikker, slijmeriger) te maken.

5 Het afwasmiddel dient als emulgator. Er ontstaat een O/W-emulsie.

6 a Natriumstearaat is een zuurrestion van een zwak zuur, dat wil graag H^+-ionen opnemen en is dus basisch.
b Deze oplossing is enigszins wazig vanwege de grote afmetingen van de natriumstearaationen. Het is een sol.
c De buitenste fase is de tweede letter, dus de W van water, dat is polair.
d ionogene emulgator
e niet-ionogene emulgator
f W/O-emulgator
g Calciumionen koppelen zich aan natriumstearaationen, daardoor worden de negatieve ladingen in de emulgator afgedekt en verliest het natriumstearaat zijn werking als O/W-emulgator en breekt de O/W-emulsie.

7 De polaire koppen zitten allemaal bij elkaar en de apolaire staarten steken allemaal naar buiten in de lipofiele continue fase. Dit is te zien in figuur 3.4 aan de rechterkant, alleen zit er binnen in de micel geen water.

8 a Zetmeel is hydrofiel; vanwege het grote aantal OH-groepen trekt het water aan.
b Er ontstaat een troebele dispersie.
c Je zou verwachten dat een hydrofiele stof goed oplost in water, dus een heldere oplossing geeft.
d De zetmeelmoleculen zijn te groot om een homogeen mengsel met water te kunnen maken.

9 a De watermantel zorgt ervoor dat de opgeloste deeltjes geen contact met elkaar hebben en samenklitten.
b Dan trekken deze hygroscopische stoffen het water uit de watermantels. Daardoor komen de geëmulgeerde deeltjes toch dichter bij elkaar en kunnen ze samenvloeien.

10 a Een grootheid is iets dat je kunt meten, bijvoorbeeld massa (m), lengte (l), volume (V), druk (p) en kracht (F).
b Een eenheid is een maat waarmee je iets meet, bijvoorbeeld kilogram (kg), meter (m), kubieke meter (m^3), Pascal (Pa) en Newton (N).

11 a Nee, natriumcarbonaat decahydricus is niet meer hygroscopisch, er zit al water in. Zuiver natriumcarbonaat is wel hygroscopisch.
b kristalwater
c Tijdens het verwarmen gaat het kristalwater uit het rooster en verdampt. Het natriumcarbonaat klinkt in (verweert). Tijdens het afkoelen condenseert het water en lost een deel van de natriumcarbonaat erin op (vervloeit).
d $(2 \times 23{,}0) + (1 \times 12) + (3 \times 16) + (10 \times 18) = 286$ g/mol
e Er is 143 g : 286 g/mol = 0,5 mol natriumcarbonaat decahydricus aanwezig. Dat betekent dat er 0,5 mol natriumcarbonaat is en $10 \times 0{,}5$ mol = 5 mol water. Er is dus

5 mol × 18 g/mol = 90 gram water vrijgekomen en er is 0,5 mol × 106 g/mol = 53 g natriumcarbonaat.
f 53 gram van 143 gram, dat is 37,1 procent
g droogdampen
h Niet gelukt, het water is in de afgesloten erlenmeyer gebleven en na afkoelen weer gemengd met het zout. Als het verwarmen in de open lucht was gebeurd, dan was het water vervlogen en was de scheiding gelukt.

12 a Contractie betekent dat de ruimten tussen moleculen bij het mengen opgevuld worden met de moleculen van de andere stof, zodat het totale volume minder wordt dan de beide volumes bij elkaar opgeteld. In dit geval is er geen sprake van contractie, dan mag je de volumes dus wel gewoon bij elkaar optellen.
b 2 M betekent 2 molair ofwel 2 mol/l, 4 M betekent 4 molair ofwel 4 mol/l.
c Van oplossing A is 402,8 g : 1,06 g/ml = 380 ml gebruikt. Van oplossing B 352 g : 1,1 g/ml = 320 ml.
d De molecuulmassa van NaCl zoek je op in het Periodiek Systeem der Elementen. Die is 58,5 g/mol. Oplossing A bevat 2 mol/l × 380 ml = 2 mol/l × 0,38 l = 0,76 mol = 0,76 mol × 58,5 g/mol = 44,46 g zout. Oplossing B bevat 4 mol/l × 320 ml = 4 mol/l × 0,32 l = 1,28 mol = 1,28 mol × 58,5 g/mol = 74,88 g zout.
e Er is totaal 402,8 g + 352 g = 754,8 gram mengsel ofwel 380 ml + 320 ml = 700 ml mengsel. Er zit totaal 44,46 g zout + 74,88 g zout = 119,34 gram zout in het mengsel.
f De zoutconcentratie = massa zout : volume mengsel = 119,34 g : 700 ml = 0,17 g/ml = 170 g/l = 2,9 mol/l.
g De dichtheid = massa mengsel : volume mengsel = 754,8 g : 700 ml = 1,078 g/ml.

13 a liter, m³ en ml: 1 liter = 0,001 m³ = 1000 ml
b m² en cm²: 1 m² = 10.000 cm²

14 g/ml, g/l en kg/m³: 1 kg/m³ = 1 g/l = 0,001 g/ml

15 a 5 mol O_2 is het meest, want 5 is meer dan 4.
b 0,1 mol CO_2 is het meest, want 50 mmol = 0,05 mol en dat is minder dan 0,1.
c 7,12 g O_2 is het meest, want 19,8 g $C_6H_{12}O_6$ = 19,8 g : 180 g/mol = 0,11 mol en 7,12 g O_2 = 7,04 g : 32 g/mol = 0,22 mol.
d 88 mmol CO_2 is het meest, want 88 mg CO_2 = 88 mg : 44 g/mol = 88 mg : 44 mg/mmol = 2 mmol.

16 Let op, zouten splitsen in ionen, dus bij zouten moet je het aantal mol vermenigvuldigen met het aantal ionen.
a 0,3 mol NaCl bevat de meeste deeltjes, namelijk 2 × 0,3 mol = 0,6 mol ionen.
b 0,5 mol $MgCl_2$ bevat de meeste deeltjes, namelijk 3 × 0,5 mol = 1,5 mol ionen en NaCl maar 2 × 0,5 = 1.
c precies evenveel, want 40 g NH_4NO_3 = 40 g : 80 g/mol = 0,5 mol zout, maar dit bevat 2 × 0,5 mol = 1 mol ionen en 180 g $C_6H_{12}O_6$ = 180 g : 180 g/mol = 1 mol glucose.
d H_2SO_4 (zwavelzuur) is een sterk zuur en dat splitst in water in ionen, hoewel het geen zout is. In 1 mol H_2SO_4 zit 2 mol H^+ en 1 mol SO_4^{2-}, samen dus 3 mol ionen. In 1 mol NaCl zit 2 mol ionen, dus 1 mol zwavelzuuroplossing bevat meer deeltjes.

17 Een colligatieve eigenschap hangt alleen af van het aantal aanwezige deeltjes, niet van het soort deeltjes.

18 Osmotische druk (osmose), bloeddruk en diffusie spelen een rol. Bij het begin van de haarvaten is de bloeddruk hoger dan de osmotische druk en wordt er water met opgeloste grondstoffen uit het bloed in het lichaamsvocht geperst. Daar diffunderen

de brandstoffen naar de cellen. De afvalstoffen diffunderen uit de cellen naar het lichaamsvocht ter hoogte van het begin van de aderen. Daar is de osmotische druk van het bloed groter dan de bloeddruk waardoor het bloed water met opgeloste afvalstoffen opzuigt uit het lichaamsvocht.

19 a Tijdens kauwen kan er enorm grote druk op de kiezen komen te staan. Tandheelkundige materialen moeten daarom sterk zijn en goed blijven hechten.
b In de orde van grootte van $3.000.000$ N/m^2 = 30 bar. In een autoband is de druk meestal rond de 3 bar, de druk op een kies is dus tien keer zo groot.

20 a Licht is elektromagnetische straling die zich voortplant met de lichtsnelheid (300.000 km/s). Geluid plant zich in lucht voort met een snelheid van circa 340 m/s en is geen elektromagnetische straling.
b Ultrasoon reinigen gebeurt met geluid; uitharden van composiet en andere materialen gebeurt met licht; endoscopie is een techniek die gebruik maakt van licht dat door een buis geleid wordt; echoscopie maakt gebruik van weerkaatsing van geluidsgolven.

21 a Met röntgenstraling kunnen foto's van de binnenkant van het lichaam gemaakt worden, bijvoorbeeld om gaatjes in kiezen zichtbaar te maken of om kankerweefsel op te sporen. Röntgenstraling is ook in staat om kankercellen te vernietigen.
b Röntgenstraling is niet selectief en beschadigt ook gezonde weefsels in het lichaam.
c Röntgenstraling heeft van het hele elektromagnetische spectrum de kortste golflengte. Zij heeft daarom de hoogste energie-inhoud, het grootste doordringend vermogen en het heftigste effect op stoffen waar het op valt.

22 a Fotonen zijn lichtdeeltjes die zich met de lichtsnelheid voortbewegen.
b nanometer = 1 miljardste meter = $1 \cdot 10^{-9}$ meter

Hoofdstuk 4

Paragraaf 4.1

1 a De kleur verandert en de geur wordt anders.
b Dit zijn stofeigenschappen.
c Bij een scheikundig proces veranderen de stofeigenschappen.

2 a Stoffen die in de lucht voorkomen en waarmee geneesmiddelen kunnen reageren, zijn zuurstof, waterdamp en koolstofdioxide.
b Speeksel: pH 6 tot 7, maagzuur: pH 1, gal (bitter): pH van 6 tot 8,5 (gal die is opgeslagen in de galblaas wordt licht zuur, dus pH ca. 6, gal die rechtstreeks geproduceerd is heeft een pH van ca. 8).

3 Het begint met een zuur-basereactie, maar daarbij lost het glazuur op. Bij vergaande cariës lost ook het dentine op.

4 Het aantonen van stoffen die in een heel lage concentratie voorkomen, vergt heel specifieke en gevoelige teststrips. De prijs hiervan kan behoorlijk oplopen.
Het kan ook zijn dat de stoffen in de teststrip die nodig zijn om de stof aan te tonen, erg duur zijn. Bijvoorbeeld strips om cholesterol in het bloed vast te stellen, kosten 25 euro per tien stuks.

Paragraaf 4.2

5 Voorbeeld 1: de uitgangsstoffen (voor de pijl) zijn soda, Na_2CO_3 (s) en zoutzuur, HCl (aq). De producten (na de pijl) zijn keukenzout, NaCl (aq), water, H_2O (l) en koolstofdioxide, CO_2 (g).
Voorbeeld 2: de uitgangsstoffen (voor de pijl) zijn ethaan, C_2H_6 (g) en zuurstof, O_2 (g). De producten (na de pijl) zijn koolstofdioxide, CO_2 (g) en waterdamp, H_2O (g).

6 Voor de pijl staan de uitgangsstoffen, dus voordat de reactie is begonnen, de stoffen die je bij elkaar doet en die met elkaar gaan reageren. Na de pijl staan de producten, de nieuwe stoffen die bij reactie ontstaan.

7 Als je een index verandert, verander je de soort stof. Als je in voorbeeld 2 bij het kloppend maken van het aantal C-atomen een 2 als index bij de stof CO_2 had gezet, dus als je er C_2O_2 van gemaakt had, dan klopte het aantal C-atomen wel, maar dan had je een andere stof gemaakt. Die stof ontstaat bij deze reactie niet en komt in de natuur zelfs helemaal niet voor. Daarom mag je een reactievergelijking alleen maar kloppend maken door coëfficiënten voor de formules te zetten.

8 s = solid = vast, l = liquid = vloeibaar, g = gas en aq = aqua solution = opgelost in water.

9 a Er zijn 5 moleculen CO_2 (koolstofdioxide) en 8 moleculen SO_3 (zwaveltrioxide), daar zitten 5 C-atomen, 8 S-atomen en 34 O-atomen in.
b Er zijn 4 moleculen C_2H_6O (alcohol) en 9 moleculen $C_3H_8O_2$ (propaandiol), daar zitten samen 35 C-atomen, 96 H-atomen en 22 O-atomen in.
c Er zijn 7 moleculen HNO_3 (salpeterzuur) en 5 moleculen H_2SO_4 (zwavelzuur), daar zitten samen 17 H-atomen, 41 O-atomen, 7 N-atomen en 5 S-atomen in.
d Er zijn 4 'moleculen' Na_2CO_3 (natriumcarbonaat) en 2 'moleculen' $Mg(NO_3)_2$ (magnesiumnitraat), daar zitten samen daar 8 Na^+-ionen, 2 Mg^{2+}-ionen, 4 CO_3^{2-}-ionen en 4 NO_3^--ionen in. De 8 negatieve ionen zijn samen opgebouwd uit 4 C-atomen, 4 N-atomen en 24 O-atomen en totaal 12 elektronen te veel.
e Er zijn 3 moleculen $C_{12}H_{22}O_{11}$ (suiker) en 9 moleculen $C_6H_{12}O_6$ (glucose), daar zitten samen 90 C-atomen, 174 H-atomen en 87 O-atomen in.
f Er zijn 3 moleculen NH_3 (ammoniak) en 2 moleculen CH_5N (aminomethaan), daar zitten samen 5 N-atomen, 2 C-atomen en 19 H-atomen in.
g Er zijn 2 moleculen P_2O_5 (difosforpentoxide) en 3 moleculen P_2O_3 (difosfortrioxide), daar zitten samen 10 P-atomen en 19 O-atomen in.
h Er zijn 3 'moleculen' $Ca_3(PO_4)_2$ (calciumfosfaat) en 4 'moleculen' $Ca(NO_3)_2$ (calciumnitraat), daar zitten samen 13 Ca^{2+}-ionen, 6 PO_4^{3-}-ionen en 8 NO_3^--ionen in. De 14 negatieve ionen zijn samen opgebouwd uit 6 P-atomen, 8 N-atomen en 48 O-atomen en totaal 26 elektronen te veel.

10 Dat mag eigenlijk niet, want dit zijn zouten. Daarom staat het woord moleculen in het antwoord op vraag 9d en 9h tussen aanhalingstekens. Het zijn wel zouten in vaste toestand, dus de ionen zitten bij elkaar in een rooster.

11 a $Mg\ (s) + Cl_2\ (g) \rightarrow MgCl_2\ (s)$
b $2\ Mg\ (s) + O_2\ (g) \rightarrow 2\ MgO\ (s)$
c $2\ Na\ (s) + Cl_2\ (g) \rightarrow 2\ NaCl\ (s)$
d $4\ Na\ (s) + O_2\ (g) \rightarrow 2\ Na_2O\ (s)$
e $2\ C_2H_6\ (g) + 7\ O_2\ (g) \rightarrow 4\ CO_2\ (g) + 6\ H_2O\ (g)$
f $C_2H_6O\ (l) + 3\ O_2\ (g) \rightarrow 2\ CO_2\ (g) + 3\ H_2O\ (g)$
g $2\ C_3H_8O_3\ (l) + 7\ O_2\ (g) \rightarrow 6\ CO_2\ (g) + 8\ H_2O\ (g)$
h $2\ C_6H_6O_2\ (l) + 7\ O_2\ (g) \rightarrow 6\ CO_2\ (g) + 6\ H_2O\ (g)$

i	2 Fe (s)	+ 3 Cl$_2$ (g)	→ 2 FeCl$_3$ (s)
j	2 FeCl$_2$ (s)	+ Cl$_2$ (g)	→ 2 FeCl$_3$ (s)
k	N$_2$ (g)	+ 3 H$_2$ (g)	→ 2 NH$_3$ (g)
l	2 C$_8$H$_{18}$S (l)	+ 19 O$_2$ (g)	→ 8 CO$_2$ (g) + 2 SO$_2$ (g) + 18 H$_2$O (g)
m	Ca$_5$(PO$_4$)$_3$OH (s)	+ NaF (aq)	→ Ca$_5$(PO$_4$)$_3$F (s) + NaOH (aq)
n	3 C$_{18}$H$_{36}$O$_2$ (s)	+ 1 C$_3$H$_8$O$_3$ (l)	→ C$_{57}$H$_{110}$O$_6$ (s) + 3 H$_2$O (l)

12 Bij verbranding van een koolstofverbinding komt er na de pijl meestal CO$_2$ en H$_2$O uit.

Paragraaf 4.3

13 Oplossen is geen scheikundig proces. De bouwstenen van de stof laten elkaar los en gaan wat verder uit elkaar zitten, gedwongen door de watermantels, maar er ontstaan geen nieuwe stoffen.

14 a De bindingen tussen de moleculen van de stof (dezelfde soort moleculen), dit zijn cohesiebindingen.
b Bindingen tussen watermoleculen en de moleculen van de stof, dit zijn adhesiebindingen.
c cohesie, cohesie, zwakker, adhesie

15 a De ionbindingen tussen Na$^+$- en Cl$^-$-ionen worden verbroken.
b Bindingen tussen watermoleculen en de Na$^+$- en Cl$^-$-ionen in de watermantels rondom de ionen.
c De ionbindingen tussen Na$^+$- en Cl$^-$-ionen zijn minder sterk dan die tussen Mg^{2+}- en O^{2-}-ionen omdat de ladingen twee keer zo groot zijn. Daardoor is de binding in MgO in totaal vier keer zo sterk als in NaCl. Daarom kunnen watermoleculen NaCl wel uit elkaar halen, maar MgO niet.

16 a moleculair: C$_3$H$_8$O$_3$ (l), C$_6$H$_{12}$O$_6$ (s) en NH$_3$ (g)
ionogeen: NaAc (s), Mg(NO$_3$)$_2$ (s) en K$_2$SO$_4$ (s)

b
C$_3$H$_8$O$_3$ (s) $\xrightarrow{\text{water}}$ C$_3$H$_8$O$_3$ (aq)

C$_6$H$_{12}$O$_6$ (s) $\xrightarrow{\text{water}}$ C$_6$H$_{12}$O$_6$ (aq)

NH$_3$ (g) $\xrightarrow{\text{water}}$ NH$_3$ (aq)

c
NaAc (s) $\xrightarrow{\text{water}}$ Na$^+$ (aq) + Ac$^-$ (aq)

Mg(NO$_3$)$_2$ (s) $\xrightarrow{\text{water}}$ Mg^{2+} (aq) + 2 NO$_3^-$ (aq)

K$_2$SO$_4$ (s) $\xrightarrow{\text{water}}$ 2 K$^+$ (aq) + SO$_4^{2-}$ (aq)

d Als je dat doet, klopt de reactievergelijking niet meer. Daarom is het water verwerkt in de aanduiding (aq).
e In de gegeven volgorde: natriumacetaat, magnesiumnitraat, glycerol, glucose, ammoniak, kaliumsulfaat.

17 a	Na$^+$ (aq)	+ Cl$^-$ (aq)	→ NaCl (s)
b	2 Al^{3+} (aq)	+ 3 SO$_4^{2-}$ (aq)	→ Al$_2$(SO$_4$)$_3$ (s)
c	C$_6$H$_{12}$O$_6$ (aq)		→ C$_6$H$_{12}$O$_6$ (s)
d	Fe^{2+} (aq)	+ 2 NO$_3^-$ (aq)	→ Fe(NO$_3$)$_2$ (s)

18 a	3 KOH (aq)	+ Fe(NO$_3$)$_3$ (aq)	→ 3 KNO$_3$ (aq) + Fe(OH)$_3$ (s)
b	PbAc$_2$ (aq)	+ 2 NH$_4$Br (aq)	→ PbBr$_2$ (s) + 2 NH$_4$Ac (aq)
c	Cu(NO$_3$)$_2$ (aq)	+ K$_2$CO$_3$ (aq)	→ CaCO$_3$ (s) + 2 KNO$_3$ (aq)
d	3 FeSO$_4$ (aq)	+ 2 Na$_3$PO$_4$ (aq)	→ 3 Na$_2$SO$_4$ (aq) + Fe$_3$(PO$_4$)$_2$ (s)

19 a ijzer(III)hydroxide of ferrihydroxide, $Fe(OH)_3$ (s)
b lood(II)bromide, $PbBr_2$ (s)
c calciumcarbonaat, $CaCO_3$ (s)
d ijzer(II)fosfaat of ferrofosfaat, $Fe_3(PO_4)_2$ (s)

20 Er treedt geen neerslagreactie op bij a en f.
b $PbAc_2$ (aq)   + 2 NaCl (aq)   → $PbCl_2$ (s)   + 2 NaAc (aq)
c $Fe(NO_3)_2$ (aq) + 2 NaOH (aq)   → $Fe(OH)_2$ (s)   + 2 $NaNO_3$ (aq)
d 3 $(NH_4)_2S$ (aq) + 2 $Fe(NO_3)_3$ (aq) → 6 NH_4NO_3 (aq) + Fe_2S_3 (s)
e $Pb(NO_3)_2$ (aq) + Li_2CO_3 (aq)   → $PbCO_3$ (s)   + 2 $LiNO_3$ (aq)

21 Als je een oplossing indampt of droogdampt, is neerslagvorming een natuurkundig proces. Als je twee verschillende oplossingen met elkaar mengt en er ontstaat dan een neerslag, dan is het een scheikundig proces.

22 calciumsulfaat, bariumsulfaat en lood(II)sulfaat

23 a Als de ionen een kleine lading hebben, zoals 1+ of 1– (eenwaardige ionen), zijn de ionbindingen het minst sterk. Watermoleculen kunnen deze relatief zwakke ionbindingen dus makkelijk openbreken en watermantels om de ionen vormen.
b AgCl, HgBr en AgI

24 Slecht oplosbaar wil zeggen dat de stof een heel klein beetje oplost, onoplosbaar betekent dat het helemaal niet oplost. Onoplosbare stoffen bestaan niet.

25 a $CaSO_4$-'moleculen' (stukjes ionenrooster met daarin calcium- en sulfaationen aan elkaar vast), Ca^{2+}(aq)-ionen (calciumionen met een watermantel), SO_4^{2-}(aq)-ionen (sulfaationen met een watermantel) en watermoleculen.
b Je hebt een redelijk gevoelige test nodig, want er zijn maar weinig Ca^{2+}(aq)-ionen.

26 Slecht, want calcium- en fosfaatzouten zijn slecht oplosbaar. De ladingen van beide ionen zijn ook groot, zodat de ionbindingen sterk zijn.

27 In een organisch zout is ten minste één van de twee ionen afkomstig van een koolstofverbinding.
Voorbeelden zijn natriumpalmitaat, fenobarbitalnatrium, benzalkoniumchloride, ferrogluconaat, enzovoort.

28 In een anorganisch zout zijn beide ionen anorganisch. Voorbeelden zijn NaCl, MgO, $CaSO_4$, enzovoort.

29 a Een kation is een positief geladen ion.
b Een anion is een negatief geladen ion.

30 a Bijvoorbeeld natriumpalmitaat ($C_{15}H_{31}COONa$).
b Bijvoorbeeld benzalkoniumchloride ($C_{17}H_{30}NCl$).

31 Het kation is benzalkonium. Het anion is tartraat (iets wat op -aat eindigt, is vrijwel altijd een negatief ion).

32 Een stof is hydrofiel als er ladingen in voorkomen (dus als de stof is opgebouwd uit ionen) en als er voor elke 3 C-atomen ten minste 1 OH-groep of 1 COOH-groep aanwezig is.

33 Een stof is lipofiel als er geen lading aanwezig is. Koolstofverbindingen met veel C-atomen en weinig OH- of COOH-groepen zijn lipofiel.

34 Gluconaat is hydrofiel, het is een negatief geladen ion met 6 C-atomen, 5 OH-groepen en 1 COO$^-$-groep.

35 Organische ionen met veel C-atomen en weinig OH-, COOH- en/of COO$^-$-groepen zijn slecht oplosbaar in water. Heel grote organische ionen zijn sowieso slecht oplosbaar.
Organische ionen met per 3 C-atomen een OH- of COOH-groep zijn goed oplosbaar in water.

36 Gluconaat is 1–, calcium is 2+. De verhouding wordt dus Ca^{2+} : Gluc$^-$ = 1 : 2.

37 Bij hogere temperatuur lost er meer op in dezelfde hoeveelheid oplosmiddel en het oplossen gaat sneller.

38 a Vast natriumchloride splitst in water in ionen; NaCl (s) → Na$^+$ (aq) + Cl$^-$ (aq).
b Vast calciumnitraat splitst in water in ionen; Ca(NO$_3$)$_2$ (s) → Ca^{2+} (aq) + 2 NO$_3^-$ (aq).
c Vast ammoniumbromide splitst in water in ionen; NH$_4$Br (s) → NH$_4^+$ (aq) + Br$^-$ (aq).
d Vast ijzer(II)sulfaat splitst in water in ionen; FeSO$_4$ (s) → Fe^{2+} (aq) + SO$_4^{2-}$ (aq).
e Vast natriumstearaat splitst in water in ionen; C$_{17}$H$_{35}$COONa (s) → Na$^+$ (aq) + C$_{17}$H$_{35}$COO$^-$ (aq).
f Zilverjodide lost slecht op in water, er treedt een evenwichtsreactie op:

AgI (s) ⇌ Ag$^+$ (aq) + I$^-$ (aq)

39 De ladingen van het calciumion en het sulfaation zijn allebei 2, terwijl die van gluconaat maar 1 is. De bindingskracht in calciumsulfaat is daardoor twee keer zo groot als de bindingskracht in calciumgluconaat.

40 a geen neerslag
b wel een neerslag: calciumsulfaat CaSO$_4$ (s)
c geen neerslag
d wel een neerslag: calciumpalmitaat (C$_{15}$H$_{31}$COO)$_2$Ca (s)

41 a NaCl (aq) + AgNO$_3$ (s) → NaNO$_3$ (aq) + AgCl (s)
b CaCl$_2$ (aq) + Na$_2$SO$_4$ (aq) → 2 NaCl (aq) + CaSO$_4$ (s)
c Na$_2$CO$_3$ (aq) + Fe(NO$_3$)$_2$ (aq) → FeCO$_3$ (s) + 2 NaNO$_3$ (aq)

42 a Anionen: salicylaat, chloride, nitraat, sulfaat (de naam van een anion eindigt meestal op -ide of op -aat).
b Kationen: natrium, codeïnehydro, benzalkonium en amfetamine.
c Natriumsalicylaat is goed oplosbaar (een natriumzout), van de andere drie moet je het opzoeken, bijvoorbeeld in de Martindale of Farmacopee of op internet. Codeïne-hydrochloride is goed oplosbaar, benzalkoniumnitraat is slecht oplosbaar, amfeta-minesulfaat is redelijk goed oplosbaar.

43 a Bijvoorbeeld benzalkoniumnitraat, benzalkoniumchloride, amfetaminesulfaat, codeïnehydrochloride.
b Bijvoorbeeld natriumpalmitaat, ferrogluconaat, natriumlaurylsulfaat.

c Bijvoorbeeld natriumchloride, magnesiumoxide, calciumfosfaat, kaliumpermanganaat.
d Bijvoorbeeld benzalkoniumgluconaat, pilocarpinetartraat, neomycinepalmitaat.

44

$$\begin{array}{c} H\ H\ H\ H\ H \\ |\ |\ |\ |\ | \\ H-C-C-C-C-C-C-O^- \\ |\ |\ |\ |\ |\ \| \\ O\ O\ O\ O\ O\ O \\ |\ |\ |\ |\ | \\ H\ H\ H\ H\ H \end{array}$$

45

$$\begin{array}{ccc} H\ H\ H & H\ H\ H & H\ H\ H\ H \\ |\ |\ | & |\ |\ | & |\ |\ |\ | \\ H-C=C-C-O-H & H-C-C-C-C-O-H & H-C-C-C=C-C=C-H \\ |\ & |\ \|\ |\ \| & |\ |\ \ \ |\ | \\ H & H\ O\ H\ O & H\ H\ \ \ H\ H \end{array}$$

46 Calciumstearaat, calciumsalicylaat en calciumcitraat zijn slecht oplosbaar. Alle drie de anionen zijn namelijk overwegend lipofiel en van citraat is de lading ook nog eens hoog.
Alleen calciumgluconaat lost een beetje op in water omdat gluconaat hydrofiel is. Maar ook dit gaat niet geweldig omdat alle organische anionen zich snel hechten aan calcium.

47 a De COO^--groep, afkomstig van een carboxygroep of zuurgroep (COOH).
b De zuurgroep COOH staat een H^+-ion af. $R–COOH \rightarrow R–COO^- + H^+$. (De letter R staat hier voor de rest van het molecuul, R = restgroep.)

Paragraaf 4.4

48 Een zuur is een stof die H^+ af kan staan, een base is een stof die H^+ op kan nemen.

49 Hydronium is een watermolecuul dat een H^+ heeft opgenomen. De formule is: H_3O^+.

50 Water is in staat om H^+ af te staan, maar ook om H^+ op te nemen.

51 Bij een zuur-basereactie vindt overdracht van H^+ plaats. Een zuur-basereactie is een reactie waarbij een zuur H^+ afstaat aan een base die de H^+ opneemt.

52 Doordat water kan optreden als doorgeefluik van H^+-ionen. Bovendien kan water zelf ook reageren als een zuur (H^+ afstaan) of als een base (H^+ opnemen).

53 Bij elke zuur-basereacties ontstaat er als product een zout.

54 H_2SO_4 wil twee H^+-ionen weggeven, maar 1 OH^- neemt er maar één op. Daarom zijn er twee OH^--ionen nodig en dus 2 NaOH bij 1 H_2SO_4.

55 Bijvoorbeeld azijnzuur (HAc of CH_3COOH), zwavelzuur (H_2SO_4), salpeterzuur (HNO_3), zoutzuur (= waterstofchloride opgelost in water, HCl (aq)).

56 Bijvoorbeeld natriumhydroxide (NaOH), calciumoxide (ongebluste kalk, CaO), ammoniak (NH_3), kaliumcarbonaat (K_2CO_3).

57 ammoniak = NH_3 (g), ammonia = NH_3 (aq), dus ammoniak opgelost in water, ammonium = NH_4^+, een ion.

58 Een sterk zuur geeft in water direct al zijn H^+ af (aan watermoleculen, hierbij ontstaan hydroniumionen). Voorbeelden: zwavelzuur, salpeterzuur, zoutzuur. Een zwak zuur geeft zijn H^+ maar voor een deel af, er blijft nog een deel van de H^+ vastzitten in het zuurmolecuul. Voorbeelden: azijnzuur, boterzuur en citroenzuur.

59 a Een zuurrestion ontstaat als een zuurmolecuul een H^+ heeft afgegeven. Voorbeelden zijn Cl^-, HCO_3^- en SO_4^{2-}.
b Bijvoorbeeld fosfaat (PO_4^{3-}), carbonaat (CO_3^{2-}), palmitaat ($C_{15}H_{31}COO^-$) en acetaat (Ac^- of CH_3COO^-).
c Bijvoorbeeld natriumfosfaat (Na_3PO_4), calciumcarbonaat ($CaCO_3$), kaliumpalmitaat ($C_{15}H_{31}COOK$) en magnesiumacetaat ($MgAc_2$).
d Bijvoorbeeld natriumsulfaat (Na_2SO_4) en natriumchloride (NaCl).

60 Een zwak zuur wil niet zomaar al zijn H^+ weggeven. Dit betekent dat het zuurrestion van een zwak zuur en H^+ elkaar behoorlijk aantrekken en vasthouden. Een zuurrestion van een zwak zuur wil dus graag H^+ opnemen. Dit laatste is de definitie van een base, dus een zuurrestion van een zwak zuur is een base.

61 a In een bruistablet is vast zuur, vaak citroenzuur, aanwezig en een carbonaatzout. Bij oplossen in water geeft citroenzuur H^+ af aan het carbonaat, dat wordt omgezet in koolzuur. Koolzuur valt uit elkaar in kooldioxidegas en water. Het kooldioxidegas borrelt uit de oplossing en zorgt daarbij voor extra beweging (een soort roeren).
b In de vaste toestand vindt er geen overdracht van H^+ plaats, dat gebeurt pas in water als de stoffen oplossen.

62 a 2 HCl (aq) + 1 $Ca(OH)_2$ (aq) → 1 $CaCl_2$ (aq) + 2 H_2O (l)
b 2 HNO_3 (aq) + 1 MgO (s) → 1 $Mg(NO_3)_2$ (aq) + 1 H_2O (l)
c 1 H_2SO_4 (aq) + 2 NH_3 (aq) → 1 $(NH_4)_2SO_4$ (aq)
d 2 HNO_3 (aq) + 1 $PbAc_2$ (aq) → 1 $Pb(NO_3)_2$ (aq) + 2 HAc (aq)
Opmerking: normaal gesproken laat je een 1 als coëfficiënt weg.

63 a 2 HBr (aq) + 1 $Ba(OH)_2$ (aq) → 1 $BaBr_2$ (aq) + 1 H_2O (l)
b 2 HNO_3 (aq) + 1 $CaCO_3$ (s) → 1 $Ca(NO_3)_2$ (aq) + 1 CO_2 (g) + 1 H_2O (l)
c 3 HI (aq) + 1 Na_3PO_4 (aq) → 3 NaI (aq) + 1 H_3PO_4 (aq)
d 3 H_2SO_4 (aq) + 2 $AlAc_3$ (aq) → 1 $Al_2(SO_4)_3$ (aq) + 6 HAc (aq)
Opmerking: normaal gesproken laat je een 1 als coëfficiënt weg.

64 62a: type 1, zuur + hydroxide
62b: type 2, zuur + metaaloxide
62c: type 3, zuur + ammoniak
62d: type 4, sterk zuur + zout met zuurrestion van een zwak zuur
63a: type 1, zuur + hydroxide
63b: type 4, sterk zuur + zout met zuurrestion van een zwak zuur
63c: type 4, sterk zuur + zout met zuurrestion van een zwak zuur
63d: type 4, sterk zuur + zout met zuurrestion van een zwak zuur

65 De zuurgroep geeft in basisch milieu een H^+ af, dan blijft er COO^- over.

66 De R stelt de rest van het molecuul voor, de R staat voor restgroep.

67 a Een aminegroep is een N-atoom met daaraan 1, 2 of 3 koolstofketens i.p.v. H-atomen.

b Als een aminegroep in zuur milieu komt, kan de N nog een H^+ opnemen, daarbij wordt het totaal positief geladen.
c Voorbeelden: atropine, lidocaïne, pilocarpine, amfetamine, codeïne, morfine, enzovoort.

68 Om de oplosbaarheid van de stof in water te verbeteren. Ionen lossen in het algemeen beter dan moleculen op in water.

69 Stabiliteitsrisico wil zeggen dat de stof aangetast kan worden en daardoor bijvoorbeeld kan neerslaan, onwerkbaar worden en dergelijke.
Onverenigbaar betekent dat twee stoffen niet met elkaar in contact mogen komen, omdat anders de stabiliteit van de stof of het mengsel vermindert.

70 Stearaationen zijn oplosbaar in waterig milieu vanwege hun negatieve lading. Een zuur (H^+) dekt deze lading af, waardoor het stearinezuur ontstaat. Stearinezuur slaat neer omdat het slecht oplosbaar is in water.

71 Amfetaminesulfaat is een zout met een organisch kation, een ammoniumzout. In zuur milieu (pH minder dan 7) zijn ammoniumzouten stabiel, bij pH van meer dan 7 geven ze een H^+ af en veranderen ze in een moleculaire stof. In het geval van amfetamine is dat een koolstofverbinding die lipofiel en dus slecht in water oplosbaar is.

72 Basisch: a, b, e, k, l, o.
Zuur: c, d, h, i, j, n.
Geen van beide: f, g, m, p.

73 Slecht oplosbaar: a, h, i.
Goed oplosbaar: b, c, d, e, f, g, j, k, l, m, n, o, p.

74 Ionogeen: a, e, f, k, l, n, o, p.
Moleculair: b, c, d, g, h, i, j, m.

75 Bij c is er 1 COOH-groep op totaal 2 C-atomen, dus de stof is hydrofiel.
Bij h en i is er minder dan 1 COOH-groep per 3 C-atomen. Bovendien hebben de stoffen geen lading, dus zijn ze lipofiel.

76 Als er een zout is gevormd en/of als de pH in de richting van 7 is gegaan.

77 a water
b Water kan zelf H^+ opnemen of afstaan en water treedt op als doorgeefluik van H^+-ionen.

78 a geen zuur-basereactie, want dit zijn twee basische stoffen
b wel een zuur-basereactie, tussen een zuur en een hydroxide
c wel een zuur-basereactie, tussen een zuur en een hydroxide
d wel een zuur-basereactie, tussen een sterk zuur en het zuurrestion van een zwak zuur
e wel een zuur-basereactie, tussen een zuur en een metaaloxide
f wel een zuur-basereactie, tussen een zuur en een hydroxide

79 a zuur-basereactie: HCl is het zuur, MgO is de base
b zuur-basereactie: $C_{17}H_{35}COOH$ is het zuur, NaOH is de base
c geen zuur-basereactie, wel een neerslagreactie, want H_2SO_4 is wel een zuur maar $CaCl_2$ is geen base

d zuur-basereactie: Na_2CO_3 is de base en HNO_3 is het zuur

80 Het gas is koolstofdioxide ofwel koolzuurgas.

81 a Beide stoffen lossen niet goed op in water, want er zijn te veel C-atomen en te weinig O- of N-atomen.
b De tweede stof, een amine (base), lost beter op in een zuur milieu. Er ontstaat $(CH_3)(C_2H_5)(C_3H_7)N^+-H$.
c De eerste stof, een zuur, lost beter op in een basisch milieu. Er ontstaat $C_4H_9COO^-$.
d

```
   H H H H                H H      H H H
   | | | |                | |      | | |
H—C—C—C—C—C=O         H—C—C—N—C—C—C—H
   | | | |                | |    | | | |
   H H H H O              H H    | H H H
           |                   H—C—H
           H                     |
                                 H
```

82 Als de pH daalt, komen er H^+-ionen in de oplossing, deze hechten zich aan het negatief geladen zuurrestion van een zwak zuur (een base), dat zijn lading verliest en dus niet meer als O/W-emulgator kan dienen, want het molecuul is lipofiel geworden.

83 Natriumstearaat splitst in water in ionen, het stearaat is dus als negatief geladen ion in de oplossing aanwezig. Het geladen deel van het stearaat overheerst de koolstofketen, het is dus een O/W-emulgator.
Calciumstearaat daarentegen is slecht oplosbaar en het stearaat blijft gebonden aan de calciumionen waardoor de lading afgedekt is. Daardoor overheerst in calciumstearaat de lipofiele koolstofketen het hydrofiele deel van het stearaat (de $(COO)_2Ca$-groep), dus is het nu een W/O-emulgator.

Paragraaf 4.5

84 Zuurstof is de oxidator en ijzer is de reductor.

85 Een oxidator is een stof die elektronen wil opnemen. Een reductor is een stof die elektronen wil afstaan.

86 Een oxidatiereactie is de reactie van een stof met een oxidator. De stof is dan de reductor.

87 Een stof die wordt geoxideerd, reageert op dat moment met een oxidator. De stof die wordt geoxideerd, is de reductor.

88 Er kunnen reacties optreden met werkzame stoffen, waardoor die hun werking verliezen. Er kunnen ook producten ontstaan die giftig zijn.
Als er bacteriën aanwezig zijn, kunnen die in aanwezigheid van zuurstof voor bederf zorgen, hetzij doordat ze de aanwezige stoffen aantasten, hetzij doordat ze giftige stoffen uitscheiden.

89 De bekendste oxidator is natuurlijk zuurstof. Verder: chloor, chloorbleekloog en waterstofperoxide.

90 Zorgen dat er geen lucht (dus zuurstof) bij de producten kan, bijvoorbeeld door vacuüm te verpakken, onder stikstof te verpakken of verpakkingen helemaal te vullen. Dit is het meest effectief.

Een tweede maatregel is donker verpakkingsmateriaal gebruiken (bijv. bruine flessen, folie) om te voorkomen dat er licht bij het product komt. Licht bevordert namelijk het optreden van oxidatiereacties.
Een derde maatregel is het toevoegen van antioxidanten. Die reageren met de zuurstof zodat dat niet met de werkzame stoffen gaat reageren. Deze maatregel is het minst effectief, want hierbij komt er dus toch zuurstof in contact met de stoffen. Soms kan dat echter niet anders, vooral bij hersluitbare verpakkingen en bij producten die niet in één keer op gaan.

91 De antioxidant reageert zelf sneller met zuurstof dan het product. Dit doen bijvoorbeeld ascorbinezuur, citroenzuur en suiker.
Een antioxidant kan ook het product beschermen door het in te kapselen, zodat er geen zuurstof meer bij kan. Dit doet bijvoorbeeld EDTA (edetaat).

92 Ascorbinezuur is een reductor.

93 Een zuurstofmolecuul bevat 2 O-atomen. Elk O-atoom wil 2 elektronen opnemen, dus totaal zijn er 4 elektronen nodig. Ferro (Fe^{2+}) levert 1 elektron als het omgezet wordt in ferri (Fe^{3+}) en daarom zijn er 4 ferro-ionen nodig.

94 Die heet reductie.

95 Onedele metalen zoals ijzer, magnesium, zink, antioxidanten zoals ascorbinezuur, citroenzuur, oxaalzuur en suiker.

96 a Aluminum is de reductor, het geeft elektronen weg.
b Er ontstaat dan waterstofgas: $2\ H^+$ (aq) + 2 elektronen → H_2 (g).

Paragraaf 4.6

97

98 Er zitten 8 C-atomen in een molecuul methylparabeen aanwezig: 6 in de benzeenring (elk hoekpunt is 1 C) en 2 in de estergroep aan de bovenkant.

99 Aan de benzeenring in methylparabeen zitten 4 H-atomen, 2 andere hoekpunten hebben al een andere zijgroep. (In elke zijgroep zit ook 1 H-atoom.) De molecuulformule van methylparabeen is $C_8H_8O_3$.

100 Hydrolyse betekent ontleden onder invloed van water.

101 Een estergroep, een ethergroep en een amide- of peptidegroep.

102 Een functionele of karakteristieke groep is een groepje atomen in een molecuul dat bepalend is voor de eigenschappen (functies) van het molecuul. Het groepje atomen zit altijd op dezelfde manier in elkaar.

103 Hydrolyse verloopt veel sneller in de aanwezigheid van H^+- of OH^--ionen.

104 De geneesmiddelen zijn dan luchtdicht en vochtdicht verpakt, tijdens het bewaren kunnen zuurstof of waterdamp van buitenaf geen nadelige invloed hebben.

105 a C_6H_6
b Een lipofiele stof, er zijn alleen maar C- en H-atomen.
c Methylparabeen is hydrofiel vanwege de aanwezigheid van de OH-groep aan de ene kant van de benzeenring en de dubbel gebonden O aan de andere kant. Een O in een ester- en ethergroep mag je nooit meetellen bij de verhouding tussen het aantal C- en O-atomen om te bepalen of een molecuul hydrofiel of lipofiel is.

106 Zie tekening bij antwoord 109.

107 Zie tekening bij antwoord 109.

108 Acetylsalicylzuur valt uiteen in twee producten, er is één estergroep die breekt. Hiervoor is 1 H_2O nodig.
Paracetamol breekt ook in twee stukken, er is één peptidegroep die breekt. Hiervoor is 1 H_2O nodig.
De getekende PEG valt uiteen in drie producten, er zijn twee ethergroepen die breken. Hiervoor is 2 H_2O nodig.
Methoxyfantasiaatamide valt uiteen in vier stukken, er zijn drie groepen die breken bij hydrolyse. Hiervoor is 3 H_2O nodig.

109

Paragraaf 4.7

110 Moleculen die een zuurgroep bevatten, kun je omzetten in een zout door er een base aan toe te voegen.
Moleculen met een aminogroep kun je omzetten in een zout door er een zuur aan toe te voegen.

111 In de zoutvorm zijn er ladingen aanwezig, in de molecuulvorm niet. Ladingen zijn hydrofiel.

112 a De huid is lipofiel.
b Die kunnen het beste ook lipofiel zijn.

113 De hydrofiele groep kan worden afgedekt met een lipofiele koolstofketen door middel van een reactie.

114 Bij een condensatiereactie koppelen twee moleculen zich aan elkaar onder afgifte van een klein bijproduct, meestal water.

115 De hydroxygroep (C–OH), de zuurgroep (COOH) en de aminogroep (C–NH$_2$).

116

ether C–O–C, ester C–O–C en peptide (of amide) C–N–C
met dubbele binding O onder tweede C; bij peptide H onder N en =O onder laatste C

117 hydrolyse

118 $C_6H_{12}O_6$

119 Het zijn polaire stoffen omdat er veel OH-groepen in de moleculen zitten.

120 a Tweemaal $C_6H_{12}O_6$ zou eigenlijk moeten opleveren: $C_{12}H_{24}O_{12}$.
b De werkelijke formule is $C_{12}H_{22}O_{11}$, dat scheelt precies 2 H- en 1 O-atoom. Die vormen samen H_2O, het product dat vrijkomt bij de condensatiereactie tussen twee monosacharidemoleculen.

121 a Een condensatiereactie of polycondensatiereactie.
b $C_6H_{12}O_6$ (s) + $C_6H_{12}O_6$ (s) → $C_{12}H_{22}O_{11}$ (s) + H_2O (l)

122 Ja, alle stoffen die met een condensatiereactie gemaakt zijn, kunnen met een hydrolysereactie afgebroken worden.

123 proteïne of polypeptide

124 Een eiwit is opgebouwd uit aminozuren, die zich door middel van condensatiereacties aan elkaar koppelen.

125 Dat zijn aminozuren die ons lichaam niet zelf kan maken, die moeten dus via ons voedsel in het lichaam komen.

126 twintig verschillende aminozuren

127 Vijf peptidebindingen, want elk streepje tussen de drieletterige afkortingen van aminozuren stelt een peptidebinding voor.

128 Een vet is opgebouwd uit glycerol en drie vetzuren.

129 a In glycerol zit aan elk C-atoom een OH-groep.
b In een vet zitten zeer veel C-atomen (ongeveer 60) en maar 6 O-atomen. De O-atomen zijn bovendien helemaal ingesloten tussen lange C-ketens, dus hun hydrofiele invloed is minimaal.

130 een condensatiereactie

131 a Er ontstaan vier moleculen: één molecuul vet (glyceryltristearaat) en drie moleculen water.
b $C_{57}H_{110}O_6$ (s)

132 a C₅₁H₉₈O₆ (s) (De structuurformule staat hieronder.)
b

```
   O                          O
   ‖                          ‖
C-O-C-C₁₅H₃₁           C-O-C-C₁₇H₃₅           C-OH
|                      |                      |
|   O                  |                      |   O
|   ‖                  |                      |   ‖
C-O-C-C₁₅H₃₁           C-OH           of      C-O-C-C₁₇H₃₅
|                      |                      |
|   O                  |                      |
|   ‖                  |                      |
C-O-C-C₁₅H₃₁           C-OH                   C-OH

a glyceryltripalmitaat   b glycerylmonostearaat   c glycerylmonostearaat
```

c Glyceryltristearaat is lipofieler omdat hierin alle OH-groepen zijn afgedekt.

133 a Acetylsalicylzuur is hydrofiel, want er zijn 3 O-atomen op 9 C-atomen (de O tussen de 2 C's in de estergroep telt niet mee).
Paracetamol is lipofiel: er zijn 2 O-atomen op 8 C-atomen.
De getekende PEG is hydrofiel: er zijn 2 OH-groepen op 6 C-atomen (de O's in de ethergroep tellen niet mee).
Methoxyfantasiaatamide is lipofiel: er zijn 2 O-atomen op 8 C-atomen.
b Acetylsalicylzuur (de OH in de zuurgroep), paracetamol en PEG.

134 a Hydrocortison is hydrofiel vanwege de aanwezige OH-groep. De huid is lipofiel en daarom wordt hydrocortison zo niet opgenomen.
b Door omzetting in hydrocortisonacetaat wordt de stof lipofieler en is die te verwerken in een crème of zalf.

135 Zetmeelmoleculen zijn te groot en te zwaar om in water een homogeen mengsel te vormen. Zetmeel trekt wel water aan, het is een hydrofiele stof, maar lost slecht op.

136
a H₂N-CH-COOH
       |
       CH₂-OH

b Serine is een hydrofiele stof, want aan elk C-atoom zit een polaire groep.

137 a twee aminozuren aan elkaar vast, bijvoorbeeld Ala – Gly
b drie aminozuren aan elkaar vast, bijvoorbeeld Ala – Gly – Ser
c heel veel aminozuren aan elkaar vast

138 Als zich zes aminozuren aan elkaar koppelen, ontstaan er vijf peptidebindingen en dus ook vijf watermoleculen.

139
```
    H
    |
H-C-O-H
    |
    |
H-C-O-H
    |
    |
H-C-O-H
    |
    H
glycerol met alle H's
```

140

$$\begin{array}{c} \text{H} \quad \text{O} \\ | \quad \parallel \\ \text{H--C--O--C--C}_{17}\text{H}_{35} \\ | \\ \text{H--C--O--C--C}_{17}\text{H}_{35} \\ \parallel \\ \text{O} \\ | \\ \text{H--C--O--C--C}_{17}\text{H}_{35} \\ \parallel \\ \text{O} \\ | \\ \text{H} \end{array}$$

glyceryltristearaat met alle H's

141 De stof moet een hydroxygroep, een zuurgroep of een aminogroep bevatten.

Paragraaf 4.8

142 a Een homopolymeer is opgebouwd uit allemaal dezelfde moleculen, er is maar één soort monomeer.
b Een copolymeer is opgebouwd uit twee of meer soorten monomeer.

143 Het monomeer moet ten minste één dubbele binding in het molecuul hebben.

144

$$\begin{array}{c} \text{C--C--C--C--C--C--C--C} \\ | \quad | \quad | \quad | \\ \text{C} \quad \text{C} \quad \text{C} \quad \text{C} \end{array}$$

145 a De initiator is de stof die de eerste dubbele bindingen openbreekt en de reactie laat beginnen.
b Door het monomeermengsel te verwarmen of door het monomeermengsel te beschijnen met fel licht (blauw of uv-licht).
c terminator

146 Een radicaal is een molecuul met één of meer ongepaarde (enkele) elektronen.

147 Een dimeer bestaat uit twee monomeren aan elkaar, een trimeer uit drie, een tetrameer uit vier, een pentameer uit vijf, enzovoort.

148 Bij chemisch uithardend composiet begint de polymerisatiereactie op het moment dat je de stoffen bij elkaar doet, dus vanaf het moment van mengen wordt het polymeer snel hard en dan kun je het niet meer verwerken.

149 a Chemisch uithardend composiet wordt door en door hard, de harding vindt door het hele mengsel plaats.
b Bij uitharding met licht heb je alle tijd om het mengsel aan te brengen, het gaat pas uitharden als je de lamp er op laat schijnen.

150 a Polymerisatiekrimp betekent dat het polymeer tijdens het uitharden krimpt.
b Het komt voor bij composiet. Een gevaar is dat er lekkage op de randen van de vulling optreedt.
c Nee, glasionomeercement hardt uit doordat er een zuur-basereactie optreedt, niet door polymerisatie. In glasionomeercement is wel een polymeer verwerkt, maar dat is bij de productie al gekrompen.

151 a Ze zijn alle vier geschikt als monomeer voor polycondensatie, want ze bevatten allemaal minstens twee daarvoor benodigde functionele groepen.
b HO–C–C–O–C–C–O–C–C–O–C–C–O–C–C–OH
c Melkzuur bevat een zuurgroep en een hydroxygroep, er ontstaat dus een polyester.
d In wijnsteenzuur zitten twee COOH- en twee OH-groepen. Er kunnen dus polymeren ontstaan doordat er telkens OH-groepen aan elkaar koppelen, dan ontstaan polyethers. Er kunnen ook telkens een OH-groep en een COOH-groep condenseren, dan ontstaan polyesters. (Het is ook mogelijk dat er twee COOH-groepen met elkaar condenseren, dan ontstaan zogenaamde anhydriden, maar die zijn niet besproken.)

152 a Een cross-link ontstaat als OH-groepen of OH- en COOH-groepen uit twee ketens met elkaar gaan reageren, daarbij ontstaan dan dwarsverbindingen tussen twee polymeerketens.
b De polymeerketens hechten zich aan elkaar, het polymeer wordt daardoor compacter en steviger.
c Het polymeer wordt daardoor lipofieler (minder hydrofiel), want door cross-links worden hydrofiele OH- en COOH-groepen vervangen door lipofiele ether- en estergroepen.

153 Nee, bij de vorming van een vet worden maximaal vier moleculen aan elkaar gekoppeld, dan stopt het proces. Dit komt doordat de vetzuren maar één COOH-groep bevatten, na het koppelen aan glycerol kunnen ze niet verder reageren.

Gemengde vragen en opdrachten hoofdstuk 4

1 a $2\ C_8H_{18}S\ (l)\quad +\ 27\ O_2\ (g)\quad \rightarrow\ 16\ CO_2\ (g)\ +\ 2\ SO_2\ (g)\ +\ 18\ H_2O\ (g)$
koolstofverbinding, element, verbranding dus een redoxreactie
b $MgO\ (s)\quad +\ 2\ HNO_3\ (l)\quad \rightarrow\ Mg(NO_3)_2\ (aq)\ +\ H_2O\ (l)$
zout en base, zuur, zuur-basereactie
c $2\ FeCl_2\ (s)\quad +\ Cl_2\ (g)\quad \rightarrow\ 2\ FeCl_3\ (s)$
zout, element, redoxreactie
d $3\ Ca(NO_3)_2\ (aq)\ +\ 2\ Na_3PO_4\ (aq)\ \rightarrow\ 6\ NaNO_3\ (aq)\ +\ Ca_3(PO_4)_2\ (s)$
zout, zout, neerslagreactie
e $C_2H_5OH\ (l)\quad +\ CH_3COOH\ (l)\quad \rightarrow\ CH_3–COO–C_2H_5\ (l)\ +\ H_2O\ (l)$
koolstofverbinding (alkanol), koolstofverbinding (zuur), condensatie- of verbindingsreactie
f $5\ C_2H_4(OH)_2\ (l)\ \rightarrow\ HO–C–C–O–C–C–O–C–C–O–C–C–O–C–C–OH\ (l)\ +\ 4\ H_2O\ (l)$
koolstofverbinding (alkanol), condensatiereactie
g $CaCO_3\ (s)\quad +\ 2\ HCl\ (aq)\quad \rightarrow\ CaCl_2\ (aq)\ +\ CO_2\ (g)\ +\ H_2O\ (l)$
zout en base, zuur, zuur-basereactie plus ontledingsreactie (van koolzuur)
h $C_6H_5–O–CH_2–CH_3\ (l)\ +\ H_2O\ (l)\quad \rightarrow\ C_6H_5–OH\ (l)\quad +\ HO–CH_2\ CH_3\ (l)$
koolstofverbinding (ether), zuur en/of base, ontledingsreactie of hydrolyse

2 Bij een aflopende reactie worden alle uitgangsstoffen omgezet in producten. Aan het eind zijn er dus geen uitgangsstoffen en veel producten.
Bij een evenwichtsreactie ontstaat maar een beetje product, dat bovendien ook weer terug reageert en omgezet wordt in uitgangsstoffen. Aan het eind zijn er zowel uitgangsstoffen als producten aanwezig.

3 Nee, de neerslagvorming die optreedt bij indampen of droogdampen is een natuurkundig proces omdat er dan geen nieuwe stoffen ontstaan. Als er bij het mengen van twee oplossingen een neerslag ontstaat, is het wel een scheikundig proces.

4 a Bijvoorbeeld NaNO$_3$ (s), natriumnitraat of elk ander zout met een metaalion en een niet-metaalion.
b Bijvoorbeeld C$_{17}$H$_{30}$NCl (s), benzalkoniumchloride, of atropinesulfaat, codeïnehydrochloride, enzovoort.
c Bijvoorbeeld C$_{17}$H$_{35}$COONa (s), natriumstearaat, of natriumacetaat, natriumpalmitaat, enzovoort.
d Organische zouten bevatten koolstofverbindingen en koolstofketens maken een stof lipofiel.

5 a Een quarternaire ammoniumverbinding bevat een N-atoom met daaraan vier koolstofketens. Benzalkonium is een voorbeeld, cetrimonium ook.
b Nee, in de normale ammoniumzouten is er maar één H aan de N gekoppeld en die kan er door een base afgehaald worden waardoor de lading verdwijnt. Bij quarternaire ammoniumverbindingen is er een H meer aan de N gekoppeld. Die kan een base er niet afhalen en daarom blijft de lading aanwezig.
c amine + zuur → ammoniumzout (zuur-basereactie type 3)
d Daardoor wordt de oplosbaarheid van de stof in water verbeterd, want een zout lost beter op dan een moleculaire stof.

6 a

$$H_2O\ (l) + H_2O\ (l) \rightleftharpoons H_3O^+\ (aq) + OH^-\ (aq)$$

b hydroniumion en hydroxide-ion
c Water fungeert als doorgeefluik voor H$^+$-ionen. Water kan als zuur en als base optreden.

7 a Bijvoorbeeld Na$_2$CO$_3$ of KAc (het negatieve ion mag niet zijn Cl$^-$, Br$^-$, I$^-$, NO$_3^-$ of SO$_4^{2-}$).
b Dan gaat de pH omhoog omdat het zuurrestion van een zwak zuur H$^+$ opneemt, het is een base.

8 a Apatiet is een zout, opgebouwd uit ionen.
b Ca^{2+} : PO$_4^{3-}$: OH$^-$ = 5 : 3 : 1
c Fluoride kan in tandpasta of in spoeloplossingen zitten, dan verloopt de fluoropname door diffusie. Fluoride kan ook ingenomen worden in tabletjes, dan wordt de fluor via het bloed aangevoerd en wordt het bij de opbouw van het dentine ingebouwd. De tweede methode verloopt sneller.
d Het tandweefsel wordt minder vatbaar voor de inwerking van zuren en het ionenrooster wordt door de inbouw van fluorionen sterker en harder.

9 a synthese
b ester: hydroxygroep (C–OH) en zuurgroep (COOH), ether: twee hydroxygroepen, peptide: een zuurgroep en een aminogroep (C–NH$_2$)
c

ester: C–O–C   ether: C–O–C   peptide: C–N–C
      ‖   ‖ |
      O   O H

d Onder invloed van water kunnen ze ontleden. Dit heet hydrolyse.

10 a een ethergroep
b De middelste acht hebben ieder nog drie OH-groepen over, er zijn er twee gebruikt voor het maken van ethergroepen. De buitenste twee hebben ieder nog vier OH-groepen over, want die zijn maar aan één ander monosacharide gekoppeld.
c Cross-linking is het aan elkaar koppelen van twee polymeerketens door reactie van bijvoorbeeld twee vrije OH-groepen. Het aantal vrije OH-groepen neemt dan af.
d Zetmeel is hydrofiel omdat in het molecuul heel veel OH-groepen voorkomen. Maar omdat de moleculen erg groot en zwaar zijn lost het zetmeel niet op.
e Doordat in cellulose de ketens allemaal met cross-links aan elkaar gekoppeld zijn, ontstaat een compacte vezelstructuur waarin vrijwel alle vrije OH-groepen verdwenen zijn. Alleen de C-ketens met O-atomen ertussen blijven over en dat is een apolaire, lipofiele situatie.

11 a methylparabeen: 50 mg
calciumgluconaat: 6,5 g
ferrosulfaat: 4 g
citroenzuurmonohydraat: 300 mg
suikerstroop: 50 ml
water circa 100 ml (bij aanvang 40 ml, spoelen 10 ml, na afkoelen aanvullen)
b ferrosulfaat = $FeSO_4$, calciumgluconaat = $(C_5H_{11}O_5COO)_2Ca = (C_6H_{11}O_7)_2Ca = CaGluc_2$
c Het neerslag is $CaSO_4$, calciumsulfaat ($FeGluc_2$ blijft in oplossing).
d $FeSO_4$ (aq) + $CaGluc_2$ (aq) → $FeGluc_2$ (aq) + $CaSO_4$ (s)
e In het filtraat komt uiteindelijk het opgeloste zout Fe(Gluc)2 ofwel ferrogluconaat.

12 a Ten eerste verloopt het oplossen van zouten sneller en beter bij hoge temperatuur, de snelheid van elke scheikundige reactie is hoger als de temperatuur hoger is. Ten tweede hebben bacteriën bij temperaturen boven de 70 °C veel minder kans om te overleven, in een kokend preparaat komen dus vrijwel geen bacteriën voor.
b Een conserveermiddel voorkomt bederf door bacteriën, een conserveermiddel doodt bacteriën. Een conserveermiddel helpt dus net zoals bereiding bij hoge temperatuur om besmetting met bacteriën te voorkomen.
c In methylparabeen komen een hydroxygroep (C–OH), een estergroep (CO–O–C) en een benzeenring (C_6H_6 of minder H's als er zijgroepen zijn) voor. Structuurformule: zie figuur 4.2.
d De estergroep in methylparabeen is vatbaar voor hydrolyse, dit is ontleden door opname van water. De hoge temperatuur is ongunstig, want daardoor is het risico op het optreden van hydrolyse groter.

13 a Monohydraat betekent dat er in het rooster één watermolecuul per citroenzuurmolecuul is opgenomen. Structuurformule:
$C_6H_{11}O_7 \cdot H_2O$ (s) of $C_3H_7OH(COOH)_3 \cdot H_2O$ (s)
b Citroenzuur en suiker zijn antioxidanten. Die stoffen voorkomen dat bestanddelen van het preparaat gaan reageren met zuurstof, anders gezegd: ze beschermen het preparaat tegen oxidatie.
c Ze beschermen het Fe^{2+}-ion, dat kan namelijk door zuurstof uit de lucht geoxideerd worden tot Fe^{3+}.
d Er is citroenzuur toegevoegd. Citroenzuur is van de zwakke zuren het minst zwak, dus het heeft een behoorlijke invloed op de pH. Er is ook gluconaat aanwezig, een zuurrestion van een zwak zuur, dus een base. Er is veel meer gluconaat dan citroenzuur toegevoegd, dus de pH zal iets boven de 7 liggen.

Periodiek Systeem der Elementen

groep	1 H	2 H	3 N	4 N	5 N	6 N	7 N	8 N			1 N	2 N	3 H	4 H	5 H	6 H	7 H	8 H
1e periode	2,1 1 H 1,0																	2 He 4,0
2e periode	1,0 3 Li 6,9	1,5 4 Be 9,0											2,0 5 B 10,8	2,5 6 C 12,0	3,0 7 N 14,0	3,5 8 O 16,0	4,0 9 F 19,0	10 Ne 20,2
3e periode	0,9 11 Na 23,0	1,2 12 Mg 24,3											1,5 13 Al 27,0	1,8 14 Si 28,1	2,1 15 P 31,0	2,5 16 S 32,1	3,0 17 Cl 35,5	18 Ar 39,9
4e periode	0,8 19 K 39,1	1,0 20 Ca 40,1	1,3 21 Sc 45,0	1,5 22 Ti 47,9	1,6 23 V 50,9	1,6 24 Cr 52,0	1,5 25 Mn 54,9	1,8 26 Fe 55,8	1,8 27 Co 58,9	1,8 28 Ni 58,7	1,9 29 Cu 63,5	1,6 30 Zn 65,4	1,6 31 Ga 69,7	1,8 32 Ge 72,6	2,0 33 As 74,9	2,4 34 Se 79,0	2,8 35 Br 79,9	36 Kr 83,8
5e periode	0,8 37 Rb 85,5	1,0 38 Sr 87,6	1,2 39 Y 88,9	1,4 40 Zr 91,2	1,6 41 Nb 92,9	1,8 42 Mo 95,9	1,9 43 Tc 97,0	2,2 44 Ru 101,1	2,2 45 Rh 102,9	2,2 46 Pd 106,4	1,9 47 Ag 107,9	1,7 48 Cd 112,4	1,7 49 In 114,8	1,8 50 Sn 118,7	1,9 51 Sb 121,8	2,1 52 Te 127,6	2,5 53 I 126,9	54 Xe 131,1
6e periode	0,7 55 Cs 132,9	0,9 56 Ba 137,3	1,1 57 La 138,9	1,3 72 Hf 178,5	1,5 73 Ta 180,9	1,7 74 W 183,9	1,9 75 Re 186,2	2,2 76 Os 190,2	2,2 77 Ir 192,2	2,2 78 Pt 195,1	2,4 79 Au 197,0	1,9 80 Hg 200,6	1,8 81 Tl 204,4	1,8 82 Pb 207,2	1,9 83 Bi 209,0	2,0 84 Po 209	2,2 85 At 210	86 Rn 222
7e periode	0,7 87 Fr 223	0,9 88 Ra 226	1,1 89 Ac 227	104 Ku 259	105 Ha 262	106 Unh 263												

	lanthaniden	58 Ce 140,1	59 Pr 140,9	1,2 60 Nd 144,2	61 Pm 145	1,2 62 Sm 150,4	63 Eu 152,0	1,1 64 Gd 157,3	1,2 65 Tb 158,9	1,2 66 Dy 162,5	1,2 67 Ho 164,9	1,2 68 Er 167,3	1,2 69 Tm 168,9	1,1 70 Yb 173,0	1,2 71 Lu 175,0
	actiniden	1,3 90 Th 232,0	1,5 91 Pa 231	1,7 92 U 238,0	1,3 93 Np 237	1,3 94 Pu 244	1,3 95 Am 243	96 Cm 247	97 Bk 247	98 Cf 251	99 Es 252	100 Fm 257	101 Md 257	102 No 255	103 Lw 257

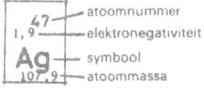

47 — atoomnummer
1,9 — elektronegativiteit
Ag — symbool
107,9 — atoommassa

Oplosbaarheidstabel

Oplosbaarheidstabel van zouten in water (bij 293 K)

	Cl^-	Br^-	I^-	Ac^-	NO_3^-	OH^-	O^{2-}	S^{2-}	SO_3^{2-}	SO_4^{2-}	CO_3^{2-}	PO_4^{3-}
Li^+	g	g	g	g	g	g	r	g	g	g	g	g
Na^+	g	g	g	g	g	g	r	g	g	g	g	g
K^+	g	g	g	g	g	g	r	g	g	g	g	g
NH_4^+	g	g	g	g	g			o	g	g	o	o
Ag^+	s	s	s	m	g		s	s	s	m	s	s
Mg^{2+}	g	g	g	g	g	s	s	m	s	g	s	s
Ca^{2+}	g	g	g	g	g	m	r	m	s	s	s	s
Ba^{2+}	g	g	g	g	g	g	r	m	s	s	s	s
Pb^{2+}	m	m	s	g	g	s	s	s	s	s	s	s
Sn^{2+}	g	g	g	g	g	s	s	s	s	g	s	s
Cu^{2+}	g	g		g	g	s	s	s	s	g	s	s
Zn^{2+}	g	g	g	g	g	s	s	s	s	g	s	s
Fe^{2+}	g	g	g	g	g	s	s	s	s	g	s	s
Fe^{3+}	g	g		g	g	s	s	s		g	r	s
Al^{3+}	g	g	g	g	g	s	s	r	r	g	r	s

g = goed oplosbaar, meer dan 0,1 mol/l
m = matig oplosbaar, tussen 0,01 mol/l en 0,1 mol/l
s = slecht oplosbaar, minder dan 0,01 mol/l
o = ontleedt in water
r = reageert met water

Register

A
acetaat	38
acetylsalicylzuur	139
achtergrondstraling	112
additiepolymerisatie	146
adhesie	33
adsorbaat	85
adsorbens	85
adsorberen	85
adsorptiemiddel	85
afdrukmaterialen	101
agaragar	80
agglomeraten	78
aggregatietoestand	11
alfahemihydraat	90
alliage	26
amalgaam	26
amfetamine	131
amidegroep	139
amidegroepen	143
aminegroep	131
aminogroepen	141
aminozuren	143
ammonia	62, 129
ammoniak	62, 129
ammonium	38
ammoniumion	54
ammoniumzout	132
amorf	36
amylum	142
analyse	138
anhydricus	90
anion	125
anomalie	15
anorganische stoffen	51
anorganische zouten, oplosbaarheid	123
anorganische zuren	58
antioxidanten	136
apolair	66, 76
aqua solution	14
aspirine	139
atmosfeer (atm)	105
atomen	16
atoombinding	24, 33
atoommassa	18
atoomnummer	18
atoomrooster	25, 34
atropine	131
azijnzuur	58, 139

B
bar	105
bariumpap	54
base	61, 128
basisch	57
basische oplossing	61
benzalkonium	125, 132
benzeen	138
benzine	67
bètahemihydraat	90
bicarbonaat	38
bicarbonaatbuffers	63
bietsuiker	142
bitterzout	54
bloed	99
bloeddruk	105
bloedserum	86
boraxbuffers	63
boterzuur	58
bovendruk	106
brons	26
buffer	63

C
caked	80
carbonaat	38
carboxygroep	68
carboxymethylcellulose (CMC)	80
cariës	117, 133
cellen	99
cellofaan	100
cellulose	142
Celsius	12
centrifugeren	86
chemisch proces	117
chemische reactie	117
chloor	136
chloorbleekloog	136
citraat	38, 125
citroenzuur	58
codeïne	131
coëfficiënt	42
cohesie	33
colligatieve eigenschap	99
colloïdaal	75
composiet	146
concentratie	93
condensatiepolymerisatie	148
condensatiereactie	141
condenseren	13
continue fase	76
contractie	94
contrastvloeistof	111
copolymeer	145

D

decanteren	85
dentine	133
destillaat	87
destilleren	87
deuterium	18
dextrose	142
dialyse	101
diamant	34
diastolische waarde	106
dichtheid	91
diffusie	96
disachariden	142
dispersie	76
dispersiemiddel	76
diwaterstofsulfide	58
doordringen	110
dosimeter	112
droge hygroscopie	89
droogdampen	86
druk	103

E

edele metalen	20
edelgassen	20
eiwitten	143
elektromagnetische straling	108
elektronen	17
element	17, 19
emulgator	81
emulsie	81
essentiële aminozuren	143
estergroep	138
ethaan	65
ethergroep	139
evenwichtsreactie	124
exsiccatus	90
extract	86
extractiemiddel	86
extraheren	86

F

fasen	10
ferri	38
ferro	38
ferrogluconaat	125
filtraat	85
filtreren	85
fluorapatiet	133
fluoride	133
fosfaat	38
fosfaatbuffers	63
fosforzuur	58
fotonen	108
fotosynthese	141
frequentie	108
fructose	142
functionele groep	68, 139
fysisch proces	73

G

galactose	142
gamma	26
gasvormig	10
gebluste kalk	54
gedeflocculeerd	80
gedispergeerde fase	76
geflocculeerd	80
gehalte	93
gel	78
geluid	111
geluidssnelheid	111
gelvormers	78
gips	54
glas	34
glasionomeercement	147
glazuur	133
gluconaat	125
glucose	142
glycerol	143
glycogeen	142
golfbeweging	108
golflengte	108
gray	112
grootheid	92

H

halfedele metalen	20
halogenen	20
harde straling	111
helse steen	54
herz (Hz)	109
heterogeen	75
hexagonaal	35
homogeen	75
homopolymeer	145
hoogmoleculaire stoffen	99
hydratatiemantel	14, 77, 121
hydrocortison	140
hydrofiel	68, 76
hydrofoob	66
hydrolyse	138
hydroniumion	128
hydroxide	38
hydroxide-ion	128
hydroxygroep	67
hydroxylapatiet	133
hygroscopie	88
hypertensie	106
hypertoon	99
hypotoon	99

I

imbibitie	101
indampen	86
index	30
infraroodstraling	109
initiator	146
intermetallische verbinding	26, 52
intermoleculaire binding	33
ionbinding	23, 41
ionen	37
ionenrooster	23, 40
ionogene emulgator	82
ionogene stof	44
ionogene verbindingen	52
isotoon	99
isotopen	18

K

kaliloog	54
kalkwater	54
karakteristieke groep	68, 139
kation	125
Kelvin	12
keukenzout	54
kilogram	92
kloppende reactievergelijking	119
kookpunt	11
koolstofverbindingen	64
koolwaterstoffen	66
kracht	103
krijt	54
kristal	35
kristallijne stof	35
kristalwater	89
kubieke meter	92
kubisch	35
kwikdruk	105

L

laagmoleculaire stoffen	99
lactose	142
legering	26, 44
lichaamsvocht	99
lichtsnelheid	108
lidocaïne	132
lipofiel	66, 76
lipofoob	68
liquid	10
liter	92
luchtdruk	105

M

macromolecuul	145
maltose	142
manometer	106
marmer	54
melksuiker	142
membraan, semipermeabele	98
mengen	75
mengsel	14, 75
messing	26
metaalbinding	23, 27
metaaloxiden	56
metaalrooster	24, 27
metalen	17, 19
methaan	65
micellen	82
millibar (mbar)	105
mmHg	105
mol	94
molair	95
molariteit	94
moleculaire emulgator	82
moleculaire stof	44
moleculaire verbindingen	52
molecuul	24, 29
molecuulformule	30
molecuulmassa	95
molecuulrooster	25, 34
monoklien	35
monomeren	145
monosacharide	142

morfine	132
moutsuiker	142

N

nanometer	110
natriumhypochloriet	136
natronloog	54
natte hygroscopie	89
natuurkundig proces	73
natuurlijke straling	112
neerslag	122
neerslagreactie	122
neutraal	57
neutronen	17
Newton (N)	103
nierdialyse	101
niet-metaaloxiden	56
niet-metalen	17, 20
nitraat	38
not caked	80

O

omspoelen	110
onderdruk	106
onedele metalen	20
ongebluste kalk	54
ontleden	138
onverenigbaar	133
onverzadigd	66
opgeloste stof	76
oplosbaarheid	131
oplosbaarheid anorganische zouten	123
oplosbaarheid organische zouten	125
oplosbaarheidsregels	55, 123
oplosmiddel	76
oplosmiddelen	80
oplossing	75
oppervlak	103
organische stoffen	51
organische zouten, oplosbaarheid	125
organische zuren	58
osmose	98
osmotische druk	98
osmotische waarde	98
O/W-emulgatoren	82
O/W-emulsie	83
oxaalzuur	58
oxalaat	38
oxidatie	135
oxidatiereacties	135
oxide	56
oxygroep	67

P

palmitine	65
palmitinezuur	58
Pascal	105
peptidegroep	139, 143
Periodiek Systeem der Elementen	18, 38
pH	57
pH-effect	129
pilocarpine	125, 132
poeder	78
polair	68, 76
polycondensatie	148

polyesters	148	stearine	65
polyethers	142, 148	stearinezuur	58
polymeer	145	steengips	90
polymerisatie	145	sterke basen	61
polymerisatiegraad	145	sterke zuren	59
polymerisatiekrimp	147	stikstof	136
polypeptiden	143, 148	stofeigenschappen	9
polysachariden	142	stollen	13
proces		straling	74, 108
–, chemisch	117	structuurformule	30
–, fysisch	73	sublimeren	13
–, natuurkundig	73	sulfaat	38
–, scheikundig	117	suspensie	80
producten	118	symbolen	16
propaan	65	syneresis	101
proteïnen	143	synthese	141
protonen	17	systolische waarde	106

Q
quarternaire ammoniumverbinding	132	**T**	
		tandbederf	133
		tandbeen	133
R		tandplaque	133
radicalen	146	terminator	146
radiogolven	109	teststrip	117
reactie		tetragonaal	35
–, chemische	117	tritium	18
–, scheikundige	117		
reactievergelijking	118	**U**	
redoxreactie	136	uitgangsstoffen	118
reductie	135	uitgietgips	90
reductor	135	ultraviolet	109
residu	85, 86, 87	urinesediment	86
resorptie	101		
restgroep	131	**V**	
rietsuiker	142	vacuüm	105
rijpen	13	vast	10
rombisch	35	vaste dispersie	78
röntgenstraling	109, 111	verbinding	21
		verbindingsreactie	141
S		verdampen	13
sacharose	142	verdringingsreeks der metalen	28, 137
salicylaat	125	verhoudingsformule	42
salicylzuur	139	vervloeien	89
salmiak	54	verweren	90
salpeter	54	verzadigd	66, 123
salpeterzuur	58	vetten	35, 143
samengestelde ionen	38	vetzuren	143
schaduw	108, 110	vierkante meter (m²)	103
scheiden	84	viskeus	80
scheikundig proces	117, 118	vloeibaar	10
scheikundige reactie	117	vloeibare dispersie	79
sediment	86	vruchtensuiker	142
semipermeabele membraan	98		
Sievert	112	**W**	
slijmstof	80	ware oplossing	79
smelten	13	was	35
smeltpunt	11	wasbenzine	67
soda	54	water	128
sol	81	waterevenwicht	128
solid	10	watermantel	14, 77, 121
soortelijke massa	91	waterstof	18
spectrum	108	waterstofchloride	58
stabiliteitsrisico	132	W/O-emulgatoren	82
standaardnotatie	109	W/O-emulsie	83
stearaat	125		

Z

zachte straling	111
zeep	82
zeer onedele metalen	20
zetmeel	142
zijgroep	66
zout	44, 53
zoutzuur	58
zuivere stof	14
zure oplossing	59
zure regen	56
zuren	58
zuur	57, 128
zuur-basereactie	129
zuurgraad	57
zuurgroep	68
zuurrestion	59
zwakke basen	62
zwakke zuren	59
zwavelzuur	58
zwel en krimp van gebitsafdrukken	101

GPSR Compliance

The European Union's (EU) General Product Safety Regulation (GPSR) is a set of rules that requires consumer products to be safe and our obligations to ensure this.

If you have any concerns about our products, you can contact us on

ProductSafety@springernature.com

In case Publisher is established outside the EU, the EU authorized representative is:

Springer Nature Customer Service Center GmbH
Europaplatz 3
69115 Heidelberg, Germany

www.ingramcontent.com/pod-product-compliance
Ingram Content Group UK Ltd.
Pitfield, Milton Keynes, MK11 3LW, UK
UKHW051524180426
11947UKWH00018B/1570